Oncologia Multiprofissional: Patologias, assistência e gerenciamento

ALBERT EINSTEIN
SOCIEDADE BENEFICENTE ISRAELITA BRASILEIRA

MANUAIS DE ESPECIALIZAÇÃO

ONCOLOGIA MULTIPROFISSIONAL: PATOLOGIAS, ASSISTÊNCIA E GERENCIAMENTO

Coordenadoras
Andrea Bezerra Rodrigues
Lelia Gonçalves Rocha Martin
Márcia Wanderley de Moraes

Editoras
Renata Dejtiar Waksman
Olga Guilhermina Dias Farah

Manole

Editor gestor: Walter Luiz Coutinho
Editora: Karin Gutz Inglez
Produção editorial: Juliana Morais, Cristiana Gonzaga S. Corrêa, Vanessa Pimentel, Dília Editorial
Capa: Hélio de Almeida
Projeto gráfico: Departamento Editorial da Editora Manole
Editoração eletrônica: Dília Editorial
Fotos do miolo: gentilmente cedidas pelos autores

Dados Internacionais de Catalogação na Publicação (CIP)
(Câmara Brasileira do Livro, SP, Brasil)

Oncologia multiprofissional: patologias, assistência e gerenciamento/coordenadoras Andrea Bezerra Rodrigues, Lelia Gonçalves Rocha Martin, Márcia Wanderley de Moraes. – Barueri, SP: Manole, 2016. – (Série manuais de especialização Einstein / editoras da série Renata Dejtiar Waksman, Olga Guilhermina Dias Farah)

Bibliografia.
ISBN 978-85-204-4205-0

1. Oncologia 2. Patologia clínica – Manuais, guias etc. I. Rodrigues, Andrea Bezerra. II. Martin, Lelia Gonçalves Rocha. III. Moraes, Márcia Wanderley de. IV. Waksman, Renata Dejtiar. V. Farah, Olga Guilhermina Dias. VI. Série.

CDD-616.992
15-04436 NLM-QZ 200

Índices para catálogo sistemático:
1. Oncologia: Medicina 616.992

1ª edição – 2016

Direitos adquiridos pela:
Editora Manole Ltda.
Avenida Ceci, 672 – Tamboré
06460-120 – Barueri – SP – Brasil
Tel.: (11) 4196-6000 – Fax: (11) 4196-6021
www.manole.com.br
info@manole.com.br

Impresso no Brasil
Printed in Brazil

Este livro contempla as regras do Acordo Ortográfico da Língua Portuguesa de 1990, que entrou em vigor no Brasil em 2009.

São de responsabilidade das editoras, das coordenadoras e dos autores as informações contidas nesta obra.

EDITORAS DA SÉRIE

Renata Dejtiar Waksman

Doutora em Pediatria pela Faculdade de Medicina da Universidade de São Paulo (FMUSP). Médica do Departamento Materno-Infantil do Hospital Israelita Albert Einstein (HIAE).

Olga Guilhermina Dias Farah

Doutora em Enfermagem pela Universidade de São Paulo (USP). Gerente de Ensino do Instituto Israelita de Ensino e Pesquisa Albert Einstein (IIEPAE).

SOBRE A SÉRIE "MANUAIS DE ESPECIALIZAÇÃO"

O Instituto Israelita de Ensino e Pesquisa Albert Einstein (IIEPAE) oferece cursos de especialização *lato sensu* para diversas áreas da medicina, biomedicina, enfermagem, fisioterapia, psicologia, entre outras, ampliando o diferencial competitivo do Hospital no quadro das instituições de saúde de vanguarda no Brasil e no exterior.

A série Manuais de Especialização Einstein, destinada a graduandos e pós-graduandos, traz a experiência acumulada de profissionais e especialistas das diferentes áreas, interfaces e disciplinas que compõem os cursos de especialização e de instituições renomadas no país.

COORDENADORAS

Andrea Bezerra Rodrigues

Enfermeira. Especialista em Oncologia pela Faculdade de Enfermagem do Hospital Israelita Albert Einstein (FEHIAE). Mestre em Enfermagem pela Universidade de São Paulo (USP). Doutora em Enfermagem pela USP. Professora Adjunta da Universidade Federal do Ceará (UFC).

Lelia Gonçalves Rocha Martin

Enfermeira. Especialista em Pediatria e Puericultura pela Universidade Federal de São Paulo (Unifesp). Especialista em Administração Hospitalar pela Universidade de Ribeirão Preto (Unaerp). Mestre em Ciências pela USP. Doutoranda em Ciências pela USP. Supervisora da Residência Multiprofissional em Oncologia do Hospital Israelita Albert Einstein (HIAE). Coordenadora da Especialização em Oncologia Multiprofissional do Instituto Israelita de Ensino e Pesquisa Albert Einstein (IIEPAE). Coordenadora de Unidade Externa de Ensino da Faculdade Israelita de Ciências e Saúde Albert Einstein (FICSAE).

Márcia Wanderley de Moraes

Enfermeira. Especialista em Saúde Pública pela USP. Especialista em Administração Hospitalar pela Unaerp. Mestre em Enfermagem pela Escola de Enfermagem da Universidade de São Paulo (EEUSP). Docente da FICSAE.

AUTORES

Adriana da Silva Rodrigues

Enfermeira. Especialista em Enfermagem Oncológica pelo Centro Universitário São Camilo. Especialista em Administração Hospitalar e Sistemas de Saúde pela Fundação Getulio Vargas (FGV-SP). Mestre em Enfermagem pela Universidade de São Paulo (USP).

Alini Maria Orathes Ponte Silva

Membro da Equipe de Cuidados Paliativos do Serviço de Geriatria do Hospital de Clínicas da Faculdade de Medicina da Universidade de São Paulo (HC-FMUSP).

Ana Lygia Pires Melaragno

Enfermeira. Pedagoga. Especialista em Oncologia pela Faculdade de Enfermagem do Hospital Israelita Albert Einstein (FEHIAE). Especialista em Gestão dos Serviços de Saúde pela Universidade Federal de São Paulo (Unifesp).

André Ywata de Carvalho

Médico do Departamento de Cirurgia de Cabeça e Pescoço do A.C.Camargo Cancer Center.

Andrea Bezerra Rodrigues

Enfermeira. Especialista em Oncologia pela Faculdade de Enfermagem do Hospital Israelita Albert Einstein (FEHIAE). Mestre em Enfermagem pela Universidade de São Paulo (USP). Doutora em Enfermagem pela USP. Professora Adjunta da Universidade Federal do Ceará (UFC).

Camila Diniz

Nutricionista. Especialista em Oncologia Pediátrica pela Unifesp.

Daniela Dionísio Anraku Matsui

Enfermeira pela FEHIAE.

Elide Leyla Martinez Moscatello

Enfermeira. Especialista em Administração Hospitalar pela Universidade de Ribeirão Preto (Unaerp). Mestre em Administração em Serviços de Enfermagem pela USP.

Fabio Redivo Lodi

Fisioterapeuta. Mestre em Morfologia pela Unifesp. Doutor em Anatomia pela Unifesp. Professor da Faculdade do Litoral Sul Paulista (Fals).

Fernando Nunes Galvão de Oliveira

Médico. Residência em Oncologia Clínica no HIAE.

Francisco Macedo Paschoal

Médico. Mestre em Dermatologia pela Unifesp. Doutor em Ciências da Saúde pela USP.

Gabriele Zamperline Netto

Médica. Oncopediatra do HIAE.

Genival Barbosa de Carvalho

Médico do Departamento de Cirurgia de Cabeça e Pescoço do A.C.Camargo Cancer Center.

Janyce Cassiolato Marti Sguassabia

Enfermeira. Especialista em Oncologia pelo Hospital Erasto Gaertner. *Master of Business Administration* (MBA) em Gestão em Saúde pelo Instituto de Ensino Superior Pequeno Príncipe.

Juliana dos Santos Soares

Enfermeira. Especialista em Enfermagem em Oncologia pela Unifesp.

Keite Priscila Paiá

Médica. Especialista em Clínica Médica pela Sociedade Brasileira de Clínica Médica e Associação Médica Brasileira (SBCM/AMB). Especialista em Medicina de Família e Comunidade pela Sociedade Brasileira de Medicina de Família e Comunidade (SBMFC) e AMB. Especialista em Geriatria pelo HC-FMUSP. Membro da Equipe de Cuidados Paliativos do Serviço de Geriatria do HC-FMUSP.

Leandro Nobeschi

Fisioterapeuta. Especialista em Gestão Universitária pela Universidade Anhanguera (UniAG). Mestre em Morfologia pela Unifesp. Professor do Centro Universitário das Faculdades Metropolitanas Unidas (FMU).

Lelia Gonçalves Rocha Martin

Enfermeira. Especialista em Pediatria e Puericultura pela Universidade Federal de São Paulo (Unifesp). Especialista em Administração Hospitalar pela Universidade de Ribeirão Preto (Unaerp). Mestre em Ciências pela USP. Doutoranda em Ciências pela USP. Supervisora da Residência Multiprofissional em Oncologia do Hospital Israelita Albert Einstein (HIAE). Coordenadora da Especialização em Oncologia Multiprofissional do Instituto Israelita de Ensino e Pesquisa Albert Einstein (IIEPAE).

Coordenadora de Unidade Externa de Ensino da Faculdade Israelita de Ciências e Saúde Albert Einstein (FICSAE).

Letícia Andrade

Membro da Equipe de Cuidados Paliativos do Serviço de Geriatria do HC-FMUSP.

Liliana Lourenço Jorge

Médica. Residência Médica em Medicina Física e Reabilitação pela USP. Residência Médica em Clínica Médica pela USP.

Luciane Assaf de Matos

Nutricionista. Mestre em Ciências na Área de Oncologia pela Fundação Antonio Prudente (FAP), Doutor Max Senna Mano.

Luis Alberto Saporetti

Médico. Especialista em Acupuntura pela USP. Residência Médica em Geriatria e Gerontologia pela USP. Residência Médica em Clínica Médica pela USP. Membro da Equipe de Cuidados Paliativos do Serviço de Geriatria do HC-FMUSP.

Luís Otávio Carvalho de Moraes

Fisioterapeuta. Mestre em Morfologia pela Unifesp. Doutor em Anatomia pela Unifesp. Professor de Morfologia da Faculdade de Ciências Médicas da Santa Casa de São Paulo (FCMSCSP).

Luiz Paulo Kowalski

Mestre em Otorrinolaringologia pela Unifesp. Doutor em Otorrinolaringologia pela Unifesp. Professor Livre-docente em Oncologia pela FMUSP.

Maira Di Ciero Miranda

Enfermeira. Mestre em Farmacologia pela UFC. Doutora em Enfermagem pela UFC. Professora-associada da UFC.

Marcelo Altona

Médico. Residência médica em Geriatria pelo HC-FMUSP. Residência médica em Clínica Médica pela Santa Casa de Misericórdia de São Paulo (SCM/SP). Membro da Equipe de Cuidados Paliativos do Serviço de Geriatria do HC-FMUSP.

Márcia Wanderley de Moraes

Enfermeira. Especialista em Saúde Pública pela USP. Especialista em Administração Hospitalar pela Unaerp. Mestre em Enfermagem pela Escola de Enfermagem da Universidade de São Paulo (EEUSP). Docente da FICSAE.

Marcos Antonio Rodrigues Martinez

Mestre em Dermatologia pela FMUSP. Médico da Mindexs Tecnologia da Informação Ltda. e Faculdade de Medicina do ABC.

Maria de Fátima Abrantes Sachs

Psicóloga. Especialista em Gerontologia pela FMUSP. Membro da Equipe de Cuidados Paliativos do Serviço de Geriatria do HC-FMUSP.

Patrícia Peres de Oliveira

Enfermeira. Especialista em Administração Hospitalar. Mestre em Gerontologia pela Pontifícia Universidade Católica de São Paulo (PUC-SP). Doutora em Educação pela PUC-SP. Aprimoramento em Enfermagem pelo Instituto de Infectologia Emílio Ribas. Professora Adjunta da Universidade Federal de São João del-Rei (UFSJ).

Paula Hirayama

Enfermeira do HIAE.

Rita de Cassia Mattos Fraccari Pires

Enfermeira. Coordenadora do Serviço de Hotelaria do Hospital Santa Catarina.

Silvia Maria Fraga Piovacari

Nutricionista. Especialista em Nutrição Clínica pelo Centro Universitário São Camilo e Associação Brasileira de Nutrição (Asbran). Especialista em Terapia Nutricional Parenteral e Enteral – Sociedade Brasileira de Nutrição Parenteral e Enteral (SBN-PE). MBA Executivo em Gestão de Saúde pelo Insper Instituto de Ensino e Pesquisa.

Tânia Vanucci Vaz Guimarães

Médica. Membro da Equipe de Cuidados Paliativos do Serviço de Geriatria do HC-FMUSP.

Tiago Pugliese Branco

Médico. Membro da Equipe de Cuidados Paliativos do Serviço de Geriatria do HC-FMUSP.

Vicente Odone Filho

Médico. Especialista em Hematologia Oncologia Pediátrica (*Fellowship*) pelo Saint Jude Children's Research Hospital. Doutor em Pediatria pela FMUSP. Residência Médica em Pediatria pela FMUSP. Livre-docente pela FMUSP.

SUMÁRIO

CARTA DO PRESIDENTE

A incidência do câncer é crescente em todo o mundo. Na última década, de acordo com a Agência Internacional para Pesquisa em Câncer da Organização Mundial da Saúde (OMS), o aumento foi de 20%, associado a questões como o envelhecimento da população, o processo de urbanização e os novos estilos de vida, que intensificam a exposição a fatores de risco. O Brasil não foge à regra: em 2015, conforme estimativa do Instituto Nacional de Câncer (Inca), serão 576 mil novos casos, incluindo os cânceres de pele não melanoma. Excluídos estes, serão 395 mil novos casos.

A oncologia, felizmente, tem registrado avanços importantíssimos em todas as frentes: do conhecimento da doença às formas de prevenção, diagnóstico e tratamento. E o quadro acima deixa clara a importância de termos profissionais capazes de usar bem esses recursos em benefício do paciente. Para isso, tecnologias e conhecimentos têm de ser combinados a uma abordagem multiprofissional e multidisciplinar. Importante em diferentes especialidades na área de saúde, essa abordagem é essencial na assistência ao paciente oncológico.

É esse modelo que adotamos em nosso Centro de Oncologia e Hematologia Família Dayan – Daycoval. Ao lado de modernas tecnologias e uma estrutura completa de prevenção, diagnóstico, tratamento e reabilitação, contamos com uma equipe multiprofissional e multidisciplinar especializada. São médicos, enfermeiros, psicólogos, nutricionistas, fisioterapeutas, farmacêuticos, biomédicos e outros profissionais que combinam competências, permitindo que o Einstein ofereça um atendimento completo e de alto nível ao paciente com câncer.

É justamente por reconhecer a importância da abordagem multidisciplinar e a necessidade de formar profissionais especializados que o HIAE criou, em 2009, o curso de especialização *lato sensu* em Oncologia Multiprofissional, atualmente oferecido em São Paulo, Rio de Janeiro e Curitiba. Com foco em multidisciplinaridade e ênfase na dimensão humanitária, o curso aborda os diferentes aspectos que interligam as várias categorias profissionais nas diversas etapas da assistência. Cada turma formada reforça o contingente de profissionais capazes de aportar competências diferenciadas para assegurar a melhor assistência aos pacientes oncológicos.

Multiplicar esses conhecimentos é potencializar essas competências quantitativa e qualitativamente. Preparado por profissionais com sólido embasamento teórico e extensa vivência prática, este manual, que congrega relevantes conteúdos baseados no curso, insere-se nesse propósito, em total sintonia com uma das importantes missões de nossa instituição: gerar e difundir conhecimento. Nós procuramos cumpri-la com afinco, como atesta o amplo leque de cursos técnicos, de graduação, especialização *lato sensu* e residência médica e os vários congressos e simpósios oferecidos continuamente pelo HIAE.

Por isso, é com satisfação que oferecemos a você este manual. Esperamos que os conhecimentos reunidos nesta obra tenham grande utilidade e que, efetivamente, contribuam para seu desenvolvimento profissional, pois os números citados no início deste texto não deixam dúvidas: a assistência ao paciente oncológico demanda mais e melhores profissionais.

Claudio Luiz Lottenberg
Presidente da Sociedade Beneficente
Israelita Brasileira Albert Einstein

PALAVRA DO VICE-PRESIDENTE

A série Manuais de Especialização Einstein tem a missão de oferecer o conteúdo dos nossos cursos com dupla finalidade, servir como material didático de apoio e ampliar o alcance desse conteúdo, atingindo profissionais que não tiveram a oportunidade de frequentar esses eventos. Estes livros nos auxiliam em nossa missão, que é disseminar conhecimentos em prol do avanço no cuidado da saúde em nosso país.

O volume *Oncologia multiprofissional: patologias, assistência e gerenciamento* é especial, pois visa a auxiliar profissionais com grande especialização e com atuação de muita complexidade, envolvendo prevenção, reconhecimento, tratamento e apoio para os pacientes portadores de doenças oncológicas.

Nada é mais representativo de um nível terciário de atenção do que o cuidado do paciente com câncer, pois exige alta qualificação em recursos humanos, tecnológicos e estruturais, além de fortes políticas de qualidade, segurança e humanização.

O preparo dos profissionais para essa missão é um grande desafio. Para auxiliar no desenvolvimento desse objetivo, o Instituto Israelita de Ensino e

Pesquisa Albert Einstein (IIEPAE) mantém o curso de especialização e, agora livro, em Oncologia Multiprofissional.

Este volume foi dividido, didaticamente, em três partes. A primeira, "Doenças Oncológicas", começa com a abordagem da anatomia e da fisiologia de vários sistemas, descreve, a seguir, os principais tumores de sistemas e órgãos, além de discorrer sobre as emergências oncológicas, destacando a compressão medular e da cava superior, coagulação intravascular disseminada e síndrome de lise tumoral. As partes seguintes discorrem sobre os aspectos fundamentais do tratamento paliativo, de cuidados e reabilitação, para então tratar da administração e do gerenciamento em Oncologia, destacando recursos físicos, modernas tecnologias, políticas de qualidade e segurança, aliados ao conhecimento técnico de uma abordagem multiprofissional e interdisciplinar.

Estamos convictos de que este manual complementa com eficiência o curso e será um importante parceiro para todos aqueles que se dedicam ao tratamento de pacientes com câncer.

Cláudio Schvartsman
Vice-presidente da Sociedade Beneficente
Israelita Brasileira Albert Einstein

PREFÁCIO

Talvez a Oncologia seja a especialidade na área da saúde que mais evoluiu nos últimos vinte anos. O conhecimento sobre a biologia dos tumores; a oncogenética; a pesquisa de tradução; os novos métodos diagnósticos em patologia, laboratório e biologia molecular; e um novo arsenal terapêutico, constituído de novos quimioterápicos, terapias-alvo, imunobiológicos, novos aparelhos e técnicas de radioterapia, cirurgia robótica e novas técnicas de transplante de células-tronco hematopoéticas, só para citar alguns exemplos.

Nada disso seria suficiente se não fosse acompanhado pelo atendimento multiprofissional e multidisciplinar de alta qualidade, o que é possível somente com educação e treinamento.

Em todo o mundo, desenvolvem-se os chamados *tumor boards*, ou reuniões multiprofissionais, para discussão de casos de pacientes com câncer. A tecnologia disponível tem valor apenas quando bem indicada e aplicada e é disso que estamos falando.

A especialização multiprofissional em Oncologia tem um papel relevante na preparação de pessoas para os desafios que se estabelecem nos hospitais, centros de diagnóstico e de tratamento e nas universidades.

O Instituto Israelita de Ensino e Pesquisa Albert Einstein (IIEPAE), percebendo essa necessidade, criou, há alguns anos, um curso de pós-graduação *lato sensu* em Oncologia Multiprofissional. Alunos das mais diversas profissões são treinados anualmente em São Paulo e, agora, também em outras cidades. Não há assistência, ensino ou pesquisa sem profissionais especializados.

O presente livro concretiza esse esforço de educação na área. O objetivo é preparar mão de obra especializada para todo o Brasil.

Estão de parabéns as editoras, as coordenadoras e os diversos autores deste livro, que tiveram a visão de colocar nas mãos de profissionais brasileiros um material de tamanha abrangência.

Nelson Hamerschlak
Coordenador do Centro de Oncologia e Hematologia do Hospital Israelita Albert Einstein (HIAE)

1

REVISÃO DE ANATOMIA E FISIOLOGIA DO SISTEMA NERVOSO CENTRAL, CABEÇA E SISTEMA RESPIRATÓRIO

Fabio Redivo Lodi
Leandro Nobeschi
Luís Otávio Carvalho de Moraes

INTRODUÇÃO

O conhecimento anatômico possibilita a compreensão estrutural do corpo humano, além de facilitar a correlação entre as disciplinas básicas e clínicas. O estudo da cabeça, do pescoço em geral e do sistema respiratório é tratado neste capítulo. A cabeça é uma das regiões mais complexas estrutural e funcionalmente no corpo humano, de modo que organizamos os tópicos a fim de contemplar as principais partes, como: esqueleto cefálico, descrevendo a base do crânio, a calvária, os principais forames cranianos e a relação com os nervos cranianos; face, envolvendo a descrição dos músculos da mímica, mastigação, vascularização e drenagem linfática; cavidades nasal e oral, com suas delimitações, aberturas e estruturas anatômicas; sistema nervoso, abordando conceitos fundamentais na neuroanatomia, divisão do sistema nervoso e descrição anatomofuncional da parte central; e o sistema respiratório, com abordagem das vias aéreas (vísceras cervicotorácicas), pulmões, pleuras e a mecânica respiratória. Vale ressaltar que as regiões discutidas neste capítulo são extremamente complexas, assim, priorizamos a descrição com ênfase para a aplicação dos conceitos anatômicos e funcionais para os multiprofissionais que atuam na área da oncologia.

CABEÇA

A cabeça é uma das regiões mais importantes do corpo. Oferece proteção para a parte central do sistema nervoso (encéfalo), nervos cranianos, gânglios e órgãos dos sentidos. Nessa região, estão localizadas as aberturas dos sistemas respiratório e digestório, além de grandes vasos sanguíneos, linfonodos e nervos.

Crânio

O crânio é o esqueleto da cabeça, formado por 28 ossos articulados e dispostos didaticamente em duas regiões: o neurocrânio e o viscerocrânio.

O neurocrânio é formado por ossos que se relacionam com encéfalo, garantindo proteção. Os ossos do neurocrânio são frontal, occipital, esfenoide, etmoide, parietais e temporais (sendo os dois últimos pares). O viscerocrânio, assim denominado por conter a abertura para as vísceras dos sistemas respiratório e digestório, é formado pelos ossos zigomáticos, maxilas, nasais, palatinos, conchas nasais inferiores, lacrimais, vômer e mandíbula (sendo os dois últimos ímpares).

A maior parte das articulações entre os ossos do crânio são fibrosas, do tipo sutura. Algumas articulações cartilagíneas são encontradas no crânio, sendo a principal a sincondrose esfenoccipital, que permite o crescimento do crânio no sentido anteroposterior, essa articulação sofre o processo de sinostose por volta dos 24 anos de idade. As articulações sinoviais são encontradas entre os ossos da audição (martelo e bigorna – articulação incudomalear; bigorna e estribo – articulação incudoestapedial), e entre o osso temporal e a mandíbula, a articulação temporomandibular (ATM).

Regiões específicas do crânio

- **Calvária**: parte superior do crânio, também conhecida como abóbada craniana. É constituída pelos ossos parietais, frontal, occipital e temporal. As suturas são as articulações que promovem a união dos ossos da calvária. Constituem-se em: sutura sagital, localizada entre os ossos parietais (sofre sinostose entre os 20 e 30 anos de vida); sutura coronal, localizada entre os ossos frontal e parietais (sofre sinostose entre os 30 e 40 anos de vida); sutura lambdóidea, localizada entre os ossos occipital e parietal (sofre sinostose entre os 40 e 50 anos de vida). No crânio do recém-nascido, existe uma grande quantidade de tecido fibroso, formando os fontículos do crânio. São seis fontículos: anterior (futuro local do bregmático), posterior (futuro local do lambdoide), anterolaterais (futuro local do esfenoidal) e posterolaterais (futuro local do mastóideo). Quase todos os fontículos sofrem sinostose no primeiro ano de vida, sendo o fontículo anterior o que mais tarda a desaparecer, seu fechamento ocorre por volta do 2º ou 3º ano de vida.

  A calvária contém diversos forames diminutos, por onde passam veias, conhecidas como veias emissárias, comunicando o sistema venoso intracraniano com o sistema venoso extracraniano.

O revestimento externo da calvária é o couro cabeludo, formado por cinco camadas. A camada mais externa é formada pela pele; subjacente a ela, há a camada de tecido conjuntivo denso; a seguir, a camada da aponeurose (gálea aponeurótica); na sequência, a camada do tecido conjuntivo frouxo, que permite a mobilidade das três camadas localizadas superficialmente, e onde localizam-se as veias emissárias; e, por fim, a do pericrânio;

- **órbitas**: são estojos ósseos que protegem o bulbo do olho e estruturas oculares acessórias (músculos extrínsecos, nervos e o aparelho lacrimal). A órbita é formada pelos ossos frontal, maxilar, lacrimal, zigomático, esfenoide, etmoide e palatino;
- **base**: região óssea que serve de apoio para o encéfalo. A base do crânio é irregular e contém diversas aberturas (forames) para passagem de vasos e nervos (Tabela 1). É dividida em três fossas: anterior, média e posterior, que não estão no mesmo plano horizontal. A fossa anterior do crânio, mais elevada, é constituída pelos ossos frontal, etmoide e esfenoide. A lâmina cribriforme se localiza no osso etmoide, e permite a passagem das fibras do nervo olfatório (NC I). Sobre essa fossa, repousam os lobos frontais do telencéfalo. A fossa média do crânio é constituída pelos ossos esfenoide, temporais e parte dos parietais. O detalhe anatômico mais evidente é a sela turca, localizada no osso esfenoide, que abriga a hipófise. Apoiados nessa fossa, encontram-se os lobos temporais do telencéfalo. A fossa posterior do crânio, formada pelos ossos temporais e occipital, abriga o cerebelo e o tronco encefálico. Seu detalhe anatômico marcante é a maior abertura do crânio, o forame magno.

Cavidades nasal e oral

Cavidade nasal

Espaço dividido em duas metades pelo septo nasal. A cavidade nasal estende-se do limiar do nariz (prega localizada posteriormente as narinas) até os cóanos (aberturas que comunicam a cavidade nasal com a parte nasal da faringe). O interior da cavidade nasal é revestido por mucosa. A mucosa presente no terço superior é denominada de mucosa olfatória, por conter as fibras do nervo olfatório. Nos dois terços inferiores, a mucosa é denominada de respiratória, e contribui para o preparo do ar (aquecimento, umidificação e filtração).

TABELA 1 Principais forames/canais da base do crânio e seu conteúdo

Forame/canal	Localização	Conteúdo
Lâmina cribriforme	Fossa anterior do crânio (osso etmoide)	Fibras do nervo olfatório (NC I)
Canal óptico	Fossa média do crânio	Nervo óptico (NC II) e artéria central da retina
Fissura orbitária superior	Localizada entre as asas maior e menor do osso esfenoide	Nervos lacrimal, nasociliar, frontal, oculomotor (NC III), nervo troclear (NC IV) e vias oftálmicas superiores
Fissura orbitária inferior	Entre a asa maior do esfenoide e a maxila	Nervos maxilar e zigomático, ramos do gânglio pterigopalatino e infratemporal e veia oftálmica inferior
Forame redondo	Fossa média do crânio (osso esfenoide)	Nervo maxilar (NC VII)
Forame oval	Fossa média do crânio (osso esfenoide)	Nervo mandibular (NC VIII)
Forame espinhoso	Fossa média do crânio (osso esfenoide)	Vasos meníngeos médios
Forame lacerado	Fossa média do crânio (osso esfenoide)	Obliterado por cartilagem no vivente (soalho para a artéria carótida interna)
Meato acústico interno	Fossa média do crânio (osso temporal)	Nervos facial (NC VII) e vestibulococlear (NC VIII)
Canal carótico	Fossa média do crânio (osso temporal)	Artéria carótida interna e plexo carotídeo
Forame jugular	Localizado entre a parte petrosa do osso temporal e o osso occipital	Veia jugular interna e nervos glossofaríngeo (NC IX), vago (NC X) e acessório (NC XI)
Canal do hipoglosso	Fossa posterior do crânio (osso occipital)	Nervo hipoglosso (NC XII)
Forame magno	Fossa posterior do crânio (osso occipital)	Medula espinal, meninges, vasos espinais, vasos vertebrais, parte cervical do nervo acessório (NC XI)

A cavidade nasal apresenta as seguintes paredes: superior (teto), inferior (soalho), lateral e medial. O teto é formado pelo osso etmoide (lâmina cribriforme), que dá passagem aos filamentos do nervo olfatório, e pelo corpo do osso esfenoide, pelos ossos nasais e por parte do osso frontal. O soalho é formado pelos processos palatinos da maxila (dois terços anteriores) e pela lâmina horizontal do osso palatino (terço posterior), constituindo o palato ósseo. A parede lateral é constituída pelo osso lacrimal, pela lâmina perpendicular do osso palatino, pelo processo frontal da maxila e, principalmente, pelas conchas nasais superior e média (projeções do osso etmoide) e concha nasal inferior. A parede medial é formada pelo septo nasal, constituído de uma parte óssea, a lâmina perpendicular do osso etmoide, de uma parte cartilagínea, denominada de cartilagem do septo nasal, além de uma pequena estrutura anterior, a parte membranácea. O ar inspirado atravessa os espaços localizados entre as conchas nasais, denominados de meatos nasais superior, médio e inferior. A presença das conchas nasais aumenta a área de mucosa nasal, facilitando o preparo do ar.

Os seios paranasais comunicam-se com a cavidade nasal por pequenos condutos que se abrem nos meatos nasais. No meato nasal superior, abrem-se as células etmoidais médias e posteriores; no meato nasal médio, abrem-se o seio frontal, o seio maxilar e as células etmoidais anteriores. O seio esfenoidal abre-se no recesso esfenoetmoidal, localizado posterossuperiormente à concha nasal superior.

Ramos das artérias facial maxilar e oftálmica irrigam a cavidade nasal, portanto, há uma anastomose entre os ramos das artérias carótidas interna e externa. A área mais rica dessa anastomose encontra-se na região anterior da parte cartilagínea do septo nasal, conhecida como área de Kiesselbach. Sua drenagem venosa é realizada pela veia facial e pelo plexo pterigóideo, podendo comunicar-se com o seio sagital superior por veias emissárias. A drenagem linfática da cavidade nasal flui para os linfonodos submandibulares. A inervação sensitiva geral é conferida pelo nervo trigêmeo, já a sensibilidade especial, o olfato, pelo nervo olfatório.

Cavidade oral

Dividida em duas porções, uma pequena e anterior, denominada de vestíbulo da boca; e outra maior e posterior, denominada de cavidade própria da boca. O vestíbulo da boca é o espaço situado entre os lábios e as bochechas (anteriormente), dentes e gengivas localizam-se posteriormente. O vestíbulo comunica-se com a cavidade própria da boca por meio dos espaços retromolares.

A cavidade própria da boca é delimitada superiormente (teto) pelo palato, sendo os dois terços anteriores o palato duro, constituído pelos processos palatinos das maxilas e pelas lâminas horizontais dos ossos palatinos, revestidos por mucosa. O terço posterior é o palato mole, fibromuscular. Em sua margem posterior e em posição mediana, pende-se inferiormente uma projeção muscular recoberta por mucosa, a úvula palatina. O palato mole tem como função o fechamento do istmo das fauces (comunicação posterior entre a cavidade oral e a parte oral da faringe), e a ajuda no processo de deglutição, em que eleva-se posteriormente, impedindo que o alimento ascenda até a parte nasal da faringe (esfíncter de Passavant). O soalho da cavidade própria da boca é formado pelo músculo milo-hióideo (diafragma oral). Esse músculo, durante o processo de deglutição, auxilia a propulsão do alimento em direção à faringe.

A região posterior apresenta uma abertura, que comunica a cavidade oral com a parte oral da faringe, denominada de istmo das fauces. O istmo das fauces é delimitado superiormente pela úvula palatina, lateralmente pelos arcos palatoglosso e palatofaríngeo e inferiormente pela raiz da língua. Entre os arcos palatoglosso e palatofaríngeo está localizada a tonsila palatina (amígdala), que desempenha um importante papel de defesa.

Ocupando o interior da cavidade oral, a língua é um órgão formado por músculos estriados esqueléticos, a maioria par, que se encontra na porção central da língua denominada de septo da língua. Está fixada ao osso hioide, mandíbula e processo estiloide do osso temporal, desempenha papel importante na articulação da palavra, mastigação, deglutição e gustação. A língua é ricamente vascularizada, principalmente a área de mucosa localizada inferiormente.

FACE

É a porção anterior da cabeça, denominada popularmente como rosto. Pode ser dividida em três terços (superior, médio e inferior). O terço superior estende-se do implante do cabelo até a glabela (ponto entre os supercílios). O terço médio se estende da glabela até a espinha nasal anterior. O terço inferior se estende da espinha nasal inferior até a protuberância mentual.

A pele que reveste a face recebe inserções musculares (músculos da face), que a movimentam originando as expressões faciais.

Nas regiões laterais da face, se estendendo do arco zigomático até o ramo da mandíbula, está localizada a glândula parótida (glândula salivar), seu ducto (ducto parotídeo) caminha sobre o músculo masseter, inclina-se medialmente para perfurar o músculo bucinador, abrindo-se no vestíbulo da boca (altura do segundo molar superior). No interior da glândula parótida, estão localizadas a veia retromandibular, a artéria carótida externa e o nervo facial.

Músculos da face

Os músculos da face apresentam características em comum, todos são inervados pelo nervo facial (NC VII), e apresentam pelo menos uma inserção na tela subcutânea da face. Sua contração promove a expressão facial (mímica), abertura ou fechamento de orifícios da face (boca, narinas e pálpebras).

No terço superior da face, estão localizados os músculos occipitofrontal (eleva as sobrancelhas), prócero (aproxima as sobrancelhas do plano mediano, enrugando a pele que reveste o dorso do nariz) e corrugador do supercílio.

No terço médio da face, estão os músculos que promovem o fechamento da pálpebra (músculo orbicular do olho), o movimento da parte cartilagínea do nariz (músculo nasal, músculo abaixador do septo nasal) e os músculos que atuam elevando o lábio superior e o ângulo da boca (músculo levantador do lábio superior, músculo levantador da asa do nariz e lábio superior, músculo zigomático maior, músculo zigomático menor, músculo levantador do ângulo da boca).

No terço inferior da face, os músculos promovem o movimento dos lábios (músculo orbicular da boca e músculo risório), do ângulo da boca (músculo abaixador do ângulo da boca), do lábio inferior (músculo abaixador do lábio inferior e músculo mentual) e das bochechas (músculo bucinador).

Vascularização da face

A principal fonte de irrigação da face provém da artéria facial, ramo da artéria carótida externa. A artéria facial se origina no pescoço e alcança a face na altura da margem anterior do músculo masseter. Deste ponto, possui um trajeto tortuoso em direção ao ângulo medial do olho, local onde origina seu ramo terminal, denominado de artéria angular. Em seu trajeto, origina diversos vasos que suprem a musculatura da face. A drenagem venosa é realizada pela veia facial, que se origina no ângulo medial do olho (veia angular), acompanha o trajeto da artéria facial, desembocando na veia jugular interna.

Ocorre uma anastomose venosa entre os sistemas profundo e superficial. A veia facial se comunica com as veias oftálmicas superiores (tributárias do seio cavernoso), por meio da veia angular (anastomose entre face e interior do crânio). Microrganismos provenientes da face podem se disseminar por essa via para o seio cavernoso e contaminar as meninges.

Drenagem linfática da face

A face apresenta diversos agrupamentos linfonodulares. As principais vias de drenagem linfática da face convergem para linfonodos específicos, como os bucais, parotídeos e submandibulares, que estabelecem comunicações com linfonodos cervicais superficiais e profundos.

Os principais agrupamentos linfonodulares são linfonodos:

- occipitais: localizados lateralmente à protuberância occipital externa, drenam a parte externa e posterior da cabeça;
- mastóideos: posteriormente ao processo mastoide, drenam a parte posterior da cabeça;
- faciais: distribuídos ao longo do trajeto da veia facial, drenam a região das bochechas;
- parotídeos: localizados próximos à glândula parótida, drenam a orelha externa, pálpebras, cavidade nasal e seios paranasais;
- bucais: localizados superficialmente ao músculo bucinador, drenam grande parte da região facial;
- submandibulares: localizados abaixo do ângulo da mandíbula: drenam o soalho da boca, língua, dentes, gengivas e o terço inferior da face;
- submentuais: localizados abaixo do mento, drenando a região mentual.

SISTEMA RESPIRATÓRIO

O sistema respiratório está encarregado de garantir a captação, o transporte, a preparação e as trocas gasosas. Nosso organismo necessita de oxigênio para produzir energia.

O sistema respiratório ocupa parte da cabeça, do pescoço e do tórax. É dividido em duas partes: condutora e efetuadora. A parte condutora (responsável pelo transporte e preparado do ar) é constituída pelo nariz, cavidade nasal, faringe, laringe, traqueia, brônquios e bronquíolos. A parte efetuadora (que realiza as trocas gasosas), por bronquíolos (respiratórios) e pelos pulmões (formados por alvéolos).

Alguns órgãos desempenham papéis que não estão envolvidos apenas com a respiração. A mucosa da cavidade nasal possui uma região com os filamentos do nervo olfatório, responsabilizando-se pelo olfato. A laringe é o órgão que produz a voz (fonação). Os pulmões são capazes de controlar o equilíbrio acidobásico do corpo. A inspiração depende da contração de certos músculos para mobilizar a caixa torácica, enquanto a expiração, na maior parte do tempo, é um processo passivo. O adulto realiza cerca de 14 a 16 ciclos respiratórios por minuto. Apresenta-se a seguir a descrição dos órgãos do sistema respiratório:

- **nariz**: projeção saliente da face, formada principalmente pelos ossos nasais e cartilagens associadas. Suas aberturas são denominadas de narinas. Internamente às narinas estão diversos pelos que realizam a filtração do ar, denominados vibrissas. O ar, ao atravessar as narinas, chega à cavidade nasal;
- **cavidade nasal**: é um espaço pequeno, formado por diversos ossos do crânio. Apresenta uma abertura anterior, a narina, e outra posterior, a coana. Seu teto é formado pelos ossos esfenoide, etmoide e frontal, enquanto que o soalho é formado pelas maxilas e palatinos. As paredes laterais da cavidade nasal possuem projeções denominadas de conchas nasais (superior, média e inferior). O espaço entre as conchas nasais é denominado de meato nasal (superior, médio e inferior). A parede medial é formada pelo septo nasal (formado pelos ossos etmoide e vômer, e cartilagem).

  A cavidade nasal é revestida totalmente por mucosa (mucosa nasal), esta tem o papel de aquecer, umidificar e filtrar o ar, facilitando seu transporte e troca. A cavidade nasal comunica-se com espaços encontrados no interior de determinados ossos do crânio, sendo denominados seios paranasais. Os seios paranasais são frontal, maxilar (o maior deles), esfenoidal e as células etmoidais. Esses seios se comunicam com a cavidade nasal e são revestidos por mucosa nasal. A inflamação dos seios é denominada de sinusite. A cavidade nasal comunica-se com a faringe (parte nasal da faringe) por meio de uma abertura denominada cóanos;
- **faringe**: a faringe é um tubo muscular (músculo estriado esquelético) que se estende do crânio (superiormente) até a altura da sexta vértebra cervical. Pertence aos sistemas respiratório (passagem para o ar) e digestório (passagem para o bolo alimentar). Sua parte posterior é totalmente fechada, e está próxima à coluna vertebral. Sua parte anterior comunica-se com a cavidade nasal (parte nasal da faringe), com a cavidade oral (parte oral da faringe) e com a laringe (parte laríngea da faringe). Na porção mais superior da faringe, está uma massa de tecido linfático (defesa), a tonsila faríngea (adenoide). O ar atravessa as partes nasal, oral e laríngea da faringe até entrar na laringe;

- **laringe:** é um órgão localizado no pescoço, possui um esqueleto cartilagíneo, diversas articulações, ligamentos e músculos. É especializada na fonação. Sua maior cartilagem forma a protuberância encontrada no pescoço ("pomo de adão"). As cartilagens são divididas em dois grupos: maiores (ou ímpares) e menores (ou pares). As cartilagens aritenoides são as mais importantes desse grupo, pois estão associadas às pregas vocais.
No interior da laringe, observam-se dois pares de pregas: as pregas vestibulares (superiores), com função de proteção da via aérea, e as pregas vocais (inferiores), que produzem os sons. Quanto mais retesadas estiverem as pregas vocais, mais agudo é o som, quanto mais relaxada a prega, mais grave ele se apresenta.
O espaço acima das pregas vestibulares é denominado vestíbulo da laringe, o espaço entre as pregas vestibulares e vocais é o ventrículo da laringe. Abaixo das pregas vocais até o início da traqueia temos a cavidade infraglótica;
- **traqueia:** é um órgão cervicotorácico, cartilagíneo. É formada por anéis de cartilagens incompletos posteriormente, as cartilagens traqueais. Na parte posterior desses anéis, está a parede membranácea da traqueia, que possui, em sua composição, o músculo traqueal. Os anéis são unidos por diversos ligamentos (anulares). A traqueia se bifurca, originando dois brônquios principais (direito e esquerdo). No interior da traqueia, a última cartilagem traqueal possui a forma de uma quilha, denominada carina da traqueia, ponto de referência que indica a divisão e término da traqueia;
- **brônquios**: os brônquios principais direito e esquerdo originam-se da traqueia (denominados de primeira ordem). O brônquio principal direito é mais curto, largo e verticalizado, enquanto o brônquio principal esquerdo é mais longo, estreito e horizontalizado. Por ser verticalizado, o brônquio direito leva materiais aspirados para o pulmão direito, causando pneumonia por broncoaspiração. Os brônquios principais se dividem em brônquios lobares (de segunda ordem). O brônquio principal direito origina três brônquios lobares (um para cada lobo do pulmão direito). O brônquio principal esquerdo origina dois brônquios lobares (uma para cada lobo do pulmão esquerdo). Os brônquios lobares dividem-se em brônquios segmentares (de terceira ordem);
- **pulmões**: são órgãos torácicos, em forma de pirâmide, sua região inferior denomina-se base e a superior, ápice. Os pulmões apresentam três faces: cos-

tal (em contato com as costelas), diafragmática (em contato com o músculo diafragma) e mediastinal (voltada para o mediastino*). Na face mediastinal dos dois pulmões, visualiza-se uma abertura em forma de raquete, denominada hilo do pulmão. Essa abertura permite a passagem de diversas estruturas que necessitam entrar ou sair dos pulmões. O conjunto de estruturas que atravessam o hilo do pulmão é chamado de raiz do pulmão. Formando a raiz do pulmão há a artéria pulmonar, as veias pulmonares e os brônquios. O pulmão direito apresenta diferenças morfológicas em relação ao esquerdo. O pulmão direito é dividido em três lobos: superior, médio e inferior, que são separados por duas fissuras: oblíqua e horizontal. O pulmão esquerdo é formado por dois lobos: superior e inferior, separados por uma fissura: oblíqua. Na parte inferior do lobo superior do pulmão esquerdo encontramos a língula do pulmão (que corresponde funcionalmente ao lobo médio do pulmão direito);

- **pleuras**: são membranas serosas que revestem os pulmões. A pleura parietal reveste internamente a cavidade pleural, enquanto a pleura visceral reveste diretamente a superfície do pulmão, penetrando nas fissuras. Entre as pleuras parietal e visceral, existe uma cavidade (cavidade pleural), que contém uma quantidade capilar de líquido pleural, mantendo as pleuras aderidas durante os movimentos respiratórios. As lesões da pleura parietal produzem uma condição chamada de pneumotórax.

Mecânica respiratória

A frequência respiratória média é de 14 a 16 movimentos respiratórios por minuto e compreende a inspiração, com a entrada do ar, e a expiração, a sua saída. O volume médio de ar em cada movimento respiratório gira em torno de 500 mL. Durante a inspiração, o ar penetra pelas vias aéreas até chegar aos alvéolos pulmonares, onde, em contato com os capilares pulmonares, é realizada a hematose (troca gasosa).

No organismo humano, em situação normal, a entrada do ar submetido à pressão atmosférica é feita por meio da pressão negativa no interior do tórax, tornando possível a entrada do ar pela diferença de pressões com o meio ambiente. Para tornar a pressão negativa no interior do tórax, a caixa torácica deve expan-

---

* Área localizada no interior da cavidade torácica, entre os pulmões.

dir nos três eixos: longitudinal, sagital e transversal, criando uma força aspirativa. Durante a inspiração, ocorre contração muscular para provocar o aumento dos diâmetros do tórax, diz-se então que o processo de inspiração é ativo (dependente da contração muscular).

O diâmetro sagital da cavidade torácica é aumentado pelo movimento que ocorre entre a segunda e sexta costelas, por meio da contração dos músculos intercostais. O movimento dessas costelas provoca a anteriorização do osso esterno (aumento o diâmetro sagital), movimento conhecido como "braço de bomba". O aumento do eixo ou diâmetro transversal da cavidade torácica, é determinado pelo movimento das costelas do sétimo ao décimo par de costelas, pela contração dos músculos intercostais. Em decorrência deste movimento, ocorre a elevação dos corpos das costelas, determinando, assim, o aumento do diâmetro transversal da cavidade torácica. Esse movimento é denominado "alça de balde".

Com a expansão da cavidade torácica, a pleura parietal é distendida e leva consigo a pleura visceral (pois o líquido pleural mantém a adesão), e como o pulmão é revestido pela pleura visceral, expande-se, tornando negativa a pressão em seu interior, o que permite a entrada do ar.

A expiração normal ocorre passivamente, pois o pulmão tende a voltar à sua situação anterior pela sua elasticidade. Entretanto, podemos realizar força para provocar a saída do ar dos pulmões, o que é chamado de expiração ativa. Esse processo ocorre por meio da contração dos músculos abdominais, que pressionam as vísceras, elevando o músculo diafragma e forçando a saída do ar dos pulmões.

PARTE CENTRAL DO SISTEMA NERVOSO

Introdução ao estudo do sistema nervoso (neuroanatomia)

O sistema nervoso tem o papel de coordenar todas as funções orgânicas. Auxiliado pelo sistema endócrino, mantém a homeostase. Correlaciona o meio ambiente com o corpo, assim, estímulos externos são captados por estruturas nervosas (receptores) altamente excitáveis. Esse estímulo é conduzido para partes mais desenvolvidas do sistema nervoso, ou seja, o cérebro, que interpretará este estímulo e providenciará uma resposta adequada. Por exemplo, quando entramos em um ambiente frio, receptores cutâneos específicos captam essa alteração climática (alteração do meio externo), o estímulo que excitou o receptor é conduzido por nervos até a medula espinal e desta para o córtex cerebral (essa via não é direta e envolve uma cadeia de neurônios em determinadas partes do sistema nervoso). O córtex cerebral interpreta o estímulo captado pelos receptores cutâneos e processa uma resposta: contração muscular lisa, que resulta na ereção dos pelos; contração muscular esquelética, que resulta em tremores (calafrios) ou, até mesmo, coordena um movimento harmonioso dos músculos estriados esqueléticos com o intuito de colocar uma vestimenta mais aconchegante.

Os estímulos que trazem informações para o sistema nervoso são denominados de aferentes, e caminham por vias aferentes, enquanto estímulos que levam informações do sistema nervoso para órgãos-alvo (efetuadores) são denominados eferentes, caminhando por vias eferentes. Para o exemplo citado, pode-se aplicar a terminologia: os neurônios dos receptores até o córtex cerebral formam a via aferente e os neurônios do córtex cerebral até os órgãos efetuadores, a via eferente.

Tecido nervoso

O sistema nervoso é formado por dois grupos celulares, o parênquima nervoso, constituído por neurônios (unidade anatomofuncional), e o estroma nervoso, constituído pelas células da neuroglia (ou células gliais). Os neurônios são capazes de produzir, receber e propagar estímulos elétricos. São constituídos por um corpo celular (soma), dendritos (prolongamentos ramificados) e um prolongamento longo de axônio. Alguns neurônios não seguem este padrão de descrição, como no caso dos neurônios pseudounipolares e bipolares (sensitivos). Os neurônios pseudounipolares apresentam um prolongamento curto que se origina de seu corpo, e esse prolongamento divide-se em T para formar um prolongamento periférico e outro central. Os neurônios bipolares apresentam um corpo celular, em um lado do corpo está um prolongamento central, e no outro lado do corpo, um prolongamento periférico. A comunicação entre os neurônios, a sinapse, pode ocorrer entre quaisquer partes: axossomática (axônio e corpo), axo-axônica (axônio e axônio) e dendro-axônica (dendrito e axônio). O estímulo pode ter uma propagação mais rápida ou mais lenta, dependendo do neurônio. Os neurônios que possuem a bainha de mielina em seu axônio (neurônios mielínicos) apresentam condução rápida, já os neurônios sem a bainha de mielina (neurônios amielínicos), uma condução mais lenta.

As células da neuroglia (gliais) são numerosas e estão envolvidas com diversas funções, mas, basicamente, com sustentação, proteção, deslocamento do líquido cerebroespinhal e formação da bainha de mielina. As células de neuroglia são: astrócitos (preenchimento e barreira contra substâncias – forma a barreira hematoencefálica), oligodendrócitos (formadores da bainha de mielina na parte central do sistema nervoso), microgliócitos (células de defesa, com função fagocitária) e células ependimárias (revestem os ventrículos e facilitam a movimentação do líquido cerebroespinhal).

Definições

Algumas definições são importantes para acompanhar os textos e conceitos. Na Tabela 2, encontram-se as principais definições utilizadas no estudo do sistema nervoso.

TABELA 2 Principais definições utilizadas no estudo do sistema nervoso

Fibra nervosa	Axônio
Substância branca	Axônios mielínicos localizados na parte central do sistema nervoso
Substância cinzenta	Corpos de neurônios, fibras nervosas amielínicas e células gliais, localizadas na parte central do sistema nervoso
Córtex	Parte externa, formado por substância cinzenta
Centro medular	Parte interna, formado por substância branca
Núcleo	Corpos de neurônios bem delimitados e organizados morfofuncionalmente, localizados no interior da substância branca
Gânglios	Corpos de neurônios bem delimitados e organizados morfofuncionalmente, localizados na parte periférica do sistema nervoso (espinais ou autônomos)
Nervo	Conjunto de axônios

Divisão anatômica do sistema nervoso

A divisão do sistema nervoso é puramente didática, pois várias partes estão intimamente relacionadas do ponto de vista morfofisiológico. Com base na divisão anatômica do sistema nervoso, podemos descrever duas partes: central e periférica.

Um estojo ósseo (crânio e coluna vertebral) protege a parte central do sistema nervoso, e a parte periférica se localiza fora dele. Entretanto, essa distinção esquemática não é perfeitamente exata. Por exemplo, as raízes nervosas (prolongamentos dos neurônios) fazem conexão com a parte central do sistema nervoso, penetrando no crânio e no canal vertebral, além de alguns gânglios (estruturas da parte periférica) ocuparem o interior do esqueleto axial.

A parte central é constituída pelo encéfalo (ocupando a cavidade craniana) e medula espinal (ocupa o canal vertebral), formando o neuroeixo. Constituindo o encéfalo, há o cérebro, o cerebelo e o tronco encefálico. A parte periférica é composta pelos nervos, gânglios e terminações nervosas. A Figura 1 sintetiza a divisão anatômica do sistema nervoso.

Cérebro

O cérebro é formado pelo telencéfalo e pelo diencéfalo. As massas telencefálicas constituem os hemisférios cerebrais direito e esquerdo, e em seu interior encontram-se as cavidades denominadas de ventrículos laterais. O telencéfalo é dividido em lobos: frontal, parietal, temporal, occipital (esses em contato com os ossos do crânio), insular (lobo profundo) e límbico (lobo funcional, formado por áreas corticais e subcorticais e que está relacionado com as emoções).

Cada lobo contém dilatações ou circunvoluções, denominadas de giros. Os giros são separados por fendas, os sulcos. Os dois principais sulcos são central (separa os lobos parietal e frontal) e lateral (separa os lobos frontal, parietal e temporal).

Os hemisférios cerebrais se comunicam entre si por fibras de associação inter-hemisféricas (principalmente pelo corpo caloso), intra-hemisféricas, e com outras áreas por fibras de projeção. A fina camada de substância cinzenta dos hemisférios cerebrais denomina-se córtex cerebral, possuindo características histológicas e funcionais específicas de cada região. Essas regiões foram estudadas e denominadas de áreas de Brodmann. A parte interna do telencéfalo possui fibras aferentes e eferentes (centro medular do cérebro) e aglomerados de substância cinzenta, os núcleos da base.

Diencéfalo

O diencéfalo é uma área pequena e mediana do cérebro, recoberta pelos hemisférios cerebrais. O diencéfalo está relacionado com o terceiro ventrículo. Os constituintes do diencéfalo são: tálamo, hipotálamo, epitálamo, subtálamo e metatálamo (alguns autores incluem o metatálamo como uma parte do tálamo).

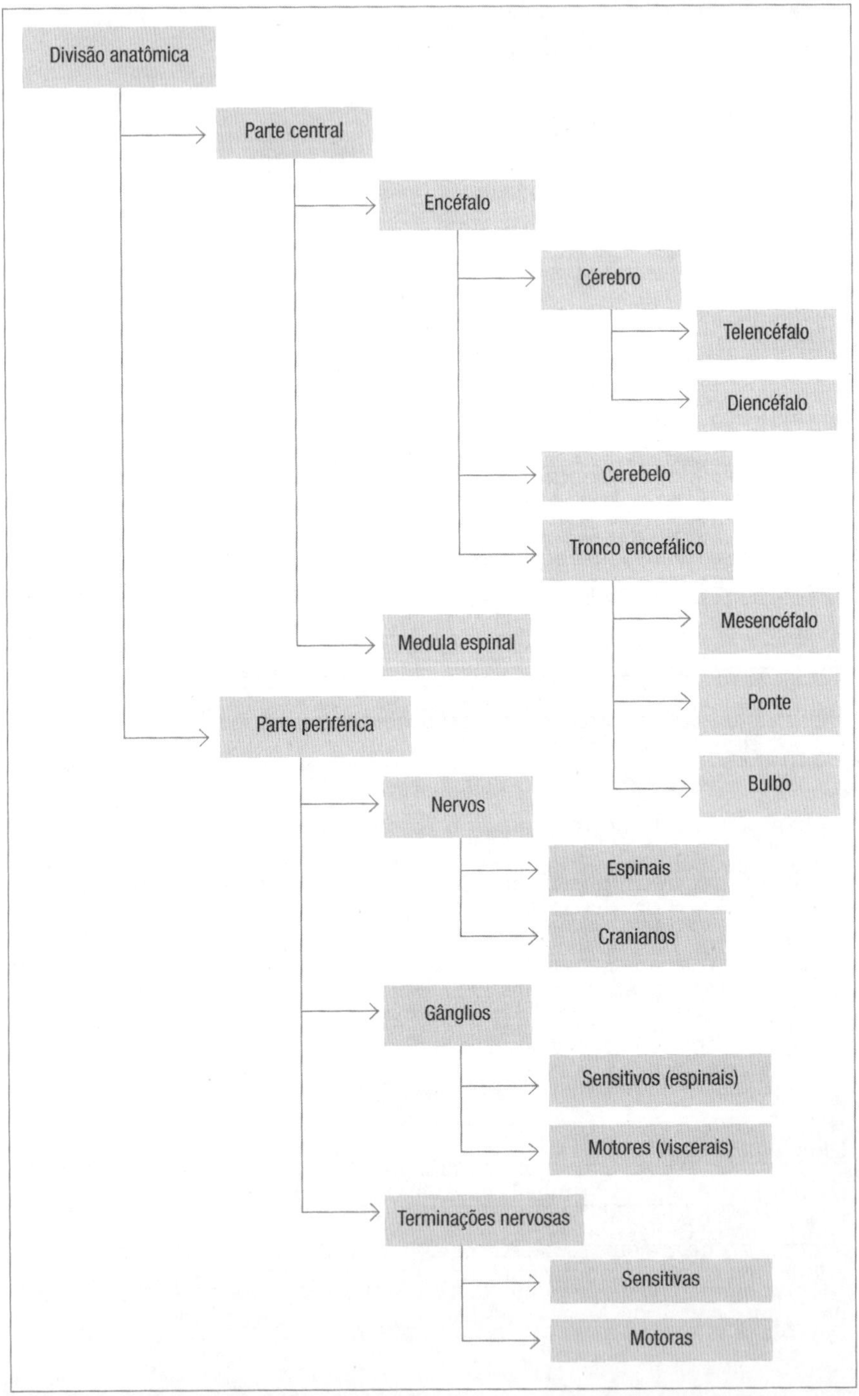

FIGURA 1 Divisão anatômica do sistema nervoso.

Cerebelo

O cerebelo está localizado na fossa craniana posterior (fossa cerebelar), separado do cérebro pelo tentório do cerebelo (uma prega da dura-máter), confinado assim ao compartimento infratentorial. Possui uma formação mediana: o *vermis* cerebelar e dois hemisférios cerebelares, direito e esquerdo. Está relacionado posterossuperiormente com o tronco encefálico. O cerebelo possui uma fina e homogênea camada celular em sua superfície, o córtex cerebelar. Seu interior, o centro medular do cerebelo, possui fibras aferentes e eferentes e aglomerados de substância cinzenta, que formam os núcleos cerebelares.

Tronco encefálico

O tronco encefálico é constituído, superiormente, pelo mesencéfalo (uma das vesículas primordiais que pouco se modificou); na região média, pela ponte; e, inferiormente, pelo bulbo, que continua com a medula espinal. O tronco encefálico está relacionado com o quarto ventrículo. No interior do tronco encefálico, encontram-se dez núcleos dos doze pares de nervos cranianos e outros núcleos, que compõem a complexa formação reticular.

Medula espinal

A medula espinal ocupa parcialmente o canal vertebral, estabelece conexões com os nervos espinais e origina parte do XI nervo craniano (nervo acessório). Em seu interior, a substância cinzenta se organiza e forma o "H medular", e, em torno dessa formação cinzenta, dispõem-se fibras aferentes e eferentes, formando a substância branca da medula espinal (funículos da medula).

Nervos, gânglios e terminações nervosas

Na parte periférica do sistema nervoso, temos: nervos, gânglios e as terminações nervosas. Os nervos são cordões esbranquiçados, formados por fibras nervosas (axônios), reforçados por tecido conjuntivo (endoneuro, perineuro e epineuro). Os nervos podem ser divididos em espinais (comunicam-se com a medula espinal) e cranianos (comunicam-se com o encéfalo). São 31 pares de nervos espinais, dispostos da seguinte maneira: oito na região cervical, doze na região torácica, cinco na região lombar, cinco na região sacral e um na região coccígea. São formados por duas raízes: anterior motora e posterior sensitiva. A raiz posterior do nervo espinal contém o gânglio do nervo espinal (sensitivo), formado por corpos de neurônios pseudounipolares. Dessa maneira, todos os nervos espinais são mistos.

Os nervos cranianos são, em número de doze (em todos os mamíferos), numerados em algarismos romanos e estabelecem conexões com o encéfalo (I par com o telencéfalo, II par com o diencéfalo e III ao XII pares com o tronco encefálico).

Os gânglios são corpos de neurônios envolvidos por tecido conjuntivo fora da parte central do sistema nervoso, podem ser sensitivos (gânglio do nervo espinal), no caso somático, e motores (gânglios da parte autônoma do sistema nervoso), no caso visceral.

As terminações nervosas livres podem ser sensitivas (aferentes) e motoras (eferentes). As terminações sensitivas são divididas em: gerais (livres ou encapsuladas), responsáveis pela dor, tato, temperatura, pressão e especiais (relacionadas com neuroepitélio, p.ex., retina), como visão, audição, equilíbrio e gustação.

As terminações motoras (eferentes) são somáticas e viscerais. As somáticas são conhecidas como placas motoras (junção mioneural), enquanto as viscerais fazem parte da divisão autônoma do sistema nervoso (simpática e parassimpática).

Meninges

O encéfalo e a medula espinal estão envolvidos por tecido conjuntivo que forma as meninges. A mais interna é a pia-máter, separada da aracnoide-máter pelo líquido cerebroespinhal, e externamente há a dura-máter.

CONSIDERAÇÕES FINAIS

As regiões descritas apresentam relações anatômicas muito próximas ou compartilham territórios de irrigação arterial, drenagem venosa e/ou linfática semelhantes, sendo, essas vias, as principais para que ocorra metástase. Dessa maneira, o conhecimento regional e funcional das áreas da cabeça (incluindo o sistema nervoso) e do sistema respiratório facilitará a compreensão dos processos patológicos, da sintomatologia, do exame físico e do prognóstico dos pacientes oncológicos.

BIBLIOGRAFIA

1. Barr LM, Kierman AJ. The human nervous system – an antomical viewpoint. Philadelphia: Lippincott Company; 1988.
2. Brodal A. Anatomia neurológica com correlações clínicas. São Paulo: Roca; 2005.
3. Dini LI, Vedolin L, Aesse F, Pinheiro CP, Luersen GF, Wagner FV et al. Estudo anatômico da substância branca do cérebro XE "cérebro". J Bras Neurocirug. 2003;14(1):19-20.
4. Freitas V. Anatomia – conceitos e fundamentos. São Paulo: Artmed; 2004.
5. International Agency for Research on Cancer (IARC). IARC Monographs X on the evaluation of carcinogenic risks to humans: ioizing radiation: part I – x and y radiation and neutrons. 2000. Disponível em: http://monographs.iarc.fr/ENG/Monographs/vol75/mono75.pdf. Acessado em: maio de 2014.
6. Junqueira L, Carneiro J. Histologia básica – texto e atlas. Rio de Janeiro: Guanabara Koogan; 2004.
7. Kandel E, Schwartz JH, Jessell T. Princípios da neurociência. Barueri: Manole; 2002.
8. Kierman JA. Neuroanatomia humana de Barr. Barueri: Manole; 2003.
9. Machado A. Neuroanatomia funcional. São Paulo: Atheneu; 2000.
10. Moore KL, Persaud TV. Embriologia clínica. Rio de Janeiro: Elsevier, 2001.
11. Pereira JR., Reis AM, Magalhães Z. Anatomia das areas activáveis nos usuais paradgimas em ressonância magnética funcional. Acta Médica Portuguesa. 2003; 16:107-16.
12. Romero AC, Pinto FC, Aguiar PH. Fundamentos da anatomia endoscópica ventricular para terceiro-ventriculostomia. J Bras Neurocirg. 2008;19(1)47-52.
13. Snell RS. Neuroanatomia clínica para estudantes de medicina. Rio de Janeiro: Guanabara Koogan; 2003.
14. Sociedade Brasileira de Anatomia. Terminologia Anatômica Internacional. Barueri: Manole; 2001.
15. Talmage PL. The neuroanatomic bases for clinical neurology. New York: Black Stone Publ; 1977.
16. Willimas PL, Warwick R, Dyson M., Bannister, LH. Gray Anatomia. Rio de Janeiro: Guanabara Koogan; 1977.

2

CÂNCER DO SISTEMA NERVOSO

Márcia Wanderley de Moraes

INTRODUÇÃO

O sistema nervoso (SN) constitui o centro estrutural e funcional, formado pelo encéfalo (bulbo, ponte, cerebelo, mesencéfalo, tálamo, hipotálamo, núcleos de base e o córtex cerebral) e pela medula espinhal (cervical, torácica, lombar e sacral).

O sistema nervoso central (SNC) é o responsável pelo desempenho da maioria das funções de controle e coordenação das atividades nos organismos superiores. Suas funções são: regular o meio interno, controlar as respostas autônomas e endócrinas, estabelecer a comunicação com o meio externo por meio das funções sensoriais e motoras, constituir a base da consciência, do pensamento, da memória e das funções superiores ou de comportamento cognitivo.

O Instituto Nacional do Câncer (Inca) utiliza o termo câncer do SNC, porém, por questão didática, neste capítulo, utilizaremos o termo câncer do SN.

Os tumores primários do SN podem acometer o encéfalo e a medula espinhal. Incluem vários tipos de neoplasias, cada qual com sua própria biologia, prognóstico e opções de tratamento. O tumor secundário ou metástase constitui a complicação neurológica mais comum em todos os pacientes oncológicos. Cinquenta porcento dos portadores de câncer desenvolvem este tipo de lesão.

Os tumores malignos que mais facilmente geram metástases são os pulmonares, os de mama, os melanomas, os renais e os do trato gastrointestinal. A maioria delas ocorre pela disseminação por via hematogênica, já que o SN não possui sistema de drenagem linfática, e a outra via é pelo plexo venoso de Batson, que conecta todo o espaço venoso raquiano e da fossa posterior às veias de drenagem pélvica.

EPIDEMIOLOGIA

O câncer do SN representa, na população mundial, aproximadamente 2% de todas as neoplasias malignas. As taxas de incidência não apresentam grandes variações geográficas.

De acordo com os dados divulgados pelo Inca, os números estimados de casos novos de câncer para o ano de 2014 na população brasileira foram de 576 mil casos, destes, cerca de 4.960 casos novos de câncer do SN em homens e 4.130 em mulheres.

Esses valores correspondem a um risco estimado de cinco casos novos a cada 100 mil homens e quatro a cada 100 mil mulheres. Sem considerar os tumores da pele não melanoma, o câncer do SN em homens é o oitavo mais frequente na região Centro-Oeste (6/100 mil) do Brasil. Para as mulheres, é o oitavo mais frequente na região Sul (6/100 mil).

Mesmo não sendo muito frequente, o câncer de SN contribui significativamente para a morbidade global. A distribuição etária da incidência possui um pico em crianças e outro em adultos acima dos 45 anos. A incidência dos tumores é ligeiramente mais alta no sexo masculino em comparação com o feminino. A razão de masculinidade para os gliomas é de aproximadamente 1:30. Sua taxa de incidência é mais alta entre grupos populacionais de maior nível socioeconômico. Parte desse alto índice pode ser explicada em razão do melhor acesso às tecnologias diagnósticas. Esse perfil também pode ser observado nos países desenvolvidos em relação aos países em desenvolvimento, onde a mortalidade por essa neoplasia ocupa a 12ª posição.

A incidência de tumores cerebrais primários e a probabilidade de malignidade aumentam com a idade, sendo que esta é considerada um fator de risco significativo nas idades mais avançadas. Os sinais e sintomas nos idosos devem ser cuidadosamente avaliados, pois algumas alterações, como distúrbios de personalidade, confusão, disfunção da fala ou distúrbio da marcha, são comuns no envelhecimento e podem passar despercebidas.

ETIOLOGIA

A maioria dos tumores do SNC se origina no encéfalo, nervos cranianos e meninges.

Os fatores de risco desse câncer ainda são pouco conhecidos, mas a irradiação terapêutica é sabidamente um deles. Alguns estudos sugerem que radiação gerada por radiofrequência, telefonia móvel e telecomunicação estejam potencialmente relacionados com estes tumores, porém esse assunto permanece inconclusivo. Síndromes genéticas familiares também estão relacionadas com esse tipo de tumor, como as facomatoses (distúrbios do SNC que, adicionalmente, causam manifestações cutâneas ou oculares, uma vez que os tecidos envolvidos têm a mesma origem ectodérmica). Essas síndromes estão relacionadas com o desenvolvimento de gliomas. A neurofibromatose encontra-se associada a gliomas, neurinomas e meningiomas.

ESTADIAMENTO E CLASSIFICAÇÃO (TUMOR, LINFONODOS E METÁSTASE)

A classificação tumor, linfonodos e metástase (TNM) não é aplicável a esses tumores, uma vez que eles não costumam se disseminar para gânglios linfáticos. Não é adotado nenhum estadiamento formal para os tumores do sistema nervoso (TSN), pois eles dificilmente se disseminam para outras partes do corpo. Entretanto, o tipo de célula, o grau de agressividade do tumor, a idade do paciente, o grau de dano neurológico, as deficiências que o tumor provoca, o tamanho, a localização do tumor e se ele se metastizou através do líquido cefalorraquidiano podem indicar o prognóstico.

Os tumores de sistema nervoso, conhecidos como gliomas do adulto, não têm um estadiamento propriamente dito, porém são classificados como baixo grau (astrocitoma, oligodendroglioma, oligoastrocitoma) ou alto grau (oligodendroglioma anaplásico, oligoastrocitoma anaplásico, astrocitoma anaplásico, glioblastoma multiforme), conforme o tipo histológico.

O estadiamento da maioria dos TSN da criança, com exceção dos meduloblastomas, que têm estadiamento próprio, é baseado no tamanho do tumor (estadiamento T) e na presença de metástases (estadiamento M). Proposto pelo American Joint Committee on Cancer, esse estadiamento especifica a presença ou ausência de metástases, bem como a sua localização. O meduloblastoma tem estadiamento próprio, pautado na idade, no tipo histológico, no grau de ressecção e na presença de metástases.

CLASSIFICAÇÃO HISTOLÓGICA

As classificações dos tumores cerebrais têm origem recente. Durante os anos 1920 a 1930, várias classificações foram propostas, entretanto, a proposta por Bailey e Cushing foi a mais aceita.

Atualmente, a classificação proposta pela Organização Mundial da Saúde (OMS) é baseada em vários graus da morfologia e de conceitos histogenéticos elaborados por Bailey e Cushing, e procura reconhecer tanto a classificação morfológica, os graus de anaplasia, como também a localização do tumor no SNC.

Os TSN mais frequentes são originários de metástases, os gliomas, os meningiomas e os neurinomas. Os gliomas ou tumores gliais são o tipo mais comum de neoplasia maligna primária, tendo origem nas células neurogliais, nos astrócitos, nos oligodendrócitos e nas células ependimárias.

O glioblastoma multiforme (GBM) é o tumor astrocítico com maior grau de malignidade, correspondendo ao grau IV da atual classificação da OMS. Caracteriza-se pela presença de astrócitos neoplásicos pobremente diferenciados com áreas de proliferação vascular e/ou necrose. A região supratentorial é a mais acometida, principalmente nos lobos frontal e temporal, podendo ainda acometer mais de um hemisfério cerebral.

O GBM é o tipo mais comum de tumor primário maligno em adultos, representa cerca de 50 a 60% dos casos novos, comumente observado em adultos entre 50 e 70 anos de idade, tende a ocorrer com mais frequência em homens do que em mulheres, em uma proporção de aproximadamente 3:2.

Os meningiomas são tumores primários mais comuns no adulto, que se originam nas células meningoteliais encontradas nos revestimentos do cérebro (estruturas de sustentação). Na maioria das vezes, eles são de crescimento lento e ocorrem com maior frequência em adultos de meia-idade, mais comum em mulheres.

Os schwannomas acústicos, 3º tipo de tumor mais frequente no SNC, são tumores raramente malignos, que incidem na 5ª década de vida. É um tumor do oitavo nervo craniano (responsável pela audição e equilíbrio), originando-se dentro do meato auditivo interno e se expandindo antes de encher o recesso cerebelopontino, seu crescimento é muito lento e geralmente atinge tamanho considerável antes de ser corretamente diagnosticado.

Recentemente, a classificação dos TSN pode ser baseada nos conceitos histogênicos, utilizando a imuno-histoquímica, e na biologia molecular pela identificação de células, porém esta avaliação ainda não faz parte da classificação oficial proposta pela OMS. O uso dessas técnicas complementa a microscopia ótica e eletrônica e provê uma identificação mais objetiva. A utilização de anticorpos monoclonais para identificar antígenos marcadores, como proteínas de membranas e citoesqueléticas, polipeptídios hormonais e substâncias neurotransmissoras, tem sido especialmente útil na classificação de tumores de morfologia não usual.

MANIFESTAÇÕES CLÍNICAS

Os sintomas dos pacientes portadores de tumores primários do sistema nervoso (TPSN) podem ser focais ou generalizados. Os sintomas focais ou específicos são os mais comuns, resultando de tumores que interferem nas funções em regiões cerebrais específicas, ou seja, são aqueles que permitem estimar o local do SN que está sendo acometido.

Os sintomas focais mais comuns são: convulsões, distúrbios do equilíbrio, anormalidades sensoriais e motoras, distúrbios de comportamento, alterações de linguagem, visuais e na cognição.

A hemiplegia ou hemiparesia podem estar relacionadas a uma lesão na área motora ou na cápsula interna contralateral ao déficit motor; a afasia de expressão denota o acometimento da porção média do giro frontal inferior (opérculo frontal); a afasia de compreensão está relacionada com a porção posterior do giro temporal superior; os distúrbios do equilíbrio são ocasionados por lesões localizadas no *vermis* cerebelar.

Os distúrbios de coordenação são lesões dos hemisférios cerebelares; lesões parietais podem causar alterações de sensibilidade no hemicorpo contralateral, dificuldade para distinguir lateralidade direito-esquerda, negligência de um membro ou hemicorpo contralateral, ou seja, o paciente não reconhece a parte do corpo como própria.

As lesões no polo occipital geralmente causam hemianopsias homônimas contralaterais. Já as lesões extensas do lobo frontal causam distúrbios de comportamento, de atenção, de aprendizado e perda do controle esfincteriano vesical. A lesão no schwannoma vestibular costuma causar déficit auditivo unilateral.

O aumento da pressão intracraniana (PIC) resulta de uma compressão gradual no cérebro pelo tumor em expansão e o paciente passa a apresentar cefaleia, náuseas e vômitos, paralisia do sexto nervo, alterações da personalidade e vários déficits focais (alterações motoras, sensoriais e dos nervos cranianos). Esses podem ocorrer isoladamente, não permitindo a identificação do local.

Os sintomas generalizados mais comuns são cefaleia, vômitos e crises convulsivas. A cefaleia pode ocorrer de forma insidiosa, progressiva, geralmente pela manhã, ao acordar, e é agravada pela tosse e esforço. Demonstra aumento da PIC e ocorre pelo próprio volume do tumor que invade, comprime ou distorce as estruturas sensíveis à dor e/ou por bloqueio do fluxo liquórico que leva à hidrocefalia. Pode ocorrer de forma súbita, sugerindo sangramento tumoral, nesta situação também pode ocorrer diminuição do nível de consciência e outros déficits.

As cefaleias podem ser profundas ou expansivas, maciças ou incessantes, e o tempo de evolução depende do ritmo de crescimento tumoral. Os vômitos ocorrem pela irritação dos centros vagais na medula, raramente pela ingestão de alimentos, podendo ocorrer também pela hipertensão intracraniana quando associada à cefaleia. Nesse caso, pode ocorrer alteração do nível de consciência e isquemia dos nervos ópticos.

As crises convulsivas ocorrem mais frequentemente em pacientes com tumores de crescimento lento e podem indicar o local acometido, por exemplo, uma lesão na área motora contralateral, ocasionando uma crise convulsiva do tipo parcial motora (abalos tônico-clônicos em determinado grupamento muscular). A crise convulsiva relacionada ao lobo temporal se inicia por alucinação olfativa seguida de distúrbios de gustação, instalando-se, a seguir, alteração psíquica e alucinações visuais, e, por fim, ocorrendo perda da consciência e abalos tônico-clônicos.

EXAMES DIAGNÓSTICOS

O diagnóstico dos TPSN é realizado com base na história da doença (estrutura temporal pela qual os sintomas evoluem), anamnese, exame físico, exame neurológico (indica as áreas afetadas do SN), exame anatomopatológico e estudos citológicos do liquor.

Os exames de imagem mais utilizados são a tomografia computadorizada (TC), a ressonância magnética (RM), a angiografia cerebral, o eletroencefalograma e a radiografia de crânio, que indicam a localização exata da lesão.

As imagens captadas pela TC de crânio com agente de contraste podem fornecer informações específicas em relação ao número, ao tamanho, à densidade das lesões e à extensão do edema cerebral.

A RM do crânio tem definição de imagem superior à TC, detecta lesões menores, tumores do tronco cerebral e regiões hipofisárias. A angiografia é atualmente pouco utilizada no diagnóstico de tumores cerebrais, sendo útil em tumores muito vascularizados.

TRATAMENTO

O tratamento do TSN concentra-se em cirurgia, quimioterapia (QT) e radioterapia (RT) (teleterapia, braquiterapia e radiocirurgia). A escolha da opção terapêutica depende do grau e tipo histológico do tumor. O tratamento cirúrgico consiste em remover todo o tumor sem aumentar o déficit neurológico ou para aliviar os sintomas por meio da remoção parcial.

A QT é utilizada em várias situações para TPSN, não é curativa, mas pode controlar o crescimento tumoral. As drogas que melhor atravessam a barreira hematoencefálica são lipossolúveis, não iônicas e de pequenas moléculas.

De acordo com o *Guia de Protocolos e Medicamentos para Tratamento em Oncologia e Hematologia* do Hospital Israelita Albert Einstein, os principais protocolos para tratamento dos tumores de SN são:

1. PCV [lomustina: 110 mg/m², via oral (VO), no D1; vincristina: 1,4 mg/m², intravenosa (IV), no D8 e no D29; procarbazina: 60 mg/m², VO, do D8 ao D21].
2. BCNU (carmustina: 80 mg/m², IV, do D1 ao D3, repetir o ciclo a cada 6 a 8 semanas).
3. Temozolomida + bevacizumabe + RT [temozolomida: 75 mg/m², VO, diariamente, concomitantemente à RT; RT: 30 frações (dose total de 60 Gy); bevacizumabe: 10 mg/kg, IV, no D1, repetir o ciclo a cada 14 dias; temozolomida: 150 a 200 mg/m², VO, no D1 e D5, a cada 28 dias (máximo de 24 ciclos); bevacizumabe: 10 mg/m², IV, a cada 14 dias até progressão].
4. Temozolomida + RT [temozolomida: 75 mg/m², VO, diariamente por 6 semanas, concomitantemente à RT, seguido de 150 mg/m², VO, do D1 ao D5. Se bem tolerado, aumentar a dose para 200 mg/m²; RT: 200 cGy/dia por 5 dias por semana, no total de 6 semanas, repetir o ciclo a cada 28 dias, no total de 6 a 12 ciclos. Para pacientes idosos (> 70 anos), utilizar a RT isolada (40 Gy em 15 frações) em 21 dias. Se houver restrição à RT, administrar temozolomida isolada: 150 a 200 mg/m², VO, do D1 ao D5, a cada 28 dias].

A temozolomida é uma droga ativa tanto em astrocitomas como em oligoastrocitomas e oligodendrogliomas de baixo grau, representando uma sólida opção em pacientes já irradiados ou naqueles com restrições à RT. A principal reação adversa dessa droga é a toxicidade hematológica com linfopenia, em particular na fase da concomitância com RT, com consequente maior risco de infecção por *Pneumocystis jiroveci* (previamente conhecido como *P. carinii*) e a trombocitopenia. Por esse motivo, sugere-se a realização de hemogramas semanais durante o primeiro ciclo do tratamento.

O tratamento quimioterápico, na recorrência de doença, sugere o uso combinado de irinotecano na dose de 125 mg/m², IV, durante 90 minutos, com bevacizumabe na dose de 10 mg/kg, IV, ambos a cada duas semanas, em indivíduos resistentes à temozolomida. Outros regimes que podem ser considerados após falha da temozolomida e do irinotecano/bevacizumabe, incluem: hidroxiureia: 500 mg, VO, duas vezes ao dia; carmustina isolada: 200 mg/m², IV, a cada oito semanas.

O papel do bevacizumabe no tratamento dos gliomas de alto grau foi avaliado em vários estudos, demonstrando que a combinação de irinotecano com bevacizumabe está associada à discreta superioridade em termos de resposta e sobrevida livre de progressão, porém com maior toxicidade, atualmente está sendo avaliado o uso do bevacizumabe na primeira linha com temozolomida.

A RT geralmente é um tratamento adjuvante e tem a finalidade de diminuir a recidiva dos tumores ressecados de forma incompleta, a dose máxima aplicada ao SNC é de 60 a 61 Gy. A técnica de irradiação (forma, composição dos campos e a dose prescrita) depende da histologia do tumor, da sua localização, do seu volume e da tolerância do tecido cerebral normal ao redor. Geralmente é indicada em tumores de alto grau e nos tumores parcialmente ressecados, independente da histologia.

Vale ressaltar que, em pacientes idosos ou com significativas comorbidades e que apresentem dificuldade de locomoção ao centro de tratamento de RT, é importante avaliar a duração e a dose do tratamento. Coadjuvantes da radiação são a braquiterapia e a radiocirurgia.

O tratamento dos tumores de baixo grau (astrocitoma, oligodendroglioma e oligoastrocitoma) utiliza uma combinação de múltiplas opções terapêuticas. Em pacientes com idade superior a 40 anos, independentemente da ressecção, ou com idade menor que 40 anos submetidos à ressecção subtotal ou biópsia ou com gliomas em progressão diagnosticados por imagem e/ou de forma clínica, indica-se a RT seguida de QT.

O tratamento inicial dos tumores de alto grau (astrocitoma anaplásico e glioblastoma multiforme) consiste na citorredução cirúrgica máxima seguida de RT (60 Gy em 30 frações) de campo envolvido (*involved field*) combinada com temozolomida, 75 mg/m²/dia, VO, administrada concomitantemente à RT. Em pacientes idosos (> 70 anos), considerar RT isolada na dose de 40 Gy em 15 frações em três semanas ou, caso haja restrição ao uso de RT, utilizar a temozolomida isolada, 150 a 200 mg/m², VO, do D1 ao D5, a cada quatro semanas.

Para os oligodendrogliomas de baixo grau, a ressecção é usada quando o procedimento tiver baixa morbidade. Caso haja sintomas neurológicos ou volume tumoral significativo, inicia-se a QT com procarbazina, lomustina e vincristina. A RT também é utilizada se a QT não produz respostas ou há progressão após QT.

No oligodendroglioma de alto grau ou anaplásico, a opção é a citorredução máxima, seguida de QT com procarbazina e, logo depois, de RT (60 Gy fracionada em 30 aplicações diárias de 2 Gy em duas fases).

No astrocitoma de baixo grau (I e II), quando o procedimento for de baixa morbidade, o tratamento indicado é a ressecção cirúrgica. Nos pacientes com alterações neurológicas, tratar com RT ou quando os sintomas começarem e, se possível, realizar cirurgia citorredutora seguida de RT. Não há indicação de QT para esse tipo de tumor.

No astrocitoma de alto grau (III e IV) ou malignos, a opção é a citorredução cirúrgica seguida de RT (54 Gy em volume único), considerar, em alguns casos, radiocirurgia ou RT estereotáxica. É indicada QT com carmustina após a RT ou temozolomida administrada concomitantemente com RT.

O tratamento dos meningiomas é pautado na ressecção cirúrgica e na RT pós-operatória (45 a 50,4 Gy em frações de 1,8 Gy) nas lesões parcialmente ressecadas. Nas lesões irressecáveis, a RT é realizada de forma exclusiva; as lesões recidivadas, após cirurgia e irradiação, podem ser tratadas de novo com radiocirurgia se o volume tumoral e a localização permitirem outro procedimento.

O tratamento dos neurinomas consiste na ressecção microcirúrgica e RT pós-operatória (45 a 50,4 Gy em frações de 1,8 Gy), podendo ser utilizada também a radiocirurgia (em dose única de 15 Gy) como alternativa à cirurgia.

Já o tratamento da metástase cerebral (MC) isolada consiste em terapia combinada com cirurgia e RT (30 Gy em 10 frações de 3 Gy, 37,5 Gy em 15 frações de 2,5 Gy ou 40 Gy em frações de 2 Gy). Em MC múltiplas, o tratamento é paliativo, com uso de RT (30 Gy em 10 frações de 3 Gy, 37,5 Gy em 15 frações de 2,5 Gy ou 40 Gy em frações de 2 Gy) total do cérebro ou pode ser utilizada radiocirurgia (única de 15 a 18 Gy). Também pode ser administrada QT para os tumores quimiossensíveis, como no caso de metástases provenientes do câncer de mama e de tumores de células germinativas.

PROGNÓSTICO

Durante as últimas décadas, os avanços nas modalidades terapêuticas e diagnósticas proporcionaram a detecção precoce de lesões assintomáticas e o melhor controle sistêmico dos pacientes, fato que influenciou na melhora da sobrevida desses pacientes.

Os pacientes com astrocitoma de baixo grau têm sobrevida mediana de cinco anos, enquanto aqueles com oligodendrogliomas têm sobrevida mediana que varia de dez a dezesseis anos. Entretanto, pacientes com astrocitoma de grau III ou anaplásico têm sobrevida mediana de dois a três anos, pacientes com glioblastoma multiforme têm sobrevida mediana de doze meses.

Estudos recentes identificaram que a presença de algumas mutações genéticas está relacionada ao prognóstico desses pacientes. São considerados fatores prognósticos favoráveis nos gliomas a mutação nos genes *IDH1* e *IDH2* (isocitrato desidrogenase), além das deleções do cromossomo 1p19q, e a metilação do gene promotor da O6-metilguanina-ADN metiltransferase (MGMT), que, quando metilado, isto é, quando a enzima não está ativa, está associado a aumento na resposta ao tratamento com agentes alquilantes.

CONSIDERAÇÕES FINAIS

A equipe multiprofissional tem um papel essencial para o plano de cuidados dos pacientes com TSN, devendo-se atentar para a abordagem dos sintomas que provocam sofrimento ao paciente, incluindo dor, problemas respiratórios, distúrbios intestinais e vesicais, distúrbios do sono, comprometimento da integridade cutânea, equilíbrio hídrico e regulação da temperatura.

Na parte dietética, a nutricionista tem um papel importante na coleta da história nutricional, para avaliar a ingestão alimentar, a intolerância e as preferências, já que o estado nutricional vai definir as alterações de deficiência nutricional, como anorexia, dor, perda de peso, metabolismo alterado, fraqueza muscular, má absorção, diarreia, caquexia, paladar alterado, que pode ser secundária a disfagia, fraqueza, depressão e anosmia (sensação prejudicada do olfato). O cálculo de índice de massa corporal (IMC) pode confirmar a perda de tecido adiposo subcutâneo e a massa corporal magra. As determinações bioquímicas (albumina, transferrina, índice de creatinina e exames urinários) e a contagem total de linfócitos são revistas para avaliar o grau de desnutrição, imunidade celular prejudicada e equilíbrio eletrolítico.

Dar atenção à família faz parte da assistência multiprofissional, sendo importante ajudá-la a lidar com o diagnóstico e com as alterações associadas a ele, ponderar o impacto da doença sobre os membros da família, identificando os relacionamentos alterados, problemas financeiros, pressão de tempo e problemas familiares.

BIBLIOGRAFIA

1. Abel TJ, Ryken T, Lesniak MS, Gabikian P. Gliadel for brain metastasis. Surg Neurol Internat. 2013;4(Suppl 4):S289-93. Disponível em: http://www.surgicalneurologyint.com/temp/SurgNeurolInt45289-4165359_113413.pdf. Acessado em: 22 ago 2013.
2. Bonassa EMA, Molina O, Meira AOS, Oliveira AC, Gato MIR. Reações adversas dos agentes antineoplásicos. In: Bonassa EMA, Gato MIR. Terapêutica oncológica para enfermeiros e famacêuticos. 4. ed. São Paulo: Atheneu; 2012. p.305-68.
3. Brasil. Ministério da Saúde. Instituto Nacional de Câncer José Alencar Gomes da Silva (Inca). Coordenação de Prevenção e Vigilância. Estimativa 2014: incidência de câncer no Brasil. Rio de Janeiro: Ministério da Saúde; 2014. 124p.
4. Brasil. Ministério da Saúde. Secretaria de Atenção à Saúde. Departamento de Regulação, Avaliação e Controle. Coordenação Geral de Sistemas de Informação. Manual de bases técnicas da oncologia-SIA/SUS-Sistema de informações ambulatoriais. Brasília: Ministério da Saúde; 2010. Disponível em: http://portal.saude.gov.br/portal/arquivos/pdf/manual3_drac.pdf. Acessado em: 22 ago 2013.
5. Brasil. Ministério da Saúde. Secretaria de Atenção à Saúde. Departamento de Atenção Especializada. Temozolamida na terapia de tumores cerebrais. 2010. Disponível em: http://

portal.saude.gov.br/portal/arquivos/pdf/notacgmac_temozolomida.pdf. Acessado em: 30 ago 2013.

6. Buzaid AC, Maluf FC, Lima CMR. Manual de oncologia clínica do Brasil. Hospital São José. Centro Avançado de Oncologia. São Paulo: Dendriz; 2012. Disponível em: http://mocbrasil.com/manual/cancer-de-mama. Acessado em: 23 ago 2013.
7. Chen Z, Pan X, Georgakilas AG, Chen P, Hu H, Yang Y et al. Tetramethylpyrazine (TMP) protects cerebral neurocytes and inhibits glioma by down regulating chemokine receptor CXCR4 expression. Cancer Lett. 2013;336(2):281-9. Disponível em: http://migre.me/fRJc2. Acessado em: 26 ago 2013.
8. Deibert CP, Ahluwalia MS, Sheehan JP, Link MJ, Hasegawa T, Yomo S et al. Bevacizumab for refractory adverse radiation effects after stereotactic radiosurgery. J Neurooncol. 201. Disponível em: http://migre.me/fRJc2. Acessado em: 26 ago 2013.
9. Elshafey R, Tavares AC, Siaj M, Zourob M. Electrochemical impedance immunosensor based on gold nanoparticles-protein G for the detection of cancer marker epidermal growth factor receptor in human plasma and brain tissue. Biosens Bioelectron. 2013;50C:143-9. Disponível em: http://migre.me/fSlcr. Acessado em: 23 ago 2013.
10. Falandry C, Brain E, Bonnefoy M, Mefti F, Jovenin N, Rigal O et al. Impact of geriatric risk factors on pegylated liposomal doxorubicin tolerance and efficacy in elderly metastatic breast cancer patients: final results of the DOGMES multicentre GINECO trial. 2013;49(13):2806-14. Disponível em: http://migre.me/fScAh. Acessado em: 23 ago 2013.
11. Fischbach F. Manual de enfermagem: exames laboratoriais e diagnósticos. 8. ed. Rio de Janeiro: Guanabara Koogan; 2010. p.398-427.
12. Halasz L, Rockhill J. Stereotactic radiosurgery and stereotactic radiotherapy for brain metástases. Surg Neurol Int. 2013;4(Suppl4):S185-91. Disponível em: http://www.surgicalneurologyint.com/temp/SurgNeurolInt45185-2897955_080259.pdf. Acessado em: 21 ago 2013.
13. Instituto Abathon. Medicina e Saúde. O tratamento multimodal com cirurgia, radioterapia e quimioterapia do glioblastoma multiforme (GBM). 2012. Disponível em: http://migre.me/emyd9. Acessado em: 23 ago 2013.
14. Instituto Oncoguia. Tipos de tumores cerebrais. Glioblastoma. 2012. Disponível em: http://www.oncoguia.org.br/conteudo/glioblastoma/895/293/. Acessado em: 21 ago 2013.
15. Lei C, Cui Y, Zheng L, Kah-Hoe CP, Wang CH. Development of a gene/drug dual delivery system for brain tumor therapy: potent inhibition via RNA interference and synergistic effects. Biomaterials. 2013;34(30):7483-94. Disponível em: http://www.sciencedirect.com/science/article/pii/S0142961213006960. Acessado em: 24 ago 2013.

16. Li W, Winters A, Poteet E, Ryou M, Lin S, Hao S. Involvement of estrogen receptor β5 in the progression of glioma. Brain Res. 2013;1503:97-107. Disponível em: http://www.sciencedirect.com/science/article/pii/S0006899313001935. Acessado em: 24 ago 2013.
17. Moraes MW. Tumores do sistema nervoso. In: Mohallem AGC, Rodrigues AB (orgs.). Enfermagem oncológica. 2. ed. Barueri: Manole; 2007. p. 242-52.
18. Nelson BM, Campton P, Patel SK, Jacob E, Harper R. Central nervous system injury and neurobiobehavioral function in children with brain tumors: a review of the literature. Cancer Nurs. 2013;36(2):E31-47.
19. Neto MC, Hamerschlak N, Ribeiro AAF, Guendelmann RAK, Santos VA (eds.). Guia de protocolos e medicamentos para tratamento em oncologia e hematologia 2013. São Paulo: Hospital Israelita Albert Einstein; 2013. 516p.
20. Renfrow JJ, Lesser GJ. Molecular subtyping of brain metástases and implications for therapy. Curr Treat Options Oncol. 2013. Disponível em: http://rd.springer.com/content/pdf/10.1007%2Fs11864-013-0248-2.pdf. Acessado em: 18 ago 2013.
21. Renfrow JJ, Lesser GL. Molecular subtyping of brain metástases and implications for therapy. Curr Treat Options Oncol. 2013. Disponível em: http://rd.springer.com/content/pdf/10.1007%2Fs11864-013-0248-2.pdf. Acessado em: 23 ago 2013.
22. Stelzer K. Epidemiology and prognosis of brain metástases. Surg Neurol Int. 2013;4(Suppl 4):S192-202. Disponível em: http://www.surgicalneurologyint.com/temp/SurgNeurolInt45192-359595_095919.pdf. Acessado em: 11 ago 2013.
23. Suneja G, Poorvu PD, Hill-Kayser C, Lustig RA. Acute toxicity of proton beam radiation for pediatric central nervous system malignancies. Pediatr Blood Cancer. 2013;60(9):1431-6.
24. Sutton K. The impact on quality of life for people with brain tumours of entering a research trial involving new anti-cancer agents. Eur J Oncol Nurs. 2013;17(4):396-401. Disponível em: http://www.sciencedirect.com/science/article/pii/S1462388912001287. Acessado em: 21 ago 2013.
25. Suzuki SH, Sanematsu Junior PI. Tumores do sistema nervoso central e metástases. In: Lopes A, Chammas R, Iyeyasu H. Oncologia para graduação. 3. ed. São Paulo: Lemar; 2013. p. 493-500.
26. Wang W, Da R, Wang M, Wang T, Qi L, Jiang H et al. Expression of brain-specific angiogenesis inhibitor 1 is inversely correlated with pathological grade, angiogenesis and peritumoral brain edema in human astrocytomas. Oncol Lett. 2013;5(5):1513-8. Disponível em: http://www.ncbi.nlm.nih.gov/pmc/articles/PMC3678595/pdf/ol-05-05-1513.pdf. Acessado em: 24 ago 2013.

27. World Health Organization. WHO Statistical Information System (WHOSIS). World Health Statistics 2011. 2011. Disponível em: http://www.who.int/whosis/whostat/EN_WHS2011_Full.pdf. Acessado em: 10 ago 2013.

28. Wu B, Cai L, Lin SJ, Lu JL, Yao Y, Zhou LF. The miR-92b functions as a potential oncogene by targeting on Smad3 in glioblastomas. Brain Res. 2013;1529:16-25. Disponível em: http://www.sciencedirect.com/science/article/pii/S0006899313010184. Acessado em: 10 ago 2013.

29. Yaeger K, Nair M. Surgery for brain metástases. Surg Neurol Int. 2013;4(Suppl 4):S203-8. Disponível em: http://www.surgicalneurologyint.com/temp/SurgNeurolInt45203-3886554_104745.pdf. Acessado em: 12 ago 2013.

30. Yin F, Xu Z, Wang Z, Yao H, Shen Z, Yu F et al. Elevated chemokine CC-motif receptor-like 2 (CCRL2) promotes cell migration and invasion in glioblastoma. Biochem Biophys Res Commun. 2012;429:168-72. Disponível em: http://www.sciencedirect.com/science/article/pii/S0006291X12021122. Acessado em: 24 ago 2013.

31. Malheiros SMF, Ceti LDMN, Paiva Neto MA. Tumores primários do sistema nervoso (SN) em adultos. In: Borges DR. Atualização terapêutica de Prado, Ramos e Valle: diagnóstico e tratamento – 2014/15. 25. ed. São Paulo: Artes Médicas; 2014. p. 1761-3.

3

CÂNCER DE CABEÇA E PESCOÇO

Genival Barbosa de Carvalho
André Ywata de Carvalho
Luiz Paulo Kowalski

INTRODUÇÃO

Os cânceres de cabeça e pescoço benignos e malignos constituem um grupo heterogêneo de neoplasias originadas na mucosa, nas partes moles, nos ossos, nas cartilagens, nas glândulas salivares, na tireoide, nas paratireoides e mucosas de lábio, na cavidade oral, na faringe, na laringe, na cavidade nasal e nos seios paranasais. A maioria dos tumores malignos é originada na pele e nas mucosas.

A pele da cabeça e do pescoço representa cerca de 9% da superfície corpórea, entretanto mais de 50% dos tumores cutâneos ocorrem nessa região. Na pele, predomina o carcinoma basocelular, mas também podem ocorrer carcinomas epidermoides, melanomas e outros tumores. Nas mucosas, o carcinoma epidermoide é o tipo histológico diagnosticado em mais de 95% dos pacientes. Esses tumores são mais prevalentes em homens acima de 40 anos, mas podem ser diagnosticados em indivíduos de ambos os sexos e em qualquer faixa etária.

O câncer de vias aerodigestivas superiores com maior incidência na população mundial é o de boca. Aproximadamente 36.000 casos novos de câncer de cavidade oral e faringe foram diagnosticados em 2010 nos Estados Unidos e mais de 7.000 indivíduos faleceram pela doença. No Brasil, foram cerca de 15.000 casos novos de carcinoma de cavidade oral diagnosticados no mesmo período. A Organização Mundial da Saúde (OMS) refere que a incidência dessa doença deve continuar aumentando nas próximas décadas.

ETIOLOGIA

O consumo de álcool e tabaco são fatores de risco bem estabelecidos para o carcinoma epidermoide das vias aerodigestivas superiores. Alguns estudos sugerem, também, uma predisposição genética, parentes de primeiro grau de pacientes com neoplasia de laringe e hipofaringe apresentam um risco para desenvolver essa doença maior do que a população em geral.

Deficiências nutricionais, exposição profissional a carcinógenos e trauma crônico por dentes ou próteses são outros fatores importantes associados a um maior risco de câncer de boca.

Desde os anos 1980, tem-se observado um expressivo aumento nas taxas de incidência de câncer de língua e de orofaringe em pacientes mais jovens não tabagistas ou etilistas.

Uma série de evidências sugere que esses casos podem estar associados à infecção por papilomavírus humano (HPV), principalmente nos carcinomas de orofaringe. Esses dados são importantes para estabelecer o perfil de pacientes candidatos a programas de rastreamento visando o diagnóstico precoce. Por outro lado, eles também devem ser enfatizados nos programas de prevenção primária, com ênfase no combate ao consumo de tabaco e de bebidas alcoólicas, orientação nutricional e cuidados com a saúde bucal.

Nos últimos anos, tem-se observado um aumento significativo na incidência de câncer de tireoide em quase todos os países. Estes tumores são mais frequentes nas mulheres, mas podem acometer também homens. Embora predominem na faixa etária de adultos jovens, podem ocorrer em todas as idades, predominando os carcinomas bem diferenciados nas faixas etárias mais jovens. Carcinomas medulares familiares ocorrem mais precocemente do que os casos esporádicos e os carcinomas anaplásicos ocorrem mais frequentemente após os 50 anos de idade.

Lesões pré-neoplásicas

A maior parte dos carcinomas de vias aerodigestivas superiores ocorre em áreas de mucosa em que não se observam alterações detectáveis clinicamente antes da manifestação clínica do tumor. Em alguns pacientes, no entanto, é possível detectar e tratar várias lesões que são consideradas precursoras pelo alto risco de malignização em médio e longo prazo. A OMS definiu lesões cancerizáveis como alterações da morfologia do tecido, nas quais o câncer tem maior possibilidade de ocorrer do que na sua porção aparentemente normal. Nas vias aéreas superiores, leucoplasias, eritroplasias ou queilites actínicas podem, em alguns pacientes, precederem o aparecimento do câncer.

A lesão cancerizável mais frequentemente encontrada é a leucoplasia. A leucoplasia é uma mancha ou placa branca não removível à raspagem e que não pode ser caracterizada clínica ou histologicamente como outra doença, apresenta incidência de 1,1 a 11,7% nos adultos, com prevalência de 2%, em indivíduos de 50 a 70 anos, com leve predileção para o sexo masculino, é mais frequentemente evidenciável na mucosa jugal, na língua, no soalho de boca e no lábio (Figura 1).

Verifica-se maior risco de transformação neoplásica nas leucoplasias verrucosas, com áreas associadas de eritroplasia, com ulceração, e naquelas em que os indivíduos não são tabagistas, em que a biópsia revela displasia moderada ou grave.

Eritroplasias são menos frequentes do que as leucoplasias, mas sua importância reside no maior risco de transformação carcinomatosa. As eritroplasias são definidas como manchas ou placa aveludada branco-avermelhada e cujas características clínicas ou histológicas não podem ser atribuídas a qualquer outra condição, inclusive condições inflamatórias. São evidenciadas, em geral, na mucosa jugal, no soalho da boca, na face lateral da língua, na área retromolar e no palato mole. O risco de malignidade pode chegar até 90% dos casos, apresentar-se com displasias, carcinoma *in situ* ou até mesmo carcinoma invasivo (Figura 2).

A queilite actínica é uma lesão que acomete mais frequentemente o vermelhão (semimucosa) do lábio inferior, principalmente em indivíduos de pele clara, do sexo masculino, com mais de 50 anos, com antecedentes de exposição ao sol ou tabagismo. Essa lesão também constitui fator de risco para neoplasia de lábio inferior. O risco de transformação neoplásica é maior do que 10% e, por isso, ela deve ser tratada prontamente (Figura 3). Pode-se realizar a vermelhonectomia por técnica cirúrgica clássica ou por meio de *laser* de CO_2.

DIAGNÓSTICO

A maioria dos tumores de vias aerodigestivas superiores é localizada em sítios de fácil acesso ao autoexame e exame clínico, por isso o diagnóstico pode ser facilmente realizado, em geral, após anamnese detalhada, exame físico minucioso e biópsia incisional. Nas lesões de rinofaringe, laringe e hipofaringe, a bióp-

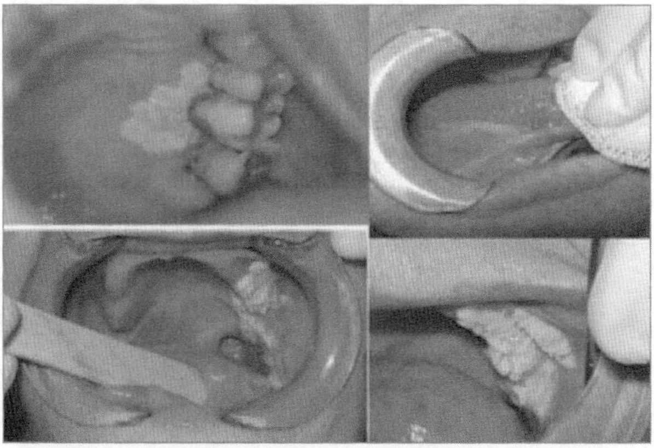

FIGURA 1 Leucoplasia. Diferentes aspectos de apresentação de leucoplasias orais, lesões planas em palato e língua e lesões verrucosas em gengiva superior.

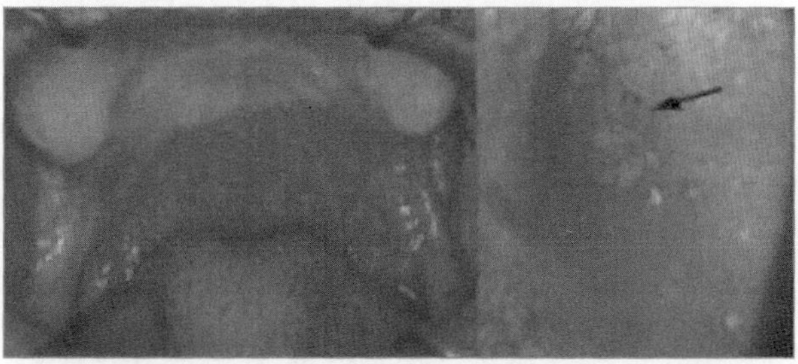

FIGURA 2 Eritroplasia de palato mole e de região jugal. Cor vermelha mais intensa da mucosa, associada à proliferação de vasos com aspectos não habituais.

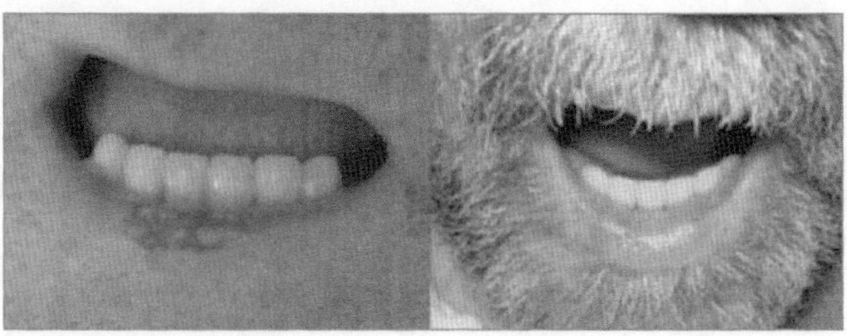

FIGURA 3 Queilite actínica de lábio inferior mostrando perda de elasticidade da mucosa, fissuras e áreas com transformação neoplásica.

sia pode ser feita por rinofaringolaringoscopia realizada em consultório, com ou sem anestesia tópica. Além disso, esse exame propicia adequada documentação em fotos ou vídeo, que permite acurado estadiamento e pode ser utilizada para controle pós-terapêutico nos pacientes que foram submetidos a tratamento não cirúrgico.

As neoplasias benignas geralmente apresentam crescimento lento e pouco sintomático, sem invasão local. Frequentemente, apresentam-se como nódulos submucosos bem limitados e recobertos por mucosa normal. Por sua vez, a história natural das neoplasias malignas é caracterizada por crescimento local invasivo comprometendo estruturas adjacentes, invadindo-as e metastatizando para linfonodos regionais e, mais tardiamente, para órgãos a distância, principalmente para os pulmões. No Brasil, a maioria desses tumores é diagnosticado em estádios avançados. O atraso no diagnóstico está relacionado ao comportamento dessa neoplasia, que apresenta evolução lenta, sintomas escassos ou inespecíficos nos estádios iniciais, ao atraso na procura de assistência médica por parte do paciente, à falta de suspeita nas lesões iniciais por parte dos profissionais da área da saúde e à dificuldade de acesso aos profissionais especializados para tratamento no sistema de saúde do país, especialmente pela população de nível socioeconômico menos favorecido.

As neoplasias de mucosas de vias aerodigestivas superiores geralmente são infiltrativas (Figura 4), podendo ter aspecto exofítico (Figura 5) ou infiltrativo associado a exofítico (Figura 6). Nas fases iniciais, o paciente geralmente não apresenta dor, sangramento ou emagrecimento, sintomas que somente aparecem tardiamente na evolução. Esses sintomas mais intensos ocorrem mais tardiamente, em decorrência da invasão de estruturas adjacentes. Os sintomas que mais se destacam nas fases avançada da evolução são: dor, trismo, obstrução nasal, dispneia, disfonia, disfagia e otalgia.

O diagnóstico histológico e estadiamento devem, obrigatoriamente, preceder o planejamento do tratamento. Na atualidade, não existem marcadores tumorais específicos que possam ser usados para diagnóstico e seguimento dos casos de carcinomas epidermoides de vias aerodigestivas superiores. Desse modo, por meio de uma biópsia incisional ou excisional, é importante a obtenção de material adequado, suficiente e viável para estudo histológico. Logo após a coleta, o material deve ser imediatamente transferido para frasco com formol e encami-

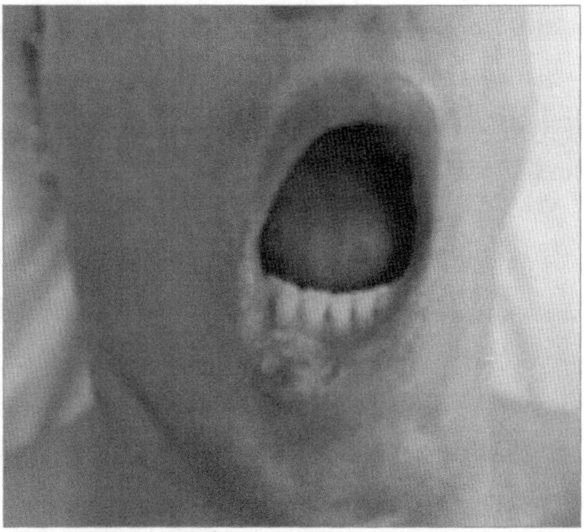

FIGURA 4 Carcinoma epidermoide de lábio inferior com aspecto clínico úlcero-infiltrativo.

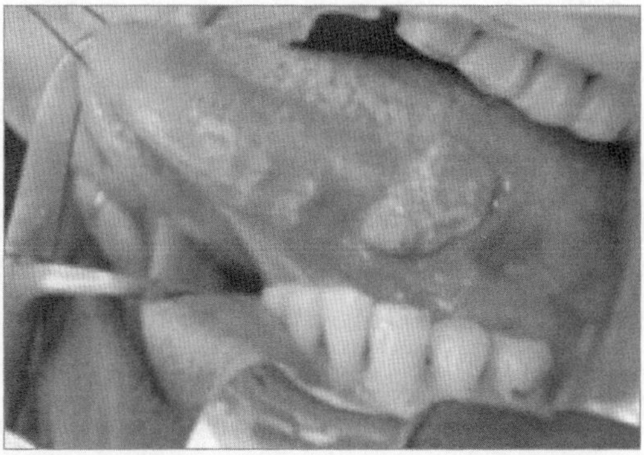

FIGURA 5 Carcinoma epidermoide de corpo de língua com aspecto exofítico.

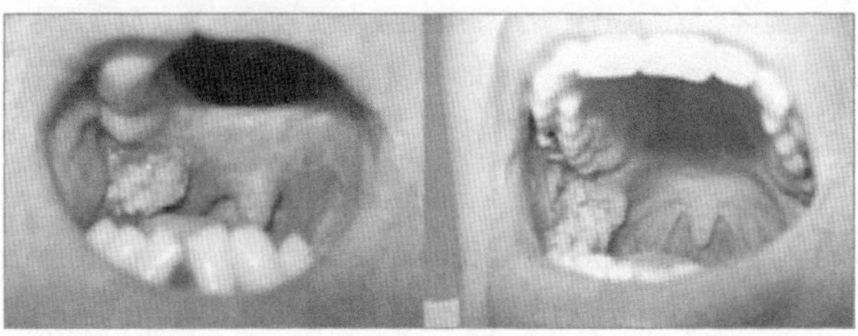

FIGURA 6 Carcinomas epidermoides retromolar; ambos com aspecto infiltrativo combinado a aspecto exofítico.

nhado ao serviço de anatomia patológica, que vai realizar o estudo histológico visando à confirmação diagnóstica.

No caso de tumores de glândulas salivares e de tireoide, o primeiro exame diagnóstico, após caracterização clínica complementada por exames de imagem (ultrassonografia no caso da tireoide), geralmente é uma punção aspirativa com agulha fina seguida de exame citopatológico. O diagnóstico será confirmado durante procedimento cirúrgico por meio de exame anatomopatológico por congelação.

A tomografia computadorizada (TC) e a ressonância nuclear magnética (RNM) são exames imprescindíveis, que permitem uma melhor avaliação da extensão do tumor e suas relações com os tecidos adjacentes, melhorando a qualidade do estadiamento clínico dos tumores de cabeça e pescoço, em especial dos localizados em seios paranasais, nasofaringe, boca, orofaringe, hipofaringe e laringe. A tomografia computadorizada por emissão de pósitrons (PET-CT) também pode ser útil à identificação de lesões sincrônicas, na avaliação de carcinomas cervicais metastáticos com sítio primário oculto, nos casos com maior risco de metástases a distância, em especial aqueles com metástases linfonodais múltiplas ou volumosas, e em pacientes com tumores recidivados após tratamento inicial.

Em casos selecionados, a angiorressonância e a arteriografia seletiva permitem o estudo da extensão de lesões vasculares, com especial interesse nos hemangiomas, paragangliomas (carotídeos ou jugulares) e angiofibromas juvenis. A arteriografia permite, ainda, a realização de embolização das lesões, o que pode facilitar a execução do ato cirúrgico e reduzir o sangramento perioperatório.

Estadiamento

O sistema TNM é utilizado para o estadiamento em oncologia. O componente T caracteriza a extensão do tumor primário, enquanto o N identifica o comprometimento de linfonodos regionais, e o M a presença ou não de metástases a distância. A classificação da lesão, em cada um desses itens, é obtida não somente pelo exame físico, mas também pelos métodos de imagem. Tumores de boca e orofaringe têm o componente T classificado de acordo com seu diâmetro e existência ou não de invasão de estruturas profundas. Já na laringe, a invasão de áreas adjacentes e a fixação ou não das pregas vocais fazem parte do estadiamento. Linfonodos regionais (N) são classificados de acordo com o diâmetro, número e lateralidade dos linfonodos palpáveis. Os fatores T, N e M são agrupados em estádios clínicos (EC) para facilitar a descrição dos achados clínicos.

TRATAMENTO

O tratamento varia de acordo com o estadiamento. A seguir, serão apresentados os tratamentos de cada região anatômica da cabeça e do pescoço conforme o estadiamento.

Neoplasias de lábio

As neoplasias de lábio de até 4 cm e sem metástase cervical associada (estádios I e II) são preferencialmente tratadas por ressecção ampla, com margens tridimensionais de pelo menos 5 mm, seguida de reconstrução imediata.

Pacientes de alto risco para complicações anestésico-cirúrgicas ou que recusem a operação podem ser tratados satisfatoriamente por radioterapia (RT) exclusiva. Lesões maiores do que 4 cm ou que acometem a comissura labial e/ou associadas às metástases linfonodais cervicais (estádios III e IV) demandam tratamento combinado, em geral, ressecção cirúrgica e esvaziamento cervical, seguidos de RT isolada ou em associação à quimioterapia (QT). As metástases cervicais localizam-se, principalmente, em linfonodos do nível Ib (submandibulares), Ia (submentonianos) ou II (jugulares altos).

A reconstrução é planejada de acordo com a extensão do defeito cirúrgico e visa a bons resultados estética e funcionalmente, com adequada competência oral. Defeitos inferiores a 1/3 da extensão do lábio inferior e 1/4 do lábio superior podem ser fechados primariamente. Lesões maiores requerem retalhos locais, como desenhado por Abbe-Estlander e Karapandzic ou mesmo retalhos microcirúrgicos.

Neoplasias de boca

Assim como nos tumores de lábio, nas neoplasias de boca (no estádio I, com lesões menores que 2 cm), os resultados terapêuticos obtidos com a cirurgia ou com a RT são equivalentes, considerando-se as taxas de sobrevida em cinco anos. No entanto, para lesões situadas em dobras de mucosa, próximas a osso ou em áreas de lesões cancerizáveis, as taxas de controle local com RT, mesmo em pequenos tumores, são inferiores às obtidas com cirurgia. Além disso, a morbidade tardia (cáries de irradiação, xerostomia, risco de osterradionecrose) e o tempo prolongado de tratamento são outros fatores adversos a serem considerados. Para lesões dos estádios II a IV, prefere-se a cirurgia, geralmente associada à RT pós-operatória. As cirurgias consistem em ressecção ampla com margem tridimensional maior do que 1 cm, e, geralmente, são associadas a esvaziamento cervical e reconstrução imediata.

Os tipos de cirurgia empregados dependem da localização do tumor. Em geral, as neoplasias de boca são tratadas com ressecções por via endoral quando pequenas e situadas anteriormente, ou por meio de incisões labiais e levantamento de retalhos jugais associadas ou não a mandibulotomias ou mandibulectomias nas lesões maiores e mais posteriores. As margens de ressecção são de, pelo menos, 1 cm e podem ou não incluir mandíbula (mandibulectomia marginal, sagital, seccional, hemimandibulectomia, mandibulectomia subtotal). Os procedimentos cirúrgicos, nas ressecções das neoplasias de língua, são chamados de glossectomias; estas, por sua vez, são subdivididas em: parciais, hemiglossectomias (metade do corpo da língua), pelveglossectomias (incluem parte do soalho bucal) e as glossectomias maiores (subtotais, quase totais, totais e ampliadas).

As ressecções em monobloco com manutenção da continuidade do arco mandibular, com ou sem a realização de mandibulectomia marginal, são denominadas, genericamente, como operações *pull-through*. Os casos em que se realiza mandibulectomia seccional ou hemimandibulectomia denominam-se, respectivamente, operação composta e operação comando. Um tipo especial de operação comando é a operação retromolar, que inclui não apenas a mandíbula, mas também toda a musculatura mastigatória e a loja amigdaliana. Esvaziamentos cervicais de indicação terapêutica (radical ou radical modificado) ou eletiva (seletivo) são utilizados na maioria dos casos de tumores de boca.

A pesquisa do linfonodo sentinela é um método pouco invasivo, ainda em investigação, realizado em conjunto com a injeção de radiotraçador e linfocintigrafia, que permite ao cirurgião a identificação, excisão e análise histológica do(s) linfonodo(s) da primeira estação de drenagem linfática a partir de um determinado tumor, visando à detecção de metástases subclínicas. Considerando-se o alto valor preditivo negativo do método (90 a 100%) e que o linfonodo sentinela representa as demais cadeias linfonodais, o uso dessa técnica pode evitar a morbidade associada ao esvaziamento eletivo nos pacientes portadores de neoplasias malignas de cavidade oral e orofaringe.

Neoplasias de orofaringe

Diversos autores têm sugerido a associação entre a infecção pelo papilomavírus humano (HPV), especialmente os subtipos 16 e 18, e as neoplasias malignas de orofaringe, sendo a loja tonsilar o subsítio mais comum. Além disso, os tumores de pacientes HPV positivos apresentam maior radiossensibilidade e, de fato, o prognóstico desses pacientes é melhor quando comparado àqueles que não demonstram a infecção.

Em relação ao tratamento dos carcinomas epidermoides da orofaringe, pode ser realizado com RT com ou sem QT associada ou, ainda, cirurgia seguida de RT. A opção terapêutica vai depender da extensão e localização da lesão primária, da experiência de cada equipe e da disponibilidade de recursos terapêuticos, como a reconstrução microcirúrgica, a RT conformacional e/ou a braquiterapia e a equipe de reabilitação (fonoterapia, fisioterapia).

Nas lesões iniciais, quando é possível a ressecção cirúrgica por via endoral, uma boa opção é a abordagem cirúrgica. Nas lesões mais extensas, em que o tratamento cirúrgico envolveria uma abordagem mais complexa com mandibulotomia, ou ressecções maiores como uma glossectomia total (nos casos de lesões avançadas de base de língua), a utilização de RT associada à QT pode resultar em controle oncológico similar ao tratamento convencional com cirurgia seguida de RT, porém com menor morbidade do tratamento e melhor resultado funcional. A associação de RT e QT também está indicada nos casos irressecáveis, quando o paciente recusa a cirurgia ou tem uma contraindicação clínica formal à cirurgia. Nos últimos anos, tem sido investigado o papel da cirurgia endoral com auxílio de robô cirúrgico, com resultados altamente promissores para casos selecionados, evitando-se, em alguns deles, a morbidade da RT e principalmente da QT.

Neoplasias de laringe

O tratamento das neoplasias malignas da laringe depende da localização da lesão (supraglote, glote ou subglote), do estadiamento, de fatores relacionados ao paciente, como preferência por determinada modalidade terapêutica, presença de comorbidades ou mesmo adequada abertura oral para exposição, pré-requisito ao tratamento endoscópico; e de fatores relacionados ao serviço de saúde, como experiência da equipe multidisciplinar e disponibilidade de programas de reabilitação e suporte adequados.

As lesões iniciais (T1-T2) são tratadas de forma unimodal, por meio de RT exclusiva ou com laringectomias parciais (endoscópica ou aberta). Particularmente, para tumores iniciais da glote ou da supraglote, cirurgias endoscópicas com uso do *laser* de CO_2 oferecem resultados funcionais superiores aos obtidos com as laringectomias parciais abertas e RT, com o mesmo resultado de controle da doença. Tumores T1 bem definidos, principalmente os localizados na epiglote ou terço médio da prega vocal, são bons candidatos à excisão endoscópica, desde que tenham anatomia favorável, permitindo boa exposição da área a ser operada. No entanto, as lesões bilaterais (T1b), frequentemente necessitam de ressecção em dois tempos e com resultado funcional inferior àqueles obtidos para o tratamento dos T1a, por isso, para esse subgrupo de pacientes, geralmente, opta-se pela RT. Da mesma maneira, tumores T2, especificamente superficiais e em prega vocal de mobilidade preservada, podem ser irradiados, alcançando resultados oncológicos e funcionais satisfatórios. Uma alternativa cada vez mais utilizada é a laringectomia subtotal com crico-hioidopexia em pacientes portadores de tumores T2 mais extensos ou T3 limitados. A laringectomia supracricóidea com crico-hioideoepiglotopexia permanece ainda como alternativa aceitável para resgate em alguns pacientes portadores de lesões T2 ou T3 que desenvolvem recidiva local pós-RT.

Pacientes portadores de tumores T3 e casos selecionados de T4a candidatos à laringectomia total podem ser submetidos a tratamentos combinados com QT e RT visando à preservação da laringe. Nesses casos selecionados, a laringe pode ser preservada em pouco mais de 50% dos casos e os resultados de sobrevida são comparáveis aos obtidos com a laringectomia total. Por outro lado, nas lesões mais avançadas com destruição de cartilagem, invasão de partes moles ou invasão extensa da base de língua, indica-se a laringectomia total, pois, embora exista possibilidade de resposta com o tratamento não cirúrgico, os resultados funcionais são insatisfatórios.

Tumores exclusivamente glóticos têm baixo risco de metástases e, portanto, não se indica esvaziamento cervical eletivo, sendo realizado apenas com indicação terapêutica na rara eventualidade da presença de nódulos metastáticos. Por outro lado, tumores supraglóticos ou com extensão para a supraglote apresentam alto risco de metástases regionais e esvaziamento cervical eletivo é indicado (níveis II e III ou II a IV). Para casos com linfonodos clinicamente metastáticos, indica-se esvaziamento cervical dos níveis II a VI uni ou bilateral. Esvaziamento cervical contralateral eletivo é indicado nos tumores da supraglote ou transglóticos que comprometem a epiglote. Tumores primitivos da subglote ou tumores que secundariamente comprometem essa região, bem como casos previamente submetidos à traqueostomia, devem ser rotineiramente submetidos a esvaziamento dos linfonodos paratraqueais bilaterais, chegando-se até o limite com o mediastino superior, podendo-se estender a dissecção nos casos em que se observam linfonodos neste nível.

Neoplasia de hipofaringe

Assim como na laringe, o planejamento terapêutico das neoplasias de hipofaringe depende da localização e extensão da lesão primária e sua ressecabilidade, da presença de metástases cervicais, das opções de reconstrução, bem como das condições clínicas e preferência do paciente. A ressecção do tumor primário deve ser associada ao esvaziamento cervical e/ou paratraqueal em tumores de qualquer local e estádio. Nos casos de alto risco para recorrência locorregional, a associação de RT e QT pós-operatória deve ser sempre indicada. Nos pacientes que apresentam lesões T3 e T4a, cuja ressecção cirúrgica implicaria laringectomia total, o tratamento combinado de QT e RT, com o intuito de preservação do órgão, é a estratégia terapêutica adequada. Assim como na laringe, os tumores T4a extensos e T4b devem ser submetidos a cirurgia pelos resultados funcionais insatisfatórios.

Neoplasias de nasofaringe

As neoplasias malignas da nasofaringe (ou rinofaringe) são endêmicas no sudeste da China e têm, na infecção pelo vírus Epstein-Barr (EBV), um herpes-vírus linfotrópico como principal fator de risco conhecido. São tumores originados mais frequentemente nas paredes laterais, incluindo a fosseta de Rosenmüller, área de mucosa posterior ao *torus tubarius*, na abertura da tuba auditiva. Esses tumores caracterizam-se por evolução inicial assintomática e que frequentemente apresentam metástases linfonodais. A presença do linfonodo metastático cervical alto muitas vezes é o primeiro sintoma observado pelo paciente.

O tratamento dos carcinomas epidermoides da nasofaringe é baseado em RT, pois esses tumores são radiossensíveis. Além disso, pela própria localização destas lesões, o tratamento cirúrgico implicaria uma alta morbidade e dificuldade de se obter ressecções com margens oncológicas satisfatórias. Nos estádios II à

IV, a RT é associada à QT, sendo que esta última potencializaria os efeitos da RT, e, teoricamente, poderia ter um efeito em eventuais micrometástases a distância. De acordo com os resultados obtidos em uma metanálise recente, a adição de QT confere ainda ganho de sobrevida. O tratamento cirúrgico é reservado para o tratamento de tumores radiorresistentes (sarcomas, carcinomas originados em glândulas salivares menores) e como resgate em casos de doença residual local ou regional que não respondem ao tratamento radio e quimioterápico e que não sejam candidatos a reirradiação.

Neoplasias de fossas nasais e seios paranasais

Tumores de fossas nasais e seios paranasais são raros e geralmente causam obstrução nasal unilateral acompanhada ou não de epistaxe. O tratamento de escolha dos carcinomas de fossas nasais, etmoide e seios maxilar e frontal é a ressecção cirúrgica, em geral complementada por RT, a abordagem cirúrgica depende da localização da lesão primária, mas pode ser desde cirurgias endoscópicas videoassistidas a cirurgias craniofaciais, opção de escolha para os tumores de etmoide e seio frontal. A ressecção craniofacial é caracterizada pela multidisciplinaridade, com a atuação de cirurgião de cabeça e pescoço, neurocirurgião, otorrinolaringologistas e equipe de reconstrução. Nesses casos, não se indica esvaziamento cervical eletivo.

O tratamento do pescoço é realizado apenas na presença de metástases linfonodais clinicamente detectáveis. A RT pós-operatória é indicada em todos os casos operados, independentemente do local e do estádio do tumor primário, podendo se associar teleterapia e braquiterapia (moldes intracavitários). Nos casos em que a infraestrutura é ressecada, pode-se adaptar prótese obturadora palatina durante o ato operatório, porém os melhores resultados funcionais são demonstrados após reconstruções microcirúrgicas imediatas, que possibilitam o completo fechamento da comunicação entre as cavidades oral e nasal, impedindo, dessa forma, o refluxo nasal alimentar e a voz anasalada.

Neoplasias de glândulas salivares

Cerca de 2/3 dos tumores de parótida são benignos; quando localizados na glândula submandibular, cerca de 50% são malignos; quando localizados na glândula sublingual e em glândulas salivares menores, a maioria é constituída por tumores malignos. Esses tumores são tipicamente radiorresistentes e o tratamento cirúrgico é considerado essencial. Deve-se ressecar a glândula envolvida (parotidectomia, submandibulectomia, ressecção ampla de glândula sublingual e de tumores de glândulas salivares menores) com margem de segurança, somente preservando estruturas importantes, como o nervo facial, quando não envolvidos por tumor. Para os tumores maiores, pode-se indicar RT adjuvante.

Neoplasias de tireoide

A maioria dos tumores malignos de tireoide são carcinomas bem diferenciados (papilífero ou folicular), seguidos pelos carcinomas medulares e os raros carcinomas anaplásicos. Enquanto os carcinomas bem diferenciados apresentam evolução indolente, pouco sintomática e acometem indivíduos de todas as faixas etárias, o carcinoma anaplásico é extremamente agressivo e acomete mais frequentemente indivíduos idosos. Carcinomas medulares podem ser esporádicos ou familiares (mutação do oncongene RET). O diagnóstico é estabelecido pela história clínica, complementada por ultrassonografia e punção aspirativa com agulha fina.

O tratamento inicial dos carcinomas tireoidianos bem diferenciados e medulares é a tireoidectomia total. Apenas para um subgrupo de pacientes com carcinomas papilíferos unifocais pequenos, intraglandulares em pacientes com idade inferior a 45 anos, pode-se utilizar a lobectomia tireoidiana. Em pacientes com carcinoma papilífero da tireoide, esvaziamentos cervicais são indicados somente quando existem metástases clinicamente detectadas. Mais da metade desses pacientes recebe dose terapêutica de iodo radioativo adjuvante. As taxas de cura são excepcionalmente altas, chegando a mais de 98% em casos de baixo risco.

Pacientes com carcinoma medular são tratados por tireoidectomia total e dissecção dos linfonodos do compartimento central do pescoço, frequentemente associado a esvaziamento cervical uni ou bilateral. A RT pode ser indicada como tratamento adjuvante em casos selecionados. Deve-se investigar história familiar e mutação do oncogene *RET*. Os casos familiares devem ser rastreados e tratados preferentemente antes da transformação neoplásica.

Carcinomas anaplásicos frequentemente não são tratáveis com finalidade curativa. A maioria recebe RT ou RT associada à QT e tratamento de suporte. Ao contrário dos carcinomas bem diferenciados, o prognóstico é extremamente pobre e a maioria dos pacientes falece em poucos meses.

Outros tumores

Tumores benignos e malignos da região orbitária, ossos e partes moles são menos frequentes, mas seu diagnóstico e tratamento são um grande desafio e requerem a participação de diversos membros da equipe multidisciplinar. Adenopatias cervicais geralmente são inflamatórias, mas linfomas e metástases podem ocorrer em indivíduos de qualquer faixa etária. A investigação diagnóstica desses linfonodos deve ser realizada de forma objetiva. Linfomas são tratados por QT, enquanto metástases com tumor primário oculto são tratadas pela associação de cirurgia (esvaziamento cervical) e RT ou radioquimioterapia.

Diversas afecções inflamatórias podem acometer áreas da cabeça e pescoço, como abscessos, adenites, sialoadenites, tireoidites, e todas podem requerer diagnóstico diferencial com neoplasias, bem como avaliação para tratamento conservador ou cirúrgico. São também frequentes algumas afecções congênitas, como hemangiomas, linfangiomas, cistos branquiais e do ducto tireoglosso. Enquanto as duas primeiras são tratadas por diversas alternativas, conservadoras ou cirúrgicas, as duas últimas sempre requerem tratamento cirúrgico.

Afecções da glândula tireoide são muito comuns na população. Enquanto os cânceres tireoidianos são tratados sempre por cirurgia, as afecções mais comuns, que são os bócios e as tireoidites, são quase sempre apenas seguidas clinicamente, indicando-se cirurgia somente para os casos com lesões volumosas e sintomáticas ou, na dúvida diagnóstica, com neoplasia. Hiperparatireoidismo é geralmente assintomático, mas as consequências em longo prazo podem ser devastadoras, por isso, o tratamento cirúrgico é indicado antes mesmo do aparecimento de sintomas.

SEGUIMENTO PÓS-TERAPÊUTICO

Todos os pacientes submetidos a tratamento oncológico devem ser submetidos a seguimento. O intervalo entre as consultas e os exames de imagens realizados dependem do risco de recorrência e da localização da neoplasia primária. De modo geral, as consultas ambulatoriais são geralmente mensais ou bimestrais no primeiro semestre após o término do tratamento e trimestrais no segundo. Do segundo ao terceiro ano, as consultas podem ser quadrimestrais; do quarto ao quinto ano, semestrais; após o quinto ano, passam a ser feitas anualmente.

Os exames de imagem são realizados após cerca de 60 dias do término do tratamento nos pacientes que foram submetidos à RT associada ou não à QT, para avaliação de doença residual, para estabelecer alterações pós-terapêuticas e servir de base para comparações com os exames posteriores. O PET-CT empregado com esse objetivo, deve ser realizado cerca de 90 dias após o término do tratamento, pois permite a redução do processo inflamatório e edema pós-tratamento, diminuindo os resultados falso-positivos. Outros exames de imagem, como radiografia ou tomografia de tórax, são realizados anualmente em casos de câncer das vias aerodigestivas superiores (para diagnóstico de metástases ou segunda neoplasia primária em pulmão), ou sempre que existam sintomas sugestivos de acometimento de outros órgãos (pulmão, ossos, fígado, cérebro, etc.).

Para pacientes com carcinomas de tireoide, além do exame clínico periódico, é importante a dosagem de hormônio estimulante da tireoide (TSH) para verificar e ajustar a dose (supressiva) de levotiroxina. Para esses tumores, usam-se dosagens séricas de marcadores bastante sensíveis (tireoglobulina e anticorpos antitireoglobulina, para carcinomas bem diferenciados, e calcitonina e antígeno carcinoembrionário – CEA –, para carcinomas medulares).

O risco de neoplasias primárias múltiplas é elevado, podendo chegar a 30%. A maioria desses tumores ocorre nas vias aerodigestivas superiores, esôfago ou pulmão. O tratamento deve ser individualizado, e, sempre que possível, radical.

TRATAMENTO DAS RECIDIVAS

O planejamento terapêutico das recorrências deve ser individualizado. Os critérios mais importantes nessa escolha são: intervalo livre de doença, estádio da recorrência, sua ressecabilidade e as condições clínicas do paciente. Na presença de metástases a distância, não passíveis de ressecção, o tratamento quimioterápico ou suporte clínico são opções mais utilizadas. Para pacientes com recorrência locorregional ressecável, sem metástases a distância, sempre deve ser considerada a possibilidade de resgate cirúrgico radical. Tais operações requerem experiência e equipe multiprofissional capacitada para reabilitação. Cerca de 1/3 dos pacientes candidatos ao procedimento sobrevive em longo prazo. A QT sistêmica somente deve ser considerada uma opção para os casos não tratáveis por cirurgia ou RT com intenção curativa.

PROGNÓSTICO

O prognóstico de pacientes com câncer de cabeça e pescoço depende, fundamentalmente, do local e do estadiamento do tumor, bem como do tipo histológico. No entanto, outros fatores podem ser também significativos, como a presença de comorbidades e o estado geral do paciente, além de variáveis relacionadas ao tratamento. Esses fatores devem ser considerados no momento do planejamento terapêutico.

Nos anos 1960, apenas um em cada três pacientes com câncer sobrevivia. Atualmente dois terços dos pacientes são curáveis. O melhor marcador prognóstico é o estádio da doença. Para tumores iniciais, as taxas de cura podem superar 90%, mas em tumores avançados pode ser inferior a 20%, mesmo utilizando-se terapias muito agressivas.

CONSIDERAÇÕES FINAIS

Nos últimos anos, tem se dado ênfase na reabilitação dos pacientes, envolvendo o trabalho de equipes multidisciplinares das quais participam enfermeiros, fisioterapeutas, nutricionistas, psicólogos, fonoaudiólogos, terapeutas ocupacionais. Restaurar a qualidade de vida dos pacientes é um dos maiores objetivos do tratamento oncológico. Somente com trabalho orquestrado de uma equipe competente, consegue-se melhorar as condições de sobrevida dos pacientes.

BIBLIOGRAFIA

1. Agra IM, Carvalho AL, Ulbrich FS, de Campos OD, Martins EP, Magrin J et al. Prognostic factors in salvage surgery for recurrent oral and oropharyngeal cancer. Head Neck. 2006;28(2):107-13.
2. AJCC (American Joint Committee on Cancer) – Cancer Staging Manual 2010. Disponível em: https://cancerstaging.org/references-tools/Pages/What-is-Cancer-Staging.aspx. Acessado em: 23 ago 2011.
3. Baujat B, Audry H, Bourhis J, Chan AT, Onat H, Chua DT et al. Chemotherapy in locally advanced nasopharyngeal carcinoma: an individual patient data meta-analysis of eight randomized trial and 1753 patientes. Int J Radiat Oncol Biol Phys. 2006;64(1):47-56.
4. Bernier J, Domenge C, Ozsahin M, Matuszewska K, Lefèbvre JL, Greiner RH et al. Postoperative irradiation with or without concomitant chemotherapy for locally advanced head and neck cancer. N Engl J Med. 2004;350(19):1945-52.

5. Brasil. Ministério da Saúde. Instituto Nacional de Câncer (Inca). Epidemiologia do câncer. 2011. Disponível em: http://bvsms.saude.gov.br/bvs/publicacoes/abc_do_cancer.pdf. Acessado em: 23 ago 2011.
6. Brazilian Head and Neck Cancer Study Group. Results of a prospective trial on elective modified radical classical versus supraomohyoid neck dissection in the management of oral squamous carcinoma. Am J Surg. 1998;176:422-7.
7. Calais G, Alfonsi M, Bardet E, Sire C, Germain T, Bergerot P et al. Randomized trial of radiation therapy versus concomitant chemotherapy and radiation therapy for advanced-stage oropharynx carcinoma. J Natl Cancer Inst. 1999;91(24):2081-6.
8. Civantos FJ, Stoeckli SJ, Takes RP, Woolgar JÁ, de Bree R, Paleri V et al. What is the role of sentinel lymph node biopsy in the management of oral cancer in 2010? Eur Arch Otorhinolaryngol. 2010;267:839-44.
9. Cooper JS1, Pajak TF, Forastiere AA, Jacobs J, Campbell BH et al.; Radiation Therapy Oncology Group 9501/Intergroup. Postoperative concurrent radiotherapy and chemotherapy for high-risk squamous-cell carcinoma of the head and neck. N Engl J Med. 2004;350(19):1937-44.
10. Fakhry C, Gillison ML. Clinical implications of human papillomavirus in head and neck cancers. J Clin Oncol. 2006;24:2606-2611.
11. Franco EL, Kowalski LP, Kanda JL. Risk factors for second cancers of the upper respiratory and digestive systems: a case-control study. J Clin Epidemiol. 1991;44: 615-25.
12. Kademi D. Oral cancer. Mayo Clin Proc. 2007;82(7):878-87.
13. Kowalski LP, Franco EL, Torloni H, Fava AS, de Andrade Sobrinho J, Ramos G et al. Lateness of diagnosis of oral and oropharyngeal carcinoma: factors related to the tumour, the patient and health professionals. Eur J Cancer B Oral Oncol. 1994;30B(3):167-73.
14. Kowalski LP, Parise O, Lehn C. Diagnóstico e tratamento-câncer de cabeça e pescoço. São Paulo: Âmbito; 2008.
15. Kowalski LP, Sanabria A. Elective neck dissection in oral carcinoma: a critical review of the evidence. Acta Otorhinolaryngol Ital. 2007;27(3):113-7.
16. Kowalski LP. Carcinoma de boca: epidemiologia, diagnóstico e tratamento. Acta Assoc W House Otol. 1991;10:128-3.
17. Kreimer AR, Clifford GM, Boyle P, Franceschi S. Human papillomavirus types in head and neck squamous cell carcinomas worldwide: a systematic review cancer. Epidemiol Biomarkers Prev. 2005;14(2):467-75.
18. Lara JRL, Vartanian JG, Maciani PC, Miguel REV, Suzuki SH, Testa JRG, Kowalski LP. Complicações e fatores prognósticos em 175 ressecções craniofaciais de tumores malignos da base anterior do crânio. Rev Bras Cir Cab Pesc. 2007;36(3):140-5.

19. Magrin J, Kowalski LP, Sabóia M, Sabóia RP. Major glossectomy: end results of 106 cases. Eur J Cancer. 1996;32B:407-12.
20. Marioni G, Marchese-Ragona R, Cartei G, Marchese F, Staffieri A. Current opinion in diagnosis and treatment of laryngeal carcinoma. Cancer Treat Rev. 2006;32(7):504-15.
21. Parkin DM, Bray F, Ferlay J, Pisani P. Global cancer statistics, 2002. CA Cancer J Clin. 2005;55:74-108.
22. Pfister DG, Laurie SA, Weinstein GS, Mendenhall WM, Adelstein DJ et al.; American Society of Clinical Oncology. American Society of Clinical Oncology clinical practice guideline for the use of larynx-preservation strategies in the treatment of laryngeal cancer. J Clin Oncol. 2006;24(22):3693-704.
23. Ragin CCR, Taioli E. Survival of squamous cell carcinoma of the head and neck in relation to human papillomavirus infection: Review and meta-analysis. Int J Cancer. 2007;121:1813-20.
24. Rodrigues ML, Faria JCM, Kohler HF, Kowalski LP. Comparação entre os retalhos microcirúrgicos antebraquial e lateral do braço em reconstruções de boca e orofaringe. Rev Bras Cir Cab Pesc. 2007;36(2):100-03.
25. Shah JP, Lydiatt W. Treatment of cancer of the head and neck. CA Cancer J Clin. 1995;45: 352-68.
26. Shah JP. Craniofacial surgery for malignant tumors of the paranasal sinuses. Otolaryngol Pol. 2000;54:13-5.
27. Shanmugaratnam K, Chan SH, de-Thé G, Goh JE, Khor TH, Simons MJ et al. Histopathology of nasopharyngeal carcinoma: correlations with epidemiology, survival rates and others biological characteristics. Cancer. 1979;44(3):1029-44.
28. Sturgis EM. International head and neck cancer epidemiology consortium: Update no. 4. Head Neck. 2011;33(10):1542.
29. Wong RJ. Current status of FDG-PET for head and neck câncer. J Surg Oncol. 2008;97: 649-52.

4

CÂNCER DE PELE

Francisco Macedo Paschoal
Marcos Antonio Rodrigues Martinez

INTRODUÇÃO

Trata-se de um grupo heterogêneo de neoplasias malignas originadas de diferentes tipos de células presentes na epiderme e derme, como células epiteliais, do tecido conjuntivo e melanócitos. Divide-se em dois grupos: câncer cutâneo não melanoma (em que se inclui o carcinoma basocelular e carcinoma espinocelular, as duas formas mais frequentes de tumores da pele) e melanoma cutâneo.

Representa o grupo de neoplasias como maior incidência em ambos os sexos. Segundo dados do Instituto Nacional do Câncer (Inca), as estimativas para o ano de 2014 apontaram para a ocorrência de 576.580 casos novos de câncer no Brasil. Desse total, estimam-se 182.130 casos novos de câncer de pele não melanoma, o que corresponde a aproximadamente 26% de todas as neoplasias malignas a serem registradas no país. Apesar da baixa letalidade do câncer de pele não melanoma, em casos em que há demora no diagnóstico, podem ocorrer ulcerações e deformidades físicas graves. É quase certo que exista um considerável subregistro em virtude do subdiagnóstico e também por ser uma neoplasia de excelente prognóstico, com altas taxas de cura se tratado de maneira adequada e oportuna. Portanto, as estimativas das taxas de incidência e dos números esperados de casos novos em relação a esse tipo de câncer devem ser consideradas como estimativas mínimas.

Será abordado com destaque neste capítulo, o câncer de pele não melanoma (CPNM), por sua alta frequência, representado pelos carcinomas basocelular e espinocelular, e o melanoma cutâneo, por seu potencial de gerar metástases e maior risco de letalidade.

CÂNCER DE PELE NÃO MELANOMA

O carcinoma espinocelular (CEC) e o carcinoma basocelular (CBC) correspondem a 95% de todos os tipos de CPNM, sendo este último a neoplasia maligna cutânea mais frequente, com cifras próximas a 75% dos CPNM no mundo ocidental. Nos Estados Unidos, o CBC é o tipo de câncer mais diagnosticado, com aproximadamente 1 milhão de casos estimados por ano.

Os fatores de risco que contribuem para o desenvolvimento dos CPNM são bem conhecidos e incluem, principalmente, raça, idade, gênero, exposição crônica a agentes mutagênicos, químicos e físicos (radiação ultravioleta – UV), além de fatores genéticos. A exposição excessiva à radiação UV, em especial ao UV tipo B (UVB), tem sido associada ao aumento do risco para o desenvolvimento dos cânceres cutâneos, incluindo o CBC e CEC, pois pode causar mutações gênicas no ácido desoxirribonucleico (DNA) dos queratinócitos. A falha no reparo dessas alterações gênicas pode levar a crescimento celular desordenado e formação do câncer. Além disso, a radiação UV tem grande efeito sobre o sistema imune cutâneo, induzindo a um estado de imunossupressão local que impede a rejeição do tumor em formação.

Carcinoma basocelular (CBC)

A transformação maligna de uma célula da camada basal da epiderme ou dos anexos dá origem ao CBC, tumor que apresenta como principais características a indolência e o crescimento lento, sendo localmente destrutivo e raramente produzindo metástases.

As formas não herdadas (esporádicas) de CBC representam a maioria absoluta dos casos, enquanto as herdadas são mais raras e fazem parte de algumas síndromes, como a de Gorlin-Goltz (síndrome do nevo basocelular).

O CBC possui diferenças de comportamento biológico que podem ser explicadas pela presença de fatores intrínsecos ao próprio tumor, como o padrão de crescimento tumoral, potencial de recorrência e metástase, padrão histológico e fatores genéticos. Fatores extrínsecos, como sítio de origem, terapêutica escolhida e estado imunológico do portador da neoplasia, também são importantes. Os tipos clínicos mais frequentes do CBC são:

- nodular ou nodulocística: é o tipo clínico mais comum e, em geral, apresenta--se como uma pápula perlácea com telangiectasias na superfície (Figura 1).
- Pode evoluir com ulceração central que constitui a forma nódulo-ulcerada (Figura 2);

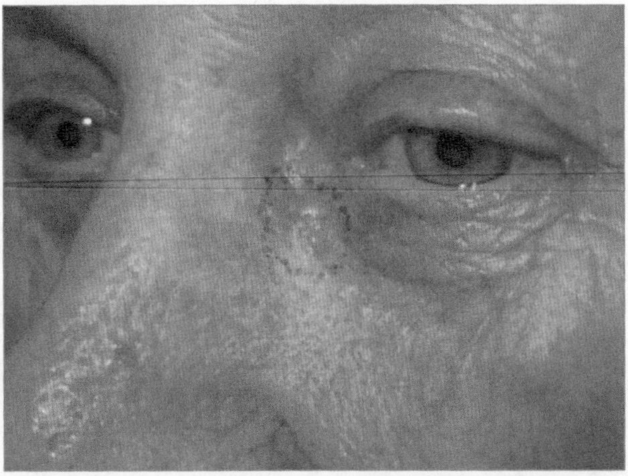

FIGURA 1 CBC nodular.

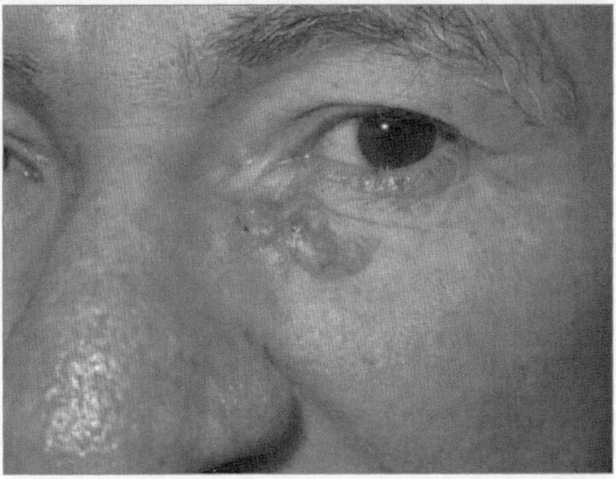

FIGURA 2 CBC nódulo-ulcerado.

- morfeiforme ou plano-cicatricial: apresenta-se como pápula ou placa cicatricial de limites mal definidos que cresce centrifugamente;
- superficial: manifesta-se como mácula eritematosa ou placa eritemato-escamosa bem delimitada (Figura 3);
- pigmentado: variante do nodular, com áreas pigmentadas, o que torna difícil a diferenciação com o melanoma (Figura 4);
- terebrante (*Ulcus rodens*): forma ulcerada com invasão e crescimento rápido, podendo alcançar grandes proporções, dificultando a abordagem terapêutica e de reconstrução.

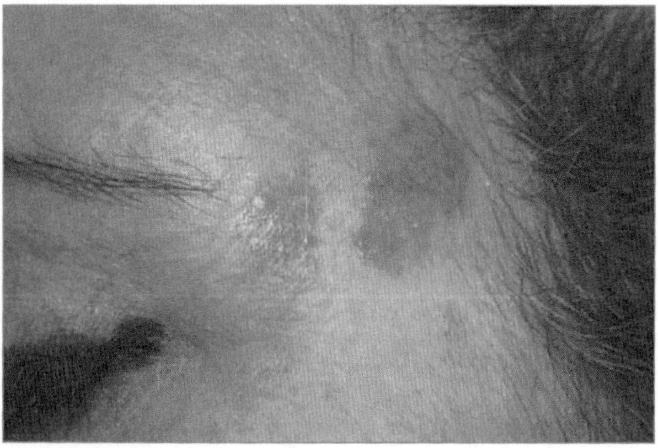

FIGURA 3 CBC superficial.

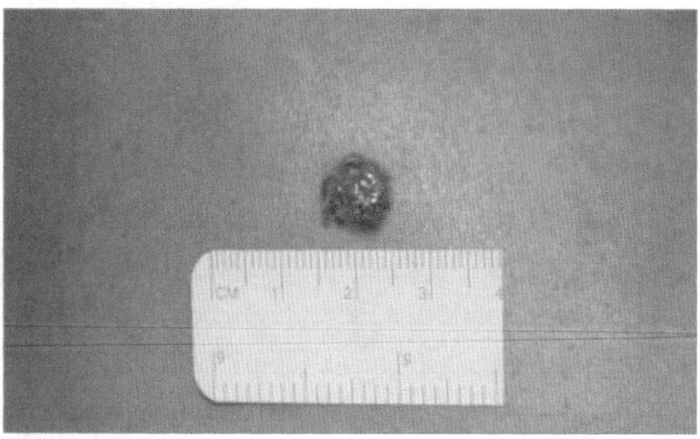

FIGURA 4 CBC pigmentado.

Do ponto de vista histológico, são observados padrões de crescimento variáveis que conferem ao CBC diferenças em seu comportamento biológico. A classificação, baseada nos padrões de crescimento, tem maior significância biológica e considera a existência dos tipos nodular, superficial, infiltrativo, esclerodermiforme, micronodular e de padrão misto, sendo útil na conceituação de alto e baixo risco dos subtipos histológicos de CBC.

Os CBC de alto risco são caracterizados pela probabilidade aumentada de extensão subclínica, excisão incompleta, comportamento agressivo de invasão ou recorrência local, e incluem os subtipos superficial, esclerodermiforme, micronodular e os mistos.

Tratamento

A cirurgia é o tratamento de escolha do CBC. Apresenta as menores taxas de recorrência, principalmente a cirurgia micrográfica de Mohs.

Outras modalidades terapêuticas são a curetagem, seguida de eletrocoagulação, crioterapia, radioterapia (RT), terapia fotodinâmica, quimioterapia (QT) e imunoterapia tópicas com 5-fluorouracil e imiquimode.

Todas essas técnicas levam à cura, desde que compreendam toda a extensão tumoral. A escolha da técnica a ser utilizada depende do local da lesão, de sua extensão, de características clínicas e histológicas e do potencial metastático do tumor.

Alguns tipos histológicos, como o micronodular e o esclerodermiforme, apresentam taxas maiores de recidiva por causa da remoção cirúrgica incompleta do tumor pela dificuldade na identificação de uma borda cirúrgica adequada. As recidivas tumorais levam a aumento na destruição local causada por esses tumores. A cirurgia micrográfica de Mohs tornou-se importante método de excisão cirúrgica para esses tipos de CBC, assim como para lesões avançadas ou com bordas pouco definidas.

Para CBC superficiais, a QT tópica com 5-fluorouracil ou imiquimode é uma boa opção, sendo, em geral, bem tolerada e produz bom resultado estético final.

É muito raro o CBC metastatizar-se. Nos casos em que isso ocorre, a QT sistêmica ou RT são as opções terapêuticas. Biópsias de linfonodos sentinela podem ter um papel importante no tratamento de certos CBC de alto risco.

A profilaxia inclui a educação da população acerca dos riscos da superexposição precoce à radiação ao UV (sol e bronzeamento artificial), além de outros fatores, como o arsênico e o alcatrão.

Carcinoma espinocelular (CEC)

O CEC, ou carcinoma epidermoide, representa cerca de 20% das neoplasias malignas cutâneas. É constituído por proliferação atípica de células espinhosas, de caráter invasor, podendo gerar metástases. Os CEC primários da pele, em geral, originam-se em regiões expostas ao sol e não há dúvida de que exposição crônica e cumulativa à radiação UV, em especial ao UVB, é a causa primária da carcinogênese cutânea. Enquanto o CBC esporádico desenvolve-se *de novo*, o CEC também pode surgir a partir de lesões pré-cancerosas, como a queratose actínica (QA), a queilite actínica, a leucoplasia oral e a radiodermite crônica. Entretanto, outros fatores extrínsecos podem desempenhar importante papel causal e incluem outras formas de radiação, como as substâncias químicas, os hidrocarbonetos, o arsênico, o tabaco, as queimaduras, a infecção pelo papilomavírus humano (HPV), as úlceras crônicas, entre outros.

O comportamento biológico do CEC é semelhante ao do carcinoma epidermoide originado de outros epitélios escamosos, e sua diferenciação histológica é baseada principalmente na intensidade da queratinização. Em geral, as formas bem diferenciadas exibem pequenos focos de queratina dentro de lóbulos tumorais (pérolas córneas), a paraqueratose, além de pequena atividade mitótica e pleomorfismo mínimo. Já o CEC pouco diferenciado demonstra acentuado pleomorfismo e pouca ou nenhuma capacidade de produzir queratina. Nos casos de anaplasia intensa, o exame imuno-histoquímico pode auxiliar na identificação da origem epitelial do tumor.

O CEC pode surgir em pele sadia, porém, com frequência, origina-se em áreas de pele lesada previamente por: queratose actínica; fotodano; radiodermite; úlcera crônica; cicatrizes, em especial de queimaduras (úlcera de Marjolin); doença cutânea crônica (lúpus eritematoso); epidermodisplasia verruciforme; e genodermatose (xeroderma pigmentoso e albinismo).

Do ponto de vista clínico, o CEC pode se apresentar sob várias formas. Em geral, inicia-se por pápula queratósica que evolui rapidamente para nódulo ulcerado com massa queratósica central (Figura 5).

O crescimento pode ser vertical, com invasão de planos profundos ou formação de lesões vegetantes, ou longitudinal, com infiltração e posterior ulceração (Figuras 6 e 7).

O potencial metastático precoce do CEC para linfonodos regionais é maior do que o observado nos casos de CBC, em especial quando o CEC se desenvolve em mucosas e semimucosas, como a cavidade oral, os lábios, a glande e a vulva. A frequência de metastatização pode variar de 0,5 a 31%, dependendo da origem do CEC.

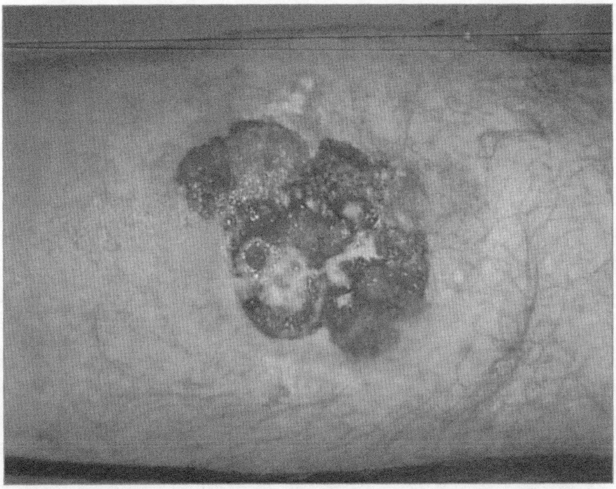

FIGURA 5 Carcinoma espinocelular vegetante e ulcerado.

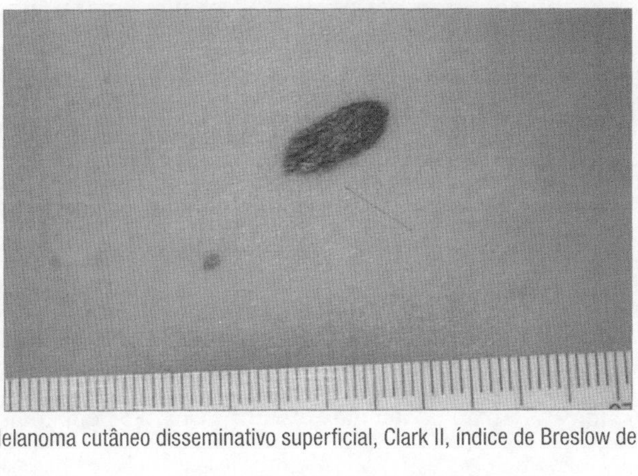

FIGURA 6 Melanoma cutâneo disseminativo superficial, Clark II, índice de Breslow de 0,2 mm.

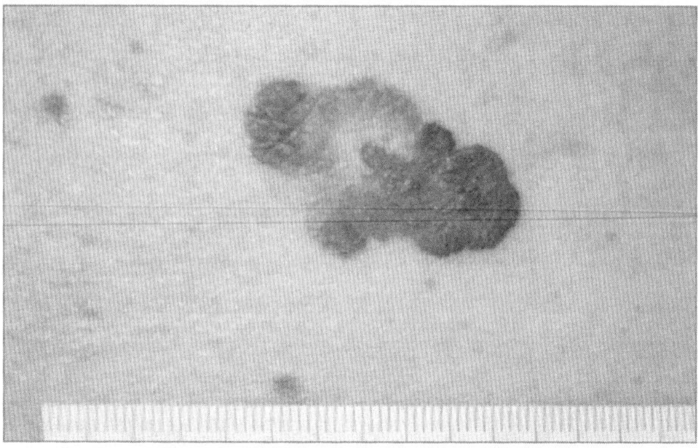

FIGURA 7 Melanoma cutâneo disseminativo superficial, com crescimento vertical, Clark III, índice de Breslow de 1,5 mm.

Profilaxia e tratamento

A profilaxia e o tratamento do CEC são semelhantes ao do CBC. O tratamento e acompanhamento de dermatoses, com potencial evolução para o CEC, é mandatório e recomendável.

MELANOMA CUTÂNEO

Corresponde à neoplasia maligna derivada das células produtoras de melanina presentes na pele, ou seja, os melanócitos e as células névicas. Observa-se aumento da incidência do melanoma cutâneo nas últimas décadas. Estima-se crescimento anual da incidência na ordem de 3 a 7%. Trata-se da neoplasia com maior taxa de crescimento na população branca. Além da estreita associação com a cor da pele, nota-se, também, diferenças de incidência quanto à região geográfica, sendo o 4º tumor maligno em incidência na Austrália e na Nova Zelândia, 7º nos Estados Unidos, 10º na Escandinávia e 18º na Inglaterra e na Escócia.

De acordo com o Inca, a incidência estimada no Brasil, para o ano de 2014, de casos novos em homens foi de 98.420 e, em mulheres, foi de 83.710. Na região Sul, esses índices variam entre 6 e 8 casos novos por 100.000 habitantes. Em contraste com o câncer de pele não melanoma, que afeta principalmente indivíduos mais velhos, o melanoma apresenta maior frequência em pessoas jovens, entre 20 e 45 anos. Aproximadamente 50% dos casos ocorrem antes dos 55 anos de idade. Entretanto, trata-se de neoplasia rara antes da puberdade. Há também maior ocorrência do melanoma no sexo feminino.

Observa-se uma combinação de fatores constitucionais (cor da pele, maior tendência de desenvolver sardas, história familiar de melanoma, presença de grande número de nevos melanocíticos e idade avançada) e ambientais (exposição à radiação UV) relacionados ao maior risco de desenvolvimento do melanoma. Acredita-se que a exposição ao sol na infância e intensas exposições intermitentes desencadeadoras de queimaduras solares sejam os maiores fatores de risco ambientais.

O melanoma cutâneo é classificado em quatro tipos principais, de acordo com as características clínicas e histopatológicas, que serão descritas a seguir.

Melanoma disseminativo superficial

Variante clínica mais frequente entre os indivíduos de pele clara (70%). Apresenta fase inicial de crescimento radial ou horizontal confinada somente à epiderme (melanoma *in situ*). Posteriormente, após período variável, pode ocorrer expansão vertical e invasão da derme. Quanto mais profundo e intenso for o acometimento da derme, maior será o risco de desenvolvimento de metástases.

A idade média de aparecimento é de 40 anos, localizando-se, preferencialmente, no tronco posterior dos homens e membros inferiores (pernas) nas mulheres.

Geralmente, o melanoma disseminativo superficial apresenta-se clinicamente como lesão assimétrica de bordas irregulares, com vários tons de cores (branco, róseo, marrom claro, marrom escuro, cinza e negro) e diâmetro maior que 6 mm. Uma forma prática de gravar as principais características do melanoma disseminativo superficial é aplicando-se a regra do ABCD (A – assimetria, B – bordas irregulares, C – 3 ou mais cores, D – diâmetro superior a 6 mm).

Melanoma nodular

Segundo tipo clínico mais comum de melanoma nos indivíduos caucasianos (10 a 15%). As localizações mais frequentes são tronco, cabeça e pescoço, e a idade média de aparecimento é acima dos 40 anos, todavia pode ocorrer em qualquer faixa etária. Desenvolve-se rapidamente, não apresentando fase de crescimento radial detectável, invadindo a derme desde o início. Como regra, inicia-se na pele aparentemente normal, isto é, *de novo*. Clinicamente, caracteriza-se como nódulo com coloração variando do cinza ao enegrecido, podendo ulcerar-se, o que representa prognóstico pior. Eventualmente, a lesão nodular pode ser rósea ou avermelhada pela baixa quantidade de pigmento melânico, sendo denominado, neste caso, melanoma amelanótico.

Melanoma acral lentiginoso

Forma clínica menos frequente nos indivíduos de pele clara (2 a 8%), porém é o tipo mais comum de melanoma nos negros e asiáticos. A idade média de aparecimento é de 55 a 65 anos. Localiza-se nas regiões palmares, plantares, subungueais e mucosas. Na região subungueal, pode manifestar-se apenas como uma faixa de cor preta, geralmente maior do que 6 mm de largura, ou mesmo envolver toda a unha, com deformidade e ulceração.

Lentigo maligno melanoma

Localiza-se geralmente em áreas fotoexpostas da pele, como face, pescoço e antebraços, o que demonstra na sua gênese relação direta com a exposição crônica ao sol. A idade média de aparecimento é de 70 anos. Inicialmente, apresenta-se como mácula hiperpigmentada de coloração variando do marrom claro ao escuro, crescendo de forma lenta e insidiosa. Nesta fase, recebe a denominação de lentigo maligno, sendo já considerado por muitos como melanoma *in situ*. A partir do momento em que desenvolve pápula ou nódulo passa a receber a denominação de lentigo maligno melanoma, correspondendo à fase de crescimento vertical com acometimento da derme.

Conduta no melanoma cutâneo

Diante da suspeita clínica de melanoma cutâneo, deve-se proceder à biópsia da lesão para confirmação diagnóstica e estadiamento histopatológico. A biópsia, sempre que possível, deve ser excisional. Quando a lesão apresenta índice de suspeita clínica baixo para melanoma, e está localizada em áreas onde a biópsia excisional acarrete prejuízos estéticos, ou então for extensa e/ou ulcerada, pode-se proceder à biópsia incisional. Neste caso, deve-se fazê-la na área mais significativa, compatível com a zona de maior espessura tumoral.

A conduta posterior dependerá do diagnóstico do tipo histológico do melanoma e do microestadiamento, em que se consideram, sobretudo, a espessura (índice de Breslow) e o nível de comprometimento do tumor (níveis de Clark).

Índice de Breslow

Medido em milímetros da espessura da lesão. Avalia a profundidade de invasão a partir do topo da camada granulosa até a mais profunda extensão do tumor. A maioria dos melanomas abaixo de 0,76 mm de espessura não metastatiza.

Níveis de Clark

Corresponde à avaliação histológica da localização do tumor.

- Nível I: melanoma confinado à epiderme e ao epitélio anexial, sem invasão da derme papilar;
- nível II: invasão da derme papilar, porém com pequeno número de células de melanoma atingindo a interface entre a derme papilar e reticular;
- nível III: comprometimento de toda a derme papilar até a transição com a derme reticular, sem invadi-la;
- nível IV: invasão da derme reticular;
- nível V: invasão da hipoderme.

De acordo com o diagnóstico e microestadiamento histológico, o melanoma pode ser classificado em:

- baixo risco (risco de mortalidade de 0%): melanoma de menos de 0,76 mm de espessura e nível II ou III;
- risco moderado (risco de mortalidade de 23%):
  a. melanoma de menos de 0,76 mm de espessura e nível IV;
  b. melanoma de 0,76 a 1,5 mm de espessura;
  c. melanoma com mais de 1,5 mm de espessura e nível III;
- alto risco (risco de mortalidade de 37%): melanomas com mais de 1,5 mm de espessura e níveis IV ou V.

Tratamento e seguimento

Uma lesão primária de melanoma cutâneo, sem metástases, deve ser tratada com excisão cirúrgica, com margens variando de 0,5 a 2 cm, de acordo com a espessura do tumor (Tabela 1).

O dado mais importante para predizer a ocorrência de metástases é a presença de linfonodo regional acometido, como o linfonodo sentinela, utilizado atualmente para a detecção de micrometástases e para o estadiamento do melanoma,

TABELA 1 Tratamento com excisão e variação das margens

Espessura da lesão	Margens
In situ	0,5 a 1 cm
Menor ou igual a 1 mm	1 cm
Maior a 1 e menor a 2 mm	1 a 2 cm
Maior ou igual a 2 mm	2 cm

em especial aqueles com menos de 1 mm de espessura (Breslow $\leq$ 1 mm). Se houver linfonodo sentinela positivo, é recomendado o esvaziamento completo da cadeia linfonodal acometida, mesmo não havendo prova científica sobre o impacto dessa prática na sobrevida geral do paciente.

O exame físico completo, exames laboratoriais gerais (desidrogenase láctica – DHL) e de imagem, como radiografia de tórax, ressonância nuclear magnética, tomografia computadorizada e PET-*scan*, em geral são solicitados pela equipe médica envolvida no seguimento do paciente portador de melanoma.

A utilização de terapias adjuvantes que visam a reduzir a recorrência do melanoma, como o interferon alfa-2b, a vacinação, ou ambos, é feita com base em mais de 100 estudos randomizados e controlados com resultados variáveis. Para pacientes com melanoma metastático, nenhum estudo controlado e randomizado mostrou aumento da sobrevida média com a utilização de diversas drogas combinadas e/ou interleucina-2. A excisão cirúrgica de focos metastáticos isolados pode resultar em sobrevida em cinco anos de até 25%. O futuro do tratamento para casos com metástases está focado na imunoterapia (vacinas) e em regimes de drogas-alvo moleculares, já que vem evoluindo muito na última década o conhecimento de como a genética, as vias de regulação celular, o perfil tumoral e a interação com o sistema imunológico permitem o crescimento do melanoma.

CONSIDERAÇÕES FINAIS

A prevenção do câncer de pele é focada principalmente na utilização de cremes com filtro solar. Este oferece boa proteção contra queimaduras solares, mas seu uso pode gerar a falsa ideia de total proteção e induzir a tempo excessivamente longo de exposição solar. O uso de creme com filtro solar deve ser estimulado junto com outras medidas, como restrição do tempo de exposição ao sol, uso concomitante de roupas e chapéu, posicionamento em áreas com sombra e evitando-se o sol em horários de pico de radiação UV.

Considerando-se que o Brasil é um país de clima tropical, é essencial que se promovam campanhas para educar a população para a prevenção, além de orientar para o reconhecimento de lesões pré-malignas ou em estádios iniciais. Entende-se que os profissionais de saúde também estejam atentos a essas manifestações, favorecendo o prognóstico.

BIBLIOGRAFIA

1. Almeida FA, Almeida GOO, Michalany NS. Melanoma – aspectos clínicos. In: Neves RG, Lupi O, Talhari S (eds.). Câncer da pele. Rio de Janeiro: Medsi; 2001. p.225-32.
2. Brasil. Ministério da Saúde. Instituto Nacional de Câncer José Alencar Gomes da Silva (Inca). Estimativa 2014: Incidência de câncer no Brasil. Rio de Janeiro: Inca; 2014. 124p.
3. Diepgen TL, Mahler V. The epidemiology of skin câncer. Br J Dermatol. 2002;146(61):1-6.
4. Lear W, Dahlke E, Murray CA. Basal cell carcinoma: review of epidemiology, pathogenesis and associated risk factors. J Cutan Med Surg. 2007;11(1):19-30.
5. Lupi O, Castañon MCN, Luiz FB, Pereira Junior AC. Carcinoma espinocelular. In: Neves RG, Lupi O, Talhari S (eds.). Câncer da pele. Rio de Janeiro: Medsi; 2001. p.170-91.
6. Martinez MAR, Guilherme F, Sanches CL, Garcia RIR, Festa Neto C. Genética molecular aplicada ao câncer cutâneo não melanoma. An Bras Dermatol. 2006;81(5):405-19.
7. Martinez MAR. Estudo das alterações dos microssatélites D6S251 e D6S252 no carcinoma basocelular esporádico [dissertação]. São Paulo: Faculdade de Medicina da Universidade de São Paulo; 2006. 78p.
8. Ratner D, Peacocke M, Zhang H, Ping XL, Tsou HC. UV specific p53 and PTCH mutations in sporadic basal cell carcinoma of sun-exposed skin. J Am Acad Dermatol. 2001;44:293-7.
9. Sampaio SAP, Rivitti EA. Dermatologia. 3. ed. São Paulo: Artes Médicas; 2007.
10. Singh M, Lin J, Hocker TL, Tsao T. Genetics os melanoma tumorigenesis. Br J Dermatol. 2008;158:15-21.

5

RETINOBLASTOMA

Juliana dos Santos Soares
Ana Lygia Pires Melaragno

INTRODUÇÃO

O retinoblastoma é a doença ocular maligna mais comum na infância. Sua incidência, na maioria das vezes, ocorre entre o nascimento e o quinto ano de vida e a frequência é igual no que diz respeito ao olho direito ou esquerdo, raça e gênero. Sem tratamento, o retinoblastoma pode evoluir e tornar-se sistêmico, sendo fatal à criança em poucos anos.

Em relação aos sinais e sintomas, os mais comuns são a leucocoria (do grego *leukos* = branco e *koria* = pupila), caracterizada pelo reflexo pupilar anormal branco, róseo ou amarelo esbranquiçado, conhecida também como "reflexo do olho de gato" e o estrabismo, em 20% dos casos. Além desses, pode-se encontrar inflamação ocular em aproximadamente 5% dos casos e dor (Figuras 1 e 2).

O reconhecimento desses sinais e sintomas geralmente é feito pelos pais e familiares, ou seja, no ambiente familiar, e pode ser importante na detecção e no diagnóstico da leucocoria, identificando o tumor em estádio inicial. A detecção precoce dos tumores em estádio inicial (com tamanhos pequenos) favorece o uso de técnicas conservadoras como forma de tratamento.

ETIOLOGIA

Grande parte dos casos de retinoblastoma ocorre por mutação esporádica, acometendo apenas um dos olhos. Entretanto, a forma hereditária existe e acontece por meio de gene autossômico dominante com penetrância incompleta, aparecendo em 40% dos pacientes com acometimento dos dois olhos (forma bilateral).

O retinoblastoma foi o primeiro câncer a ser descrito como uma doença hereditária que pode ser explicada por meio da teoria de Knudson, que descreve a hipótese dos dois eventos, surgida na década de 1970 (Figura 3).

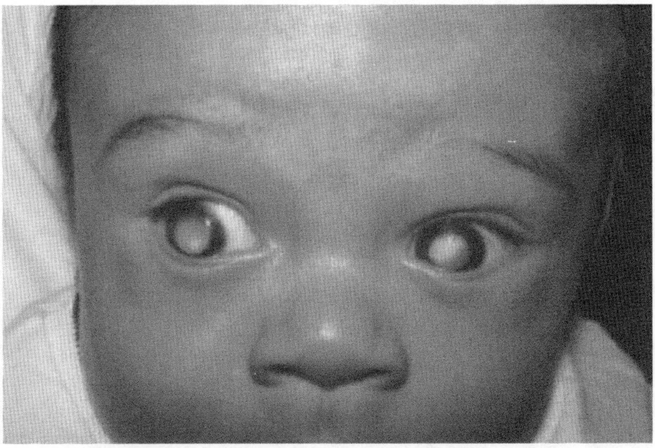

FIGURA 1 Criança apresentando leucocoria em ambos os olhos.
Fonte: Imagem gentilmente cedida pela Dra. Carla Macedo (oncologista pediátrica do GRAACC/IOP/Unifesp).

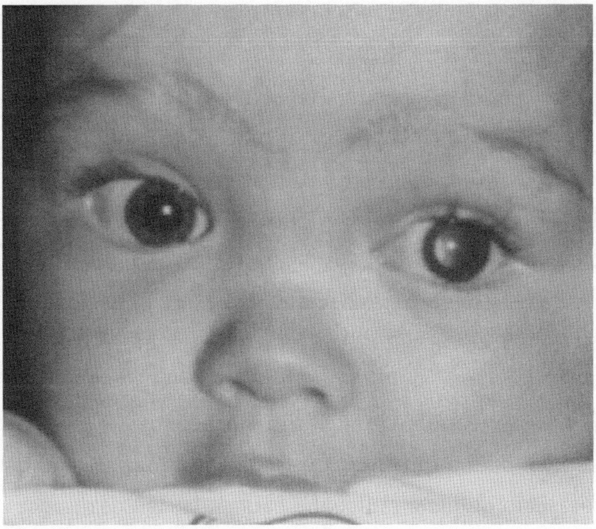

FIGURA 2 Criança apresentando leucocoria em um olho.
Fonte: Imagem gentilmente cedida pela Dra. Carla Macedo (oncologista pediátrica do GRAACC/IOP/Unifesp).

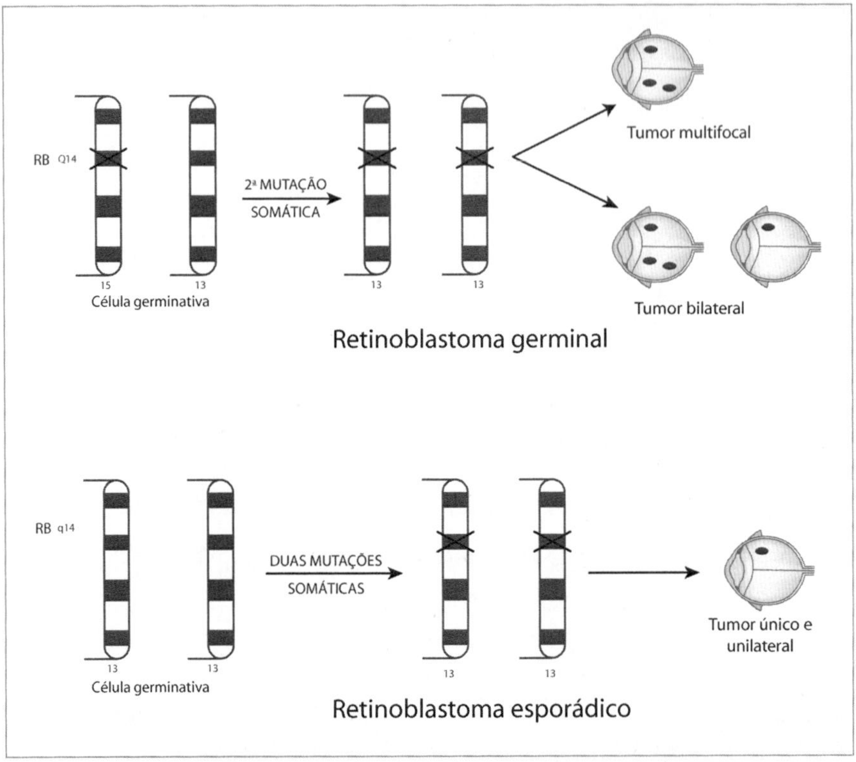

FIGURA 3 Hipótese dos dois eventos (teoria de Knudson), adaptada da teoria de Knudson *two hit* a respeito das causas de câncer.

O retinoblastoma hereditário é associado a erros na transcrição, translocação ou deleção da informação genética contida no cromossomo 13q14. A primeira mutação ocorre na célula germinativa, intraútero, e a segunda acontece no alelo desse cromossomo, porém na célula somática. Estes tumores são caracterizados pelo aparecimento em crianças com menor idade, geralmente entre 6 e 12 meses, e por apresentarem-se na forma bilateral ou unilateral com múltiplos focos.

Já na doença esporádica, as duas mutações cromossômicas são somáticas, ocorrendo nas células da retina, caracterizando tumores na forma unilateral e unifocal, com aparecimento mais tardio, geralmente em crianças com mais de dois anos.

Um terceiro tipo de retinoblastoma é chamado de trilateral, no qual, além do acometimento de ambos os olhos, a glândula pineal ou a região para-selar cerebral podem apresentar formação tumoral. Vale ressaltar que a forma trilateral pode não apresentar os sinais relacionados anteriormente, mas apresenta vômitos, hidrocefalia, cefaleia ou sintomas parecidos com os da meningite.

O profissional de saúde deve ter conhecimento suficiente para saber que, quando há uma criança acometida pela doença em sua forma bilateral, ou seja, a doença hereditária, os pais têm 50% de chance de transmitir essa mutação a cada gravidez. O aconselhamento genético deve ser proposto para todos os pais das crianças que apresentem retinoblastoma e, posteriormente, para esses pacientes na idade adulta. Deve ser realizado teste genético para detecção de alterações no cromossomo 13.

DIAGNÓSTICO

É essencial a avaliação clínica, que acontece desde o nascimento até a criança completar 2 anos de idade. São, nesses momentos, que o paciente deve ser submetido a um exame simples, como o reflexo vermelho dos olhos, bem como um rastreamento completo para anormalidades visuais, não se limitando à investigação do retinoblastoma, pois outras doenças podem ser percebidas por meio da leucocoria, como a persistência hiperplásica primária do vítreo (PHPV), a doença de Coats, a toxocaríase, a retinopatia da prematuridade (RP) e o hamartoma astrocítico, em ordem decrescente de frequência.

Quando existe a suspeita de retinoblastoma, a criança precisa ser submetida a procedimentos diagnósticos por meio da oftalmoscopia indireta sob narcose (fundo de olho – FO) e exames de imagem. A confirmação por meio de anatomia patológica nunca deve ser realizada, a biópsia do globo ocular compromete o prognóstico da criança, aumentando a chance de doença extraocular.

A dilatação pupilar e o FO sob narcose são essenciais para diagnóstico e estadiamento intraocular. A narcose, nesse momento, é fundamental para a completa visualização da retina, o que permite detectar lesões implantadas em locais de difícil acesso (como a periferia da retina) e também para manter a criança tranquila para a realização do exame, uma vez que, na maioria das vezes, não se consegue a colaboração necessária dela, por se tratar de um exame incômodo.

A ultrassonografia é de grande importância quando a avaliação oftalmoscópica fica prejudicada ou até impossível pela opacidade cristalina, o que acaba por impedir a passagem da luz e também a caracterização das lesões suspeitas. Importante também, para a dimensão dos tumores na retina, é a identificação de cálcio, já que 80% dos retinoblastomas são calcificados.

A ressonância nuclear magnética (RNM) de crânio e órbita é utilizada para complementar o diagnóstico e estadiamento da doença, por meio da avaliação do comprometimento extraocular e invasão do nervo óptico.

Para a realização de exame sob anestesia, que pode ser o FO e a RNM, há a necessidade de orientar pais e/ou cuidadores do paciente em relação ao jejum oral, que varia conforme a idade. A dilatação pupilar deve ser realizada pelo profissional de enfermagem seguindo a prescrição médica, minutos antes do início do exame. Deve ser oferecida ao oftalmologista uma sala com luz diminuída, proporcionando melhores condições visuais no momento em que a retina for examinada.

Na maioria das vezes, para o exame oftalmoscópico, a anestesia geral é realizada por via inalatória, já, para os outros exames de imagem, o anestésico é aplicado por via intravenosa.

É muito importante a realização da fundoscopia nos irmãos dos portadores de retinoblastoma que estejam dentro da idade de risco para a doença com objetivo de realizar o diagnóstico precoce.

TRATAMENTO

Uma vez diagnosticado o retinoblastoma, existem opções de tratamento que são baseadas em fatores locais e sistêmicos, como o tamanho e a localização do tumor intraocular, comprometimento extraocular, lateralidade, prognóstico visual, condições clínicas do paciente, presença de doença disseminada, entre outros. As diferentes modalidades terapêuticas devem ser propostas individualmente, de acordo com o caso.

O tratamento do retinoblastoma é complexo e requer uma equipe multidisciplinar capacitada para o atendimento do paciente em todas as etapas do processo. Os objetivos do tratamento são salvar a vida da criança e, secundariamente, preservar o globo ocular e a visão.

Para o tratamento adequado do retinoblastoma, exames periódicos de FO, com identificação escleral sob anestesia geral, são necessários. Geralmente, esse exame é realizado a cada 21 dias, intervalo equivalente ao do tratamento quimioterápico, em que é avaliada a evolução tumoral (se está respondendo ao tratamento). Caso o paciente já esteja tratado, a avaliação periódica do FO é necessária e o intervalo é estabelecido pelo oftalmologista. A documentação das informações é feita por meio de desenhos do fundo de olho, fotografias coloridas e ultrassonografia.

Quando o tumor apresenta tamanho grande, estratégias de tratamento conservadoras falham ou sementes vítreas secundárias se formam. Utiliza-se, como opção de tratamento, a enucleação, ou seja, a remoção cirúrgica do globo ocular. A utilização de implantes orbitários e próteses oculares garantem melhora na aparência estética e na motilidade após a enucleação. Quando a família recebe a notícia sobre a necessidade de realizar a enucleação, a equipe interdisciplinar deverá desenvolver métodos para orientar sobre o procedimento cirúrgico como a remoção do globo ocular e o implante imediato (no intraoperatório) do implante interno, o que manterá o formato do globo ocular quando for colocada a prótese externa.

Durante a orientação, a criança deve ser envolvida para que seja explicado, com linguagem adequada à idade, o que será realizado. Faz parte da orientação, também, a manipulação da prótese ocular, principalmente para procedimentos de higienização, tanto pela família quanto pela criança, de acordo com a idade (Tabela 1).

Após aproximadamente quatro a seis semanas, ou até que o edema cirúrgico tenha sido desfeito, o paciente pode ser encaminhado ao protético para confecção de sua prótese ocular externa, conforme mostra a Figura 4. Nesse momento, é fundamental aproveitar a oportunidade para orientar pais e/ou cuidadores com relação aos cuidados com a prótese (Figura 4).

Caso seja comprovado, por exames anteriores e por meio da anatomia patológica, que houve invasão de estruturas circunvizinhas ao globo ocular, além da enucleação, quimioterapia (QT) e radioterapia (RT) externa podem ser utilizadas.

TABELA 1 Orientações sobre o manejo da prótese externa

Como remover a prótese
Primeiramente, há a necessidade de higienizar as mãos
A prótese deve ser retirada em local seguro, pois pode cair da mão, correndo o risco de quebrar, riscar ou até mesmo ser perdida
A prótese pode ser removida com as mãos. Neste momento, a órbita deve ser aberta com o apoio de uma das mãos e a outra deve pressionar levemente a extremidade superior da prótese para que a inferior seja exposta (quando chegar neste estádio deve-se ter cuidado, pois a prótese pode sair espontaneamente). Ao visualizar esta exposição, a prótese deve ser retirada. Alguma secreção esbranquiçada ou amarelada talvez esteja presente ao remover a prótese
Outra maneira de remover a prótese é por sucção. Instrumentos de sucção (ventosas) estão disponíveis para que, ao entrarem em contato com a prótese, realizando leve pressão, um vácuo seja criado. Feito isto, a prótese deve ser levemente puxada por cima da pálpebra inferior e deslizada para baixo na direção do rosto
Como higienizar a cavidade ocular
A conjuntiva deve ser higienizada com solução salina 0,9%
Como limpar a prótese
A prótese pode ser lavada com água e sabão e enxaguada com a mesma solução salina 0,9% utilizada na higienização da cavidade ocular, para que não fiquem resíduos
A limpeza da prótese deve ser feita de uma a duas vezes por semana ou conforme a orientação do oftalmologista
O cuidado contínuo com a prótese diminui a formação de secreção, evita a conjuntivite e preserva sua vida útil
Quantas vezes se deve polir a prótese
A prótese precisa ser polida a cada seis meses e a cada consulta ao protético, este avalia, em comum acordo com pais e/ou cuidadores, a necessidade de troca

A quimiorredução é realizada, na maioria das vezes, por via intravenosa, utilizando-se diferentes protocolos de drogas durante seis ciclos mensais. O regime quimioterápico mais utilizado é a associação de carboplatina, etoposide e vincristina (VEC). Outros agentes, como ifosfamida, doxorrubicina e ciclofosfamida, também são utilizados. O princípio da quimiorredução é a administração de QT como tratamento inicial para a redução da massa tumoral intraocular, permitindo a consolidação do tratamento por meio de terapêuticas conservadoras locais, como a crioterapia, a termoterapia com *laser* e a braquiterapia.

Apesar de o retinoblastoma ser um tumor radiossensível, a exposição à radiação pode aumentar o risco de desenvolvimento de neoplasias secundárias, principalmente nos pacientes que apresentam retinoblastoma hereditário.

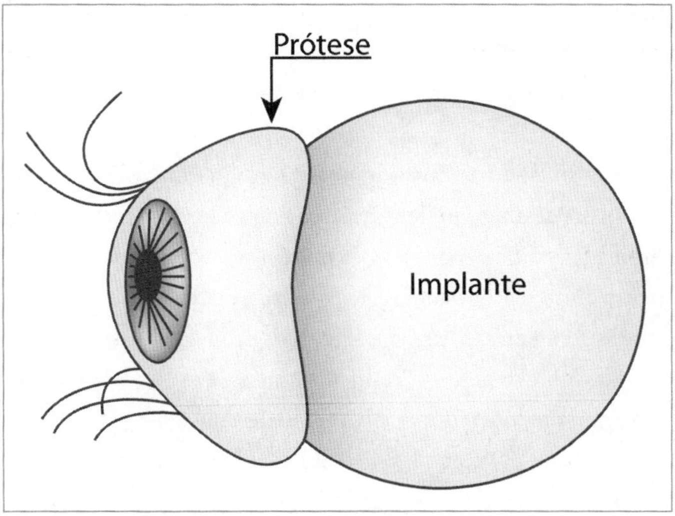

FIGURA 4 Imagem do implante interno e prótese ocular externa.

Embora a radiação externa seja essencial nos casos de doença avançada com presença de sementes vítreas, a placa radioativa, também conhecida como braquiterapia (método utilizado para oferecer radiação local ao tumor), pode ser utilizada. Também é mais indicada por causa da menor taxa de radiação oferecida na área ao redor do tumor, diminuindo o risco de complicações relacionadas à radiação, a incidência do desenvolvimento de uma segunda neoplasia e melhora os resultados estéticos. No entanto, a braquiterapia é indicada apenas para pacientes que não apresentam lesões múltiplas ou com tumores menores que 15 mm, com espessura menor que 10 mm. No retinoblastoma, utilizam-se, frequentemente, as placas radioativas de iodo-125 ou rutênio-106.

O tratamento do retinoblastoma extraocular é baseado em múltiplos agentes quimioterápicos, enucleação, RT de feixe externo e, em alguns casos, altas doses de QT com resgate de células tronco (transplante de medula óssea).

O diagnóstico precoce associado a uma equipe multidisciplinar especializada, com todos os recursos diagnósticos e terapêuticos atuais são fundamentais para a cura e a qualidade de vida adequada dos portadores de retinoblastoma.

CONSIDERAÇÕES FINAIS

O prognóstico do retinoblastoma está relacionado com o diagnóstico precoce do tumor. Atualmente, a sobrevida livre de doença para tumor intraocular é ao redor de 85%.

Tendo em vista seu componente hereditário, a equipe interdisciplinar é capaz de se instrumentalizar e identificar pacientes com risco aumentado para o retinoblastoma hereditário por meio de minucioso histórico familiar, criando um diálogo aberto entre o profissional e os pais e/ou cuidadores e, ainda, abordando questões gerais sobre as preocupações dos pais e/ou cuidadores.

O paciente sobrevivente do retinoblastoma deve ser conscientizado sobre seu risco aumentado para o desenvolvimento de tumor de localização não ocular como os sarcomas de partes moles. Esse risco está aumentado em pacientes com doença hereditária.

Sendo assim, os pais devem ser educados a manter um seguimento médico constante e a longo período, possibilitando o rastreamento de outras doenças bem como o tratamento precoce, melhorando seus resultados.

Cabe ressaltar que o cuidado com estes pacientes e suas famílias deve ser realizado por uma equipe interdisciplinar, pois vários aspectos estão envolvidos. É uma doença que acomete crianças pequenas que precisarão aprender a lidar e a cuidar de suas próteses e sua adaptação à sociedade dependerá desse aprendizado.

BIBLIOGRAFIA

1. Aerts I, Lumbroso-Le Rouic L, Gauthier-Villars M, Brisse H, Doz F, Desjardins L. Retinoblastoma. Orphanet Journal of Rare Diseases. 2006;1(31). Disponível em: http://www.OJRD.com/content/1/1/31. Acessado em: 05 set 2012.
2. Bonassa EMA, Santana TR. Descrição das principais drogas oncológicas. In: Bonassa EMA, Santana TR. Terapêutica oncológica para enfermeiros e farmacêuticos. 4. ed. São Paulo: Atheneu; 2011. p.17-232; p.271-436.
3. Canty CA. Retinoblastoma: an overview for advanced practice nurses. JAANP. 2009; 21(3):149-55.
4. Corson TW, Gallie BL. One hit, two hits, three hits, more? Genomic changes in the development of retinoblastoma. Genes Chromosomes Cancer. 2007;46:617-34.
5. Francke U, Kung F. Sporadic bilateral retinoblastoma and 13q- chromosomal deletion. Med Pediatr Oncol. 1976;2:379-385.

6. Gallie BL, Budning A, DeBoer G, Thiessen JJ, Koren G, Verjee Z et al. Chemotherapy with focal therapy can cure intraocular retinoblastoma without radiotherapy. Arch Ophthalmol. 1996;114:1321-328.
7. Hendershot E. Solid tumor. In: Tomlinson D, Kline NE. Pediatric oncology nursing. 2. ed. Nova York: Springer; 2010. p.93-100.
8. Hurwitz RL, Shields CL, Shields JA, Chevez-Barrios P, Hurwitz MY, Chintagumpala MM. Retinoblastoma. In: Pizzo PA, Poplack DG (eds.). Principles and practice of pediatric oncology. 5. ed. Philadelphia: JB Lippincott; 2006. p. 865-886.
9. Montandon MEJ, Figueiredo SS, Jacob BM, Montandon C, Ribeiro FAS, Nóbrega BB et al. Leucocoria na infância: diagnóstico diferencial por ultrassonografia, tomografia computadorizada e ressonância magnética. Radiol Bras. 2004;37(2):129-38.
10. Moshfeghi DM, Moshfeghi AA, Finger PT. A review of enucleation. Enucleation: about ocular prosthesis care. Disponível em: http://www.eyecancer.com/research/article/23/enucleation-about-ocular-prosthesis-care. Acessado em: 09 ago 2013.
11. Orjuela M, Castaneda V, Ridaura C, Lecona E, Leal C, Abramson DH et al. Presence of human papilloma virus in tumor tissue from children with retinoblastoma: an alternative mechanism for tumor development. Clin Cancer Res. 2000;6:4010-6.
12. Shields CL, De Potter P, Himelstein BP, Shields JA, Meadows AT, Maris JM. Chemoreduction in the initial management of intraocular retinoblastoma. Arch Ophthalmol. 1996;114:1330-338.
13. Sparkes RS, Sparkes MC, Wilson MG, Towner JW, Benedict W, Murphree AL et al. Regional assignment of genes for human esterase D and retinoblastoma to chromosome band 13q14. Science. 1980;208:1042-4.

6

CÂNCER DE MAMA

Márcia Wanderley de Moraes

INTRODUÇÃO

O câncer de mama tem sua origem na antiguidade, sendo relatado pelos egípcios há mais de 3 mil anos (2.500 a 3.000 a.C.) e, posteriormente, por gregos e romanos. É o mais frequente diagnóstico de neoplasia e o líder de mortes por câncer entre mulheres no mundo, sendo que 60% das mortes ocorrem em países em desenvolvimento.

De acordo com os dados divulgados pelo Instituto Nacional do Câncer (Inca), os números estimados de novos casos de câncer de mama para o ano de 2014 na população brasileira foram de 57.120 (Tabela 1).

TABELA 1 Estimativa para o ano de 2014 de números de casos novos por câncer no Brasil

	Localização primária	Casos	%		Localização primária	Casos	%
Homens	Próstata	68.800	22,8	Mulheres	Mama feminina	57.120	20,8
	Traqueia, brônquio e pulmão	16.400	5,4		Cólon e reto	17.530	6,4
	Cólon e reto	15.070	5		Colo do útero	15.590	5,7
	Estômago	12.870	4,3		Traqueia, brônquio e pulmão	10.930	4
	Cavidade oral	11.280	3,7		Glândula tireoide	8.050	2,9
	Esôfago	8.010	2,6		Estômago	7.520	2,7
	Laringe	6.870	2,3		Corpo do útero	5.900	2,2
	Bexiga	6.750	2,2		Ovário	5.680	2,1
	Leucemias	5.050	1,7		Linfoma não Hodgkin	4.850	1,8
	Sistema nervoso central	4.960	1,6		Leucemias	4.320	1,6

Fonte: adaptada de Inca, 2014.

ETIOLOGIA

Muitos são os fatores considerados de risco para o desenvolvimento do câncer de mama, sendo aceitos pela comunidade científica os fatores relacionados à idade, hereditariedade, características reprodutivas, doenças benignas mamárias, radiação ionizante e dieta inadequada. Alguns estudos relatam uma relação com o uso de álcool e consumo de tabaco (Tabela 2).

TABELA 2 Etiologia dos cânceres de mama

Etiologia	Justificativa e/ou discussão
Hereditariedade	• O fator familiar, relacionado com o risco de desenvolver neoplasia mamária, talvez seja o mais aceito na comunidade científica • Mulheres cuja mãe ou irmã desenvolveram câncer de mama têm duas a três vezes mais risco
Características reprodutivas	• As características reprodutivas associadas ao maior risco de câncer de mama incluem: menarca precoce, menopausa tardia, idade do primeiro parto após os 30 anos, nuliparidade
Doenças mamárias benignas	• Algumas doenças mamárias benignas diagnosticadas por biópsia estão associadas ao aumento de risco para o câncer de mama; assim como o câncer prévio de mama, que pode aumentar em cinco vezes o risco de uma mulher desenvolver um segundo câncer de mama primário
Radiação ionizante	• A exposição à radiação ionizante empregada nos diagnósticos médicos, entre elas, a mamografia, em exposições ocupacionais, permanece incerta • Pouco se conhece ainda sobre o risco de neoplasia mamária relacionado a outros tipos de radiação
Dieta	• Estudos recentes indicam que a dieta rica em gorduras pode ser considerada como fator de aumento do risco de câncer de mama quando a ingestão de gorduras é elevada, fundamentalmente na infância e na adolescência • Alguns autores argumentam que o aumento do risco em mulheres obesas na pós-menopausa seria por causa da conversão da androstenediona em estrona no tecido adiposo, por ser a maior fonte de estrogênios endógenos nessas mulheres

Os fatores de risco relacionados à vida reprodutiva da mulher (menarca precoce, nuliparidade, idade da primeira gestação a termo acima dos 30 anos, anticoncepcionais orais, menopausa tardia e terapia de reposição hormonal) estão bem estabelecidos em relação ao desenvolvimento do câncer de mama. A idade continua sendo um dos mais importantes fatores de risco. Ao contrário do câncer do colo do útero, o câncer de mama encontra-se relacionado ao processo de urbanização da sociedade, evidenciando maior risco de adoecimento entre mulheres com elevado nível socioeconômico.

Fatores genéticos também estão associados ao maior risco de desenvolvimento de câncer de mama. Mulheres que apresentam mutação nos genes *BRCA1* e *BRCA2* têm 85% de chance de desenvolver câncer de mama antes dos 70 anos de idade. A amamentação, a prática de atividade física e a alimentação saudável com a manutenção do peso corporal estão associadas a um menor risco de desenvolver esse tipo de câncer.

Alguns estudos apontam que a agressividade dos tumores se deve ao fato de estarem relacionados ao estrogênio receptor (ER) positivo ou negativo. As variações morfológicas também estão relacionadas ao ER, como, por exemplo, os carcinomas medulares em ER-negativos e os carcinomas tubulares e lobulares em ER-positivos. Com relação aos carcinomas medulares, pode-se dizer, ainda, que eles estão associados às mutações no gene *BRCA1* e são mais frequentes em populações de baixo risco, como no Japão. Por outro lado, os carcinomas tubulares e lobulares têm associação com as mutações do gene *BRCA2* e são mais comuns em populações de alto risco, como nos Estados Unidos.

CLASSIFICAÇÃO HISTOLÓGICA

As mamas são formadas por tecido conjuntivo, gorduroso e glandular mamário ou glândulas mamárias. Estas são do tipo tubuloalveolar, cada uma composta por 4 a 18 lóbulos irregulares que desembocam de forma independente no mamilo. Cada lóbulo se subdivide em lóbulos de várias ordens, os menores são formados por ductos que se comunicam com pequenas evaginações saculares, os alvéolos mamários. Esse complexo contexto morfofuncional pode desenvolver muitas patologias, entre elas, o câncer.

O carcinoma de mama desenvolve-se na unidade do ducto terminal/lobular a partir das células epiteliais. Se as células malignas não tiverem rompido a membrana basal, é denominado câncer *in situ*, mas, se a membrana basal for rompida, é denominado invasivo.

Existem diferentes classificações que especificam o tipo de prognóstico em bom, intermediário e sombrio, conforme o tipo histológico, estádio e sistema *tumor, nodes, metastasis* (TNM). A Organização Mundial da Saúde (OMS) propõe a classificação conforme os tipos de tumores malignos epiteliais em não invasivos e invasivos (Tabela 3).

TABELA 3 Classificação dos cânceres malignos de mama, segundo a Organização Mundial da Saúde (OMS)

Epiteliais	Epiteliais mesenquimais	Malignos diversos
Não invasivos	Filoide maligno	Sarcoma
Carcinoma ductal *in situ* (CDIS) (intraductal)	Carcinossarcoma	Angiossarcoma
		Linfoma
Carcinoma lobular *in situ* (CLIS)		Mieloma
		Melanoma
Invasivos		Carcinoma epidermoide
Carcinoma ductal invasivo		
Carcinoma lobular invasivo		
Carcinoma mucinoso		
Carcinoma medular		
Carcinoma papilífero		
Carcinoma tubular		
Carcinoma adenocístico		
Carcinoma secretor		
Carcinoma apócrino		
Carcinoma metaplásico		
Carcinoma inflamatório		
Carcinoma de células em anel de sinete		
Doença de Paget do mamilo		

Fonte: adaptada de Moraes, 2011.

O carcinoma ductal *in situ* (CDIS) normalmente possui tamanho variável, focos microscópicos a alguns centímetros; quando palpável, pode apresentar descarga hemorrágica pelo mamilo e necrose com posterior calcificação. Acredita-se que o diagnóstico desse tipo histológico tem se tornado mais frequente por causa da melhora do rastreamento por meio da mamografia.

O carcinoma lobular *in situ* (CLIS) é de difícil diagnóstico, pois não forma massa palpável, geralmente é descoberto de maneira inesperada, por meio de biopsias realizadas para outras patologias mamárias. Tende a ser multifocal, multicêntrico e bilateral, e apresenta alterações nos lóbulos mamários.

O carcinoma invasivo surge quando as células epiteliais ultrapassam a membrana basal, invadindo o estroma mamário. O carcinoma ductal invasivo é mais comum, cresce além dos ductos ou lóbulos.

O carcinoma inflamatório é uma das formas mais graves da doença pela rapidez de sua evolução.

DIAGNÓSTICO

Os exames de imagem e laboratoriais, realizados a fim de confirmar a classificação TNM e o estádio da doença, podem variar conforme o protocolo institucional, porém é usual a realização de tomografia de tórax, abdome, pelve; cintilografia óssea e tomografia computadorizada por emissão de pósitrons (PET-*scan* ou PET-CT). Quanto às dosagens séricas, incluem desidrogenase láctica (DHL), fosfatase alcalina (FA), receptores hormonais de estrogênio (ER) e progesterona (PR) e produtos de genes, como o proto-oncogene *HER2/neu*, que é uma proteína superexpressa em alguns tumores de mama.

A União Internacional Contra o Câncer (UICC), juntamente com a American Joint Committee on Cancer (AJCC), preconiza o sistema TNM e o Documento de Consenso para Controle do Câncer de Mama, do Ministério da Saúde/Inca, de 2004, e sintetiza as classificações conforme o sistema TNM, além de agrupar, por estádios, as diversas combinações possíveis (Tabela 4).

TABELA 4 Classificação conforme o sistema TNM e agrupamento por estádios, segundo o Documento de Consenso para Controle do Câncer de Mama, do Ministério da Saúde/Inca

Estádio	Agrupamento
Estádio 0	Tis N0 M0
Estádio I	T1 N0 M0
Estádio IIA	T0 N1 M0 T1 N1 M0 T2 N0 M0
Estádio IIB	T2 N1 M0 T3 N0 M0
Estádio IIIA	T0 N2 M0 T1 N2 M0 T2 N2 M0 T3 N1 M0 T3 N2 M0
Estádio IIIB	T4 N0 M0 T4 N1 M0 T4 N2 M0
Estádio IIIC	Tqq N3 M0*
Estádio IV	Tqq Nqq M1*

* qq = qualquer.

Fonte: adaptada de Brasil, 2004.

TRATAMENTO

O câncer de mama deve ser abordado por uma equipe multidisciplinar visando ao tratamento integral da paciente. As modalidades terapêuticas disponíveis atualmente são a cirúrgica e a radioterápica, para o tratamento locorregional, e a hormonoterapia e a quimioterapia, para o tratamento sistêmico.

Algumas instituições procuram padronizar e facilitar a escolha do tratamento por meio da elaboração de algoritmos de atendimento, como é o caso do Hospital Israelita Albert Einstein (HIAE), que possui um algoritmo com uma visão esquematizada da abordagem diagnóstica ou terapêutica para essa doença (Figura 1).

Conforme descrito no algoritmo, a escolha da modalidade terapêutica depende de vários fatores que englobam o estadiamento da doença, a definição TNM, a presença de linfonodos, os fatores hormonais, as metástases e a condição clínica da paciente. É possível visualizar na Tabela 5 os principais protocolos de tratamento descritos na literatura.

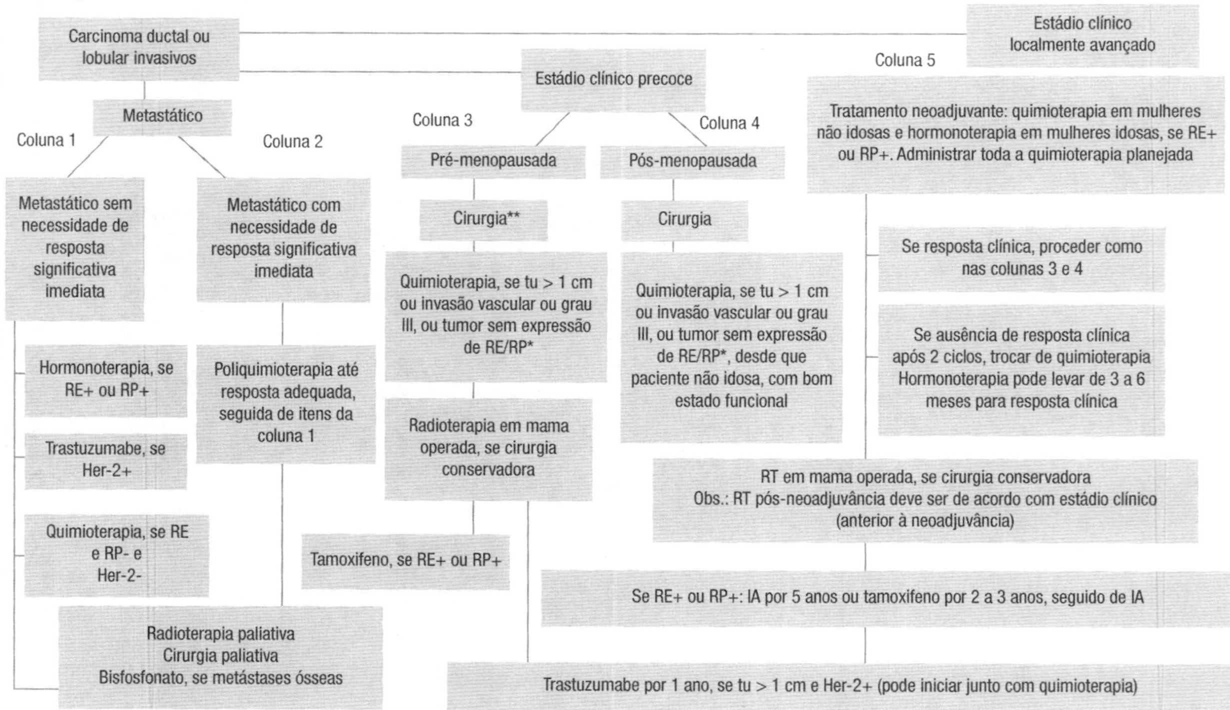

* Pacientes com T1-2 e N0, RE+ ou RP+, podem ser poupados de quimioterapia na dependência de classificação de acordo com análise genética (p.ex., como Oncotype DX).
** Cirurgia conservadora: quadrantectomia ou serectomia; cirurgia implica pesquisa de linfonodo sentinela e/ou esvaziamento axilar. Em raras situações, pode não ser necessário ou indicada a investigação da axila.

FIGURA 1 Algoritmo geral de tratamento do câncer de mama do HIAE.

IA: inibidor de aromatase; Her: receptor do fator de crescimento epidérmico humano; RE: receptor de estrógeno; RP: receptor de progesterona; RT: radioterapia; tu: tumor.

TABELA 5 Descrição das principais modalidades terapêuticas para o tratamento do câncer de mama

Tratamento	Protocolo	
Poliquimioterapia	Adjuvante	CMF (ciclofosfamida, metotrexato [Mtx], fluorouracil [5-FU])
	Antracíclicos	CAF (ciclofosfamida, doxorrubicina, 5-FU) FAC (5-FU, doxorrubicina, ciclofosfamida) FEC 100 (5-FU, epirrubicina, ciclofosfamida) AC (doxorrubicina, ciclofosfamida) EC (epirrubicina, ciclofosfamida)
	Taxanos	Paclitaxel Docetaxel
	Combinados	TAC (docetaxel, doxorrubicina, ciclofosfamida) AC-T (doxorrubicina, ciclofosfamida, paclitaxel) FEC-90 (ciclofosfamida, epirrubicina, 5-FU e paclitaxel)
	Neoadjuvante	AC FAC Taxanos
	Doença refratária a antracíclicos e taxanos	Capecitabina Vinorelbina Gemcitabina Oxaliplatina Irinotecano Mitomicina – C
Hormonoterapia ou terapia endócrina	Tamoxifeno (para uso pré-menopausa)	
	Inibidores de aromatase (AI) (para uso pós-menopausa): Anastrozol Letrozol Fulvestranto Exemestano	
	Ablação ou supressão ovariana (pré-menopausa)	
	Agonistas de LHRH (doença avançada pré-menopausa): Acetato de goselerina	
Cirurgia	Conservadora (indicada principalmente em estádio I): Quadrantectomia Setorectomia Ambas seguidas de dissecção de linfonodos	
	Radical (indicada em estádios II e III): Mastectomia	
Radioterapia	Pós-operatória na dosagem de 4.500 a 6.00 cGy, conforme avaliação do estádio da doença	
Terapia biológica	Trastuzumabe anticorpo monoclonal para HER-2+	
	Bevacizumabe fator de crescimento vascular endotelial (VEGF-A)	

A Food and Drug Administration (FDA) aprovou em novembro de 2010 o anticorpo monoclonal denosumabe (Xgeva®) para a prevenção de eventos relacionados ao esqueleto em pacientes com câncer de mama, próstata e outros cânceres que metastatizam para os ossos. A média de tempo de eventos relacionados ao esqueleto (fraturas patológicas, compressão medular, entre outros) foi de 21 meses com uso de denosumabe e 17 meses com uso de ácido zoledrônico.

PROGNÓSTICO

Apesar de ser considerado um câncer de relativo bom prognóstico, se diagnosticado e tratado oportunamente, as taxas de mortalidade por câncer de mama continuam elevadas no Brasil, muito provavelmente porque a doença ainda é diagnosticada em estádios avançados. Na população mundial, a sobrevida média após cinco anos é de 61%, sendo que, em países desenvolvidos, essa sobrevida aumenta para 73%, já nos países em desenvolvimento fica em 57% (Tabela 6).

TABELA 6 Sobrevida média em cinco anos, conforme o estádio clínico, segundo a American Cancer Society

Estádio	Sobrevida média em 5 anos (%)
0	100
I	100
II A	92
II B	81
III A	67
III B	54
IV	20

Fonte: adaptada de American Cancer Society, 2012.

Pacientes com tratamento multimodal podem chegar a uma sobrevida média de 50%, para as pacientes portadoras de metástase podem alcançar até dois anos. Recentes tratamentos envolvem terapias hormonais, biológicas e diferentes combinações de protocolos de poliquimioterapia visando a uma melhoria da sobrevida e, principalmente, da qualidade de vida com redução das toxicidades.

CONSIDERAÇÕES FINAIS

A prevenção primária dessa neoplasia ainda não é totalmente possível por causa da variação dos fatores de risco e das características genéticas que estão envolvidas na sua etiologia. Novas estratégias de rastreamento factíveis para países com dificuldades orçamentárias têm sido estudadas e, até o momento, a mamografia, para mulheres com idade entre 50 e 69 anos, é recomendada como método efetivo para a detecção precoce.

No Brasil, o rastreamento mamográfico para mulheres de 50 a 69 anos é a estratégia recomendada para controle do câncer de mama. As recomendações do Ministério da Saúde para detecção precoce e diagnóstico desse câncer são baseadas no Documento de Consenso para Controle do Câncer de Mama, de 2004, que considera, como principais estratégias de rastreamento, um exame mamográfico, pelo menos a cada dois anos, para mulheres entre 50 e 69 anos, e o exame clínico anual das mamas, para mulheres de 40 a 49 anos. O exame clínico da mama deve ser realizado em todas as mulheres que procuram o serviço de saúde, independentemente da faixa etária, como parte do atendimento à saúde da mulher. Para as mulheres de grupos populacionais considerados como de risco elevado para câncer de mama (com história familiar de câncer de mama em parentes de primeiro grau), recomendam-se o exame clínico da mama e a mamografia, anualmente, a partir de 35 anos.

A American Cancer Society (ACS), a maior organização não governamental em saúde do mundo e que se dedica, desde 1913, a prevenir, salvar vidas e reduzir o sofrimento causado pelo câncer, desenvolve no Brasil o programa "Ação pela Vida: Câncer de Mama" (*Brazil Breast Cancer Action*). O programa é voltado à sensibilização e à mobilização da sociedade civil na busca de parcerias, alianças e recursos necessários para a prevenção, detecção precoce e combate ao câncer de mama, considerando a participação de diversos atores da sociedade, terceiro setor, profissionais de saúde, sobreviventes, voluntários, governantes e mídia.

O programa também é parte estratégica de uma importante ação de combate ao câncer. Tem como principais objetivos retirar o elevado estigma da doença, sensibilizar a população brasileira para a detecção precoce do câncer de mama e, em uma ação sistemática, fortalecer as ações de *advocacy* para a criação de uma grande rede de enfrentamento do câncer de mama no Brasil. Uma das ações principais da ACS no Brasil é o fortalecimento da Federação Brasileira de Instituições Filantrópicas de Apoio à Saúde da Mama (Fenama), por meio de bolsas, apoio técnico e capacitações para organizações não governamentais (ONG) engajadas na luta contra o câncer de mama.

BIBLIOGRAFIA

1. American Cancer Society. Sobre a American Cancer Society Brasil. 2012. Disponível em: http://www.acsbrasil.org/index.html. Acessado em: 15 jan 2014.
2. Amorim WC, Silva LCR. Guia de bolso de mastologia. São Paulo: Atheneu; 2012.
3. Balman J, Díez O, Rubio IT, Cardoso F. BRCA in breast cancer: ESMO Clinical Practice. Annals of Oncol. 2011;22(suppl 6):vi31-vi34.
4. Bergamasco RB, Tsunechiro MA. Câncer de mama e auto-exame. In: Fernandes RAQ, Narchi NZ. Enfermagem e saúde da mulher. Barueri: Manole; 2007. p.116-126.
5. Brasil. Ministério da Saúde. Instituto Nacional de Câncer (Inca). O que é o câncer? 2013. Disponível em: http://www.inca.gov.br/conteudo_view.asp?id=322. Acessado em: 15 jan 2014.
6. Brasil. Ministério da Saúde. Instituto Nacional de Câncer José Alencar Gomes da Silva (Inca). Estimativa 2014: Incidência de câncer no Brasil. Rio de Janeiro: Inca; 2014. 124p.
7. Brasil. Ministério da Saúde. Instituto Nacional de Câncer José Alencar Gomes da Silva (Inca). ABC do câncer: abordagens básicas para o controle do câncer. 2. ed. Rio de Janeiro: Inca; 2012. 124p.
8. Brasil. Ministério da Saúde. Instituto Nacional do Câncer (Inca). Documento de Consenso para Controle do Câncer de Mama. Coordenação de Prevenção e Vigilância (Conprev). Rio de Janeiro: Inca; 2004.
9. Burstein HJ, Temin S, Anderson H, Buchholz TA, Davidson NE, Gelmon KE et al. Adjuvant endocrine therapy for women with hormone receptor-positive breast cancer: American Society of clinical oncology clinical practice guideline focused update. Disponível em: http://www.instituteforquality.org/adjuvant-endocrine-therapy-women-hormone-receptor%E2%80%93positive-breast-cancer-american-society-clinical#sthash.y7y5xK6D.dpuf. Acessado em: 24 jun 2015.
10. Buzaid AC, Maluf FC, Lima CMR. Manual de oncologia clínica do Brasil. Hospital São José. 10. ed. São Paulo: Dendrix; 2012. Disponível em: http://mocbrasil.com/manual/cancer-de-mama. Acessado em: 01 fev 2014.
11. Donegan WL. Introduction to the history of breast cancer. In: Donegan WL, Spratt JS. Cancer of breast. 3. ed. Philadelphia: Saunder Company; 1998. p.1-15.

12. Ferlay J, Shin HR, Bray F, Forman D, Mathers C, Parkin DM. Estimates of wordwide burden of cancer in 2008: GLOBOCAN 2008. Int J Cancer. 2010;127(12):2893-917.
13. Gomes R. Câncer de mama. In: Gomes R. Oncologia básica. Rio de Janeiro: Revinter; 1997. p.184-96.
14. Hammond MEH, Hayes DF, Dowsett M, Allred DC, Hagerty KL, Badve S et al. ASCO-CAP Guideline Recommendations for Immunohistochemical Testing of Estrogen and Progesterone Receptors in Breast Cancer. Disponível em: http://www.instituteforquality.org/asco-cap-guideline-recommendations-immunohistochemical-testing-estrogen-and-progesterone-receptors#sthash.lBXRLY8S.dpuf. Acessado em: 24 jun 2015.
15. Jemal A, Bray F, Center MM, Ferlay J, Ward E, Forman D. Global cancer statistics. CA Cancer J Clin. 2011;61(2):69-90.
16. Judkins AF, Singletary SE. Câncer de mama. In: Byer KL, Ford MB, Judkins AF, Levin B. Oncologia na clínica geral. Rio de Janeiro: Guanabara Koogan; 2000. p. 43-54.
17. Kaliks RA, Del Giglio A. Tratamento do câncer de mama. Einstein: Educ Contin Saúde. 2007;5(4 Pt 2):144-5.
18. Kantargian HM, Wolff RA, Koller CA. MD Anderson manual of medical oncology. Houston: Mc Graw-Hill; 2006. p.463-539.
19. Menke CH, Biazús JV, Xavier NL, Cavalheiro JA, Rabin EG, Bittelbrunn A et al. Estadiamento e seguimento clínico. In: Menke CH, Bazus JV, Xavier NL, Cavalheiro JA, Rabin EG, Bittelbrunn A, Cericatto R et al. Rotinas em mastologia. 2. ed. Porto Alegre: Artmed; 2007. p.163-68.
20. Moraes MW, Martin LGR. Câncer de mama. In: Molhallem AGC, Farah OGD, Laselva C. Enfermagem pelo método de estudo de caso. Barueri: Manole; 2011. p.361-74.
21. Moraes MW. Câncer de mama. In: Mohallem AGC, Rodrigues AB. Enfermagem oncológica. 2. ed. Barueri: Manole; 2007. p.262-72.
22. National Comprejhensive cancer netpwork (NCCN). Linhas de orientação NCCN para doentes. Cancro de mama. Disponível em: http://www.nccn.org/patients/guidelines/pdf/breast-portuguese.pdf. Acessado em: 24 jun 2015.
23. Odling-Smee W. Câncer de mama. In: Spence RAJ, Johriston PG. Oncologia. Rio de Janeiro: Guanabara Koogan; 2003. p.296-315.
24. Reis HC, Fortes SN. Tumor de mama. In: Matsubara MGS, Villela DL, Hashimoto SY, Reis HCS, Saconato RA, Denardi UA et al. Feridas e estomas em oncologia: uma abordagem interdisciplinar. São Paulo: Lemar; 2012. p.67-75.

25. Valentich MA, Pascual LR. Glândula mamária. In: Eynard AR, Valentich MA, Rovasio RA. Histologia e embriologia humanas: bases celulares e moleculares. 4. ed. Porto Alegre: Artmed; 2011. p.593-604.
26. World Health Organization Databank. WHO. Statistical Information System (WHOSIS). Geneva: World Health Organization: Year 2011. Disponível em: http://www.who.int/whosis.2010/indicators/em/. Acessado em: 10 jan 2014.

7

CÂNCER COLORRETAL E ABORDAGEM NUTRICIONAL

Luciane Assaf de Matos
Silvia Maria Fraga Piovacari
Camila Diniz

INTRODUÇÃO

O câncer colorretal (CCR) é o terceiro câncer mais incidente no mundo. No Brasil, a estimativa de incidência do Instituto Nacional do Câncer (Inca) para o ano de 2014 foi de 15.070 novos casos em homens e 17.530 em mulheres. A maior incidência de casos ocorre na faixa etária entre 50 e 70 anos, mas a possibilidade de desenvolvimento de CCR aumenta a partir dos 40 anos. As regiões sul e sudeste apresentam incidência similar à dos países industrializados, provavelmente decorrente de hábitos alimentares e estilo de vida semelhantes.

ETIOLOGIA

O desenvolvimento do CCR é resultado de uma complexa interação de variáveis, incluindo elementos externos, como fatores ambientais e dietéticos, e os fatores de natureza somática ou hereditária.

Aproximadamente 15% dos casos resultam de herança genética, constituindo-se de manifestação das síndromes de polipose adenomatosa familiar (FAP) e do câncer colorretal hereditário sem polipose (HNPCC). As doenças inflamatórias intestinais, como retocolite ulcerativa e doença de Crohn, também são fatores de risco.

Nove em cada dez casos de CCR ocorrem em pacientes sem antecedentes familiares significativos, ou seja, de maneira esporádica. Nesses casos, os fatores de risco ambientais mais importantes são os hábitos de vida e as dietas pouco saudáveis. O aumento da incidência parece ser em parte decorrente do alto consumo de gordura animal e carnes, principalmente carnes vermelhas, processadas e industrializadas, seus diferentes métodos de preparo, e do baixo consumo de frutas e vegetais. Além disso, a obesidade e o sedentarismo também são associados a um aumento no risco de CCR.

Os mecanismos bioquímicos e genéticos pelos quais o alto consumo de carne vermelha e processada aumenta o risco de CCR têm sido estudados. Entre eles, há a formação de agentes carcinogênicos a partir de derivados da carne vermelha, como os compostos N-nitrosos, os hidrocarbonetos aromáticos policíclicos e as aminas heterocíclicas.

Além das aminas heterocíclicas, é relatado, por alguns autores, a relação entre nitrato e nitrito e o CCR. Cerca de 60 a 80% do nitrato ingerido diariamente vem dos vegetais e da água. O nitrito é usualmente adicionado a carnes processadas, para manter sua coloração avermelhada, aroma e proteção contra microrganismos como *Clostridium botulinum*, mas também pode ser formado a partir do nitrato pela ação de bactérias durante a digestão. O metabolismo do nitrato e do nitrito também pode resultar na formação de N-nitrosaminas.

Outro nutriente envolvido na etiologia do CCR é o folato. Este tem função-chave na metilação biológica de macromoléculas (DNA, RNA e proteínas) e na síntese e manutenção do DNA. A deficiência de folato pode interromper o processo de metilação e, desse modo, acentuar o processo de carcinogênese. Em células de culturas do epitélio colônico de humanos, a depleção de folato não somente induz a danos no DNA e má incorporação da uracila no DNA, mas também interfere no processo de reparação normal do DNA.

A vitamina B12, assim como o ácido fólico, a colina e a metionina, participam da transferência dos grupos metila na síntese de ácidos nucleicos, purinas e pirimidinas intermediárias. Suas deficiências têm sido relacionadas com hipometilação. Mudanças na metilação padrão e uma tendência ao estado de instabilidade genômica estão relacionadas com a carcinogênese colorretal. Entretanto, os resultados dos estudos que analisam a contribuição desses micronutrientes da dieta e/ou sua suplementação ainda são conflitantes, e a relação do folato com o risco de CCR pode depender de outros fatores, como idade, sexo, consumo de álcool e cigarro, pois estes interferem no seu metabolismo.

As fibras também foram analisadas como componentes anticarcinogênicos por promover o aumento do volume das fezes, estimulando o peristaltismo e diminuindo o tempo de exposição do epitélio colorretal a carcinógenos; por prolongar o tempo de absorção do amido, cuja fermentação produz ácidos graxos de cadeia curta que têm ação anticarcinogênica; e pela capacidade de se ligar ao ácido biliar, diminuindo a produção de ácidos biliares que são pró-carcinogênicos. No entanto, o papel das fibras na diminuição do risco de CCR tem sido controverso, pois estudos recentes não documentaram essa ação na recorrência de adenomas colorretais. Assim, mais evidências de ensaios clínicos são necessárias a respeito dos mecanismos de ação dos compostos bioativos dos alimentos na redução do risco de CCR.

Outro fator importante na etiologia do CCR é a distribuição da gordura corporal. Na European Prospective Investigation Into Cancer and Nutrition, 368.277 indivíduos foram monitorados quanto ao peso, altura, índice de massa corporal (IMC), medida da circunferência da cintura e relação cintura-quadril. Destes, 984 apresentaram câncer de cólon e 586 de reto, nos quais o IMC demonstrou um risco câncer de cólon para homens (RR=1.55), relação cintura-quadril e circunferência da cintura risco, em ambos os sexos, para câncer de cólon. Associação positiva entre obesidade abdominal e câncer de cólon foi restrita a mulheres na pós-menopausa que não fizeram reposição hormonal, e nenhuma medida antropométrica foi associada ao risco de câncer de reto. Esses dados sugerem que a distribuição da gordura corporal é mais importante como fator de risco para câncer de cólon do que o peso corporal, principalmente em mulheres.

Da mesma maneira, uma metanálise de estudos de coorte, em que foram inclusos 25 estudos que permitiam avaliação causal entre sobrepeso, obesidade e CCR, demonstraram que a obesidade abdominal é um indicador mais sensível para o risco de CCR do que a obesidade diagnosticada pelo IMC.

Essa relação entre a obesidade abdominal e o CCR ainda tem sua patofisiologia desconhecida, mas vem sendo associada com os hormônios lepitina e adiponectina, síndrome metabólica, resistência à insulina, hiperinsulinemia, diabete melito (DM) tipo 2 e aumento nos níveis de IGF 1.

Entretanto, a consistência da relação de fatores dietéticos com o CCR habitualmente tem sido questionada por questões metodológicas dos estudos. Futuramente, novos estudos abordando esses fatores, juntamente com o papel de polimorfismos e da suscetibilidade genética, poderão discriminar de maneira mais clara a contribuição de cada nutriente.

ACOMPANHAMENTO NUTRICIONAL

O acompanhamento nutricional deve ser, sempre que possível, realizado antes, durante e depois do tratamento, e deve incluir avaliação nutricional com parâmetros clínicos, dietéticos, antropométricos, bioquímicos e imunológicos para diagnóstico do risco nutricional e do estado nutricional, determinação das necessidades nutricionais, orientação dietética, terapia nutricional e acompanhamento ambulatorial.

Avaliação nutricional

Não há um método específico de avaliação nutricional para indivíduos com diagnóstico de CCR. De maneira geral, a maioria desses pacientes é submetida a cirurgias para ressecção do tumor, ou quimioterapia (QT) ou radioterapia (RT) concomitantes ou não. Dessa maneira, a avaliação do nutricionista deve ser realizada de acordo com o tipo de tratamento a que o paciente está sendo submetido no momento.

A avaliação nutricional pré-operatória tem a finalidade de diminuir os riscos cirúrgicos e selecionar os pacientes que deverão ser submetidos a suporte nutricional já nesse momento. No pós-operatório, o acompanhamento se mantém para verificar as perdas nutricionais e adequar a alimentação a fim de minimizar tais perdas.

O *guideline* do Europen Society for Clinical Nutrition and Metabolism (Espen) recomenda, para pacientes cirúrgicos, que a avaliação nutricional pré-operatória seja composta de pelo menos quatro parâmetros: cálculo da perda ponderal, IMC, avaliação subjetiva global (ASG) e nível de albumina. Sendo que os seguintes pontos de corte para classificação de risco nutricional são:

- perda de peso > 10 a 15% em seis meses;
- IMC < 18,5 kg/m^2;
- ASG grau C;
- albumina sérica < 30 mg/L (sem evidência de alterações hepáticas ou renais).

O Consenso Nacional de Nutrição Oncológica também define parâmetros de avaliação nutricional, tanto pré como pós-operatório, conforme mencionado, que também podem ser utilizados para maximizar a qualidade da avaliação.

Para pacientes que farão QT e/ou RT, os mesmos parâmetros podem ser utilizados para a avaliação nutricional. No entanto, a avaliação subjetiva global produzida pelo próprio paciente (ASG-PPP) tem sido recomendada por abordar de modo mais completo alterações clínicas e metabólicas causadas pelo câncer ou por seu tratamento.

Os *guidelines* e consensos servem para nortear a assistência, mas dificilmente todas as instituições terão condições de implantar todos os métodos, e algumas poderão até mesmo utilizar outros métodos que não estão definidos nestes. Na prática clínica, cada instituição possui capacidade para realizar diferentes tipos de avaliação e isso deve ser levado em consideração, lembrando que um método sempre completa o outro e, por isso, pelo menos dois diferentes tipos devem ser utilizados.

Avaliação das necessidades nutricionais

Da mesma maneira que a avaliação nutricional, não existe uma fórmula específica para determinar as necessidades nutricionais de pacientes com CCR. As recomendações também variam de acordo com o tipo de tratamento a que o paciente está sendo submetido e de fatores que podem alterar o gasto energético, como o estádio da doença, tendo em vista que nem todos os casos são hipercatabólicos, podendo até mesmo ser hipocatabólicos.

Os cálculos podem ser feitos por meio da equação de Harris-Benedict ou por quilocalorias por quilogramas de peso. Harris-Benedict leva em consideração o peso (P), a altura (A), a idade (I) e o sexo, além do fator atividade (FA), térmico (FT) e injúria (FI), conforme exemplo da Tabela 1.

TABELA 1 Cálculo das necessidades nutricionais

Taxa de metabolismo basal (TMB)	
Homens: 66 + (13,7 x P) + (5,0 x A) – (6,8 x I) Mulheres: 655 + (9,6 x P) + (1,8 x A) – (4,7 x I) VCT = TMB x FA x FI x FT	
Fator atividade	**Fator térmico**
Acamado – 1,2	38°C – 1,1
Acamado móvel – 1,25	39°C – 1,2
Deambula – 1,3	40°C – 1,3 41°C – 1,4
Fator injúria	
Paciente não complicado	1,0
Pós-operatório de câncer	1,1
Sepse	1,3

Esse método pode ser indicado para pacientes internados e instáveis, já que o valor pode ser alterado diariamente de acordo com o quadro clínico.

Outra fórmula muito utilizada na prática clínica e recomendada pelo Consenso Nacional, pela sua fácil aplicação, é o cálculo das necessidades proteicas e hídricas, que já foram definidas neste capítulo.

Orientação dietética

A orientação dietética deve ser feita, sempre que possível, antes, durante e após o tratamento. Antes do tratamento, tem a finalidade de promover uma adequação no hábito alimentar, tendo em vista que pacientes com CCR tendem a ter hábitos alimentares inadequados, obesidade abdominal e sobrepeso. Além disso, para casos em que houve perda ponderal, há necessidade de ganho de peso.

Durante o tratamento, a orientação é imprescindível para minimizar os sintomas provocados por este. Ao término do tratamento, a orientação deve abranger os sintomas relacionados a alterações anatômicas da cirurgia, possíveis alterações no peso, presença de estomas definitivos e promoção de um hábito alimentar correto para a diminuição do risco de outra neoplasia no futuro.

Orientação dietética nas ressecções intestinais

Para pacientes cirúrgicos, a conduta dietética baseia-se no tipo de cirurgia realizada e nas complicações apresentadas.

O preparo cirúrgico convencionalmente é realizado com um período de jejum mínimo de 8 horas e dieta composta somente de líquidos claros e sem resíduos nas 24 horas que antecedem a cirurgia, mais a limpeza intestinal com manitol (dissacarídeo) diluído em suco. Entretanto, a recomendação do Espen de 2005 permite que os pacientes se alimentem de líquidos (fonte de carboidratos) até 2 horas antes da anestesia e até 6 horas antes da anestesia, de alimentos sólidos.

A evolução dietética no pós-operatório se faz, geralmente, após 24 a 48 horas da cirurgia, quando o paciente começa a apresentar sinais de trânsito intestinal (ruídos hidroaéreos, fome, eliminação de gases e baixo débito na sonda de drenagem). Para colectomias parciais e retossigmoidectomia, a conduta diária segue conforme a apresentada na Tabela 2.

TABELA 2 Evolução dietética pós-operatória
1º dia – dieta líquida sem resíduos
2º dia – dieta líquida
3º dia – dieta líquida pastosa
4º dia – dieta leve
5º dia – dieta branda
6º dia – dieta geral

No caso de ressecções mais extensas, como colectomias totais ou ressecções que envolvem o duodeno, o jejuno e o íleo, há necessidade de restrição de lactose, gordura e alimentos flatulentos. Além disso, nas ressecções ileais acima de 100 cm, ocorrem perdas significativa de sais biliares, provocando esteatorreia, redução da absorção de vitamina B12, redução da absorção de vitaminas lipossolúveis, diminuição da absorção de cálcio, magnésio, ferro e zinco, pela formação de sabão com ácidos graxos não absorvidos, que retêm e impedem a absorção destes íons. Assim, ocorrem importantes perdas de volume de água, sódio, potássio, bicarbonato, cloro e cátions bivalentes, requerendo adequada reposição hidreletrolítica e a dieta deve ser hipogordurosa, com uso de triglicerídeos de cadeia média (TCM), suplementos de vitamina B12, vitamina D, cálcio, magnésio, zinco e ferro.

Orientação dietética para pacientes com estomas

Em caso de ressecções com confecção de estomas, o acompanhamento nutricional deve ser feito de maneira ainda mais individualizada. A localização do estoma, cirurgias gastrointestinais prévias, RT, QT, medicações e hábitos alimentares são fatores que influenciam na consistência das fezes e, por isso, a história clínica do paciente deve ser bem conhecida.

Colostomias e ileostomias são definidas pela abertura do segmento cólico ou ileal, respectivamente, na parede abdominal, visando ao desvio do conteúdo intestinal para o meio externo. Alterações na absorção de macro e micronutrientes são significativas e devem fazer parte da avaliação clínica para adequação dietética. Na Tabela 3, seguem as perdas nutricionais esperadas de acordo com a localização do estoma.

TABELA 3 Localização do estoma e suas possíveis intercorrências

Estoma	Região excluída	Perdas nutricionais	Tipo das fezes	Complicações
Colostomia de cólon ascendente	Cólon transverso, descendente, sigmoide e reto	Água, sódio, potássio, desativação de enzimas digestivas	Semilíquidas e abundantes; eliminação de enzimas digestivas	Diarreia, flatulência, irritação na pele, vômitos, fadiga e dores musculares
Colostomia em cólon transverso	Cólon descendente, sigmoide e reto	Água e vitamina K	Semilíquida, formada intermitentemente	Diarreia, odor fétido, flatulência e irritação da pele
Colostomia de cólon descendente	Cólon sigmoide e reto	Pouca ou nenhuma	Formadas em intervalos regulares	Obstipação, odor fétido, flatulência e irritação da pele
Colostomia de cólon sigmoide	Reto	Pouca ou nenhuma	Formadas em intervalos regulares	Obstipação, odor fétido, flatulência
Ileostomia	Cólon e reto	Cálcio, magnésio, água, ferro, vitaminas A, B12, D, E, K, gordura, proteína, ácido fólico, sais biliares	Líquidas abundantes e tardiamente pastosas	Diarreia, flatulência, irritação da pele, fraqueza muscular, anemia, perda de apetite, esteatorreia, anorexia e perda de peso

Orientação dietética para pacientes submetidos à QT e à RT

Ao prestar assistência nutricional ao paciente submetido à QT, o nutricionista necessita compreender quatro elementos, além do estado nutricional e das necessidades nutricionais: a condição clínica do paciente, o objetivo da terapia, as drogas utilizadas e os efeitos colaterais potenciais.

Na Tabela 4, seguem alguns efeitos colaterais dos quimioterápicos mais utilizados no tratamento do CCR e ânus.

TABELA 4 Efeitos colaterais de alguns dos quimioterápicos utilizados no tratamento do CCR

Droga	Efeitos gastrointestinais	Outros
Fluorouracil (5-FU)	Náuseas e vômitos (baixo potencial emetogênico); estomatite (início 5 a 8 dias); diarreia	Cefaleia, letargia, fadiga, mielodepressão (Nadir, 9 a 14 dias; recuperação medular, 21 a 25 dias) (todos bastante incomuns)
Floxuridina (FUDR)	Anorexia; náuseas e vômitos leves; diarreia leve; estomatite; úlceras gástricas e duodenais	Mielodepressão (Nadir, 7 a 10 dias; recuperação medular, 14 a 17 dias)
Capecitabina	Diarreia (55%); anorexia (26%); náuseas e vômitos (30 a 50%); estomatite (25%)	Aumento da bilirrubina; disestesia palmoplantar; anemia
Tegafur e Uracila (UFT®)	Náuseas e vômitos leves; diarreia	Elevação das transaminases e bilirrubinas
Raltitrexato	Náuseas (57%); vômitos (35%); diarreia (37%); anorexia (27%); dor abdominal (23%)	Mielodepressão (Nadir, 7 a 14 dias; recuperação medular na 3ª semana); astenia, febre e sintomas semelhantes à gripe
Irinotecano	Diarreia; náuseas e vômitos (35 a 60%); anorexia (63%); dores abdominais (19%); constipação (13%)	Elevação das transaminases; tosse e fadiga
Oxaliplatina	Náuseas (64%); vômito (34%); dor abdominal (31%); diarreia (31%); anorexia (20%); estomatite (14%)	Neurotoxicidade; reações infusionais; aumento das transaminases
Mitomicina	Náuseas e vômitos (potencial emetogênico moderado); anorexia; estomatite	Fadiga; síndrome hemolítico-urêmica (2 a 10%); doença venoclusiva e pneumonia intersticial

Do mesmo modo, ao acompanhar o paciente em RT, o nutricionista necessita conhecer a condição clínica do paciente, o objetivo da terapia e os possíveis efeitos colaterais.

Na região pélvica, os efeitos colaterais mais esperados, em curto prazo, são: náuseas, vômitos, diarreia, cólicas, tenesmo e perda de apetite e, mais tardiamente, doença actínica, fístula e obstrução intestinal.

Na Tabela 5, seguem algumas condutas nutricionais para os principais sintomas, tanto em casos de pós-operatórios como de QT e RT.

TABELA 5 Conduta nutricional nos sintomas do tratamento

Sintomas	Condutas
Anorexia	Aumentar o fracionamento das refeições, reduzindo o tamanho das porções Possibilitar a escolha das refeições Ofertar alimentos hipercalóricos Conscientizar o paciente da necessidade de melhora da ingestão alimentar
Náuseas e vômitos	Aumentar o fracionamento das refeições, reduzindo o tamanho das porções Dar preferência a alimentos mais secos e abrandados Evitar alimentos condimentados, gordurosos e muito doces Realizar as refeições em locais arejados, evitando ficar próximo durante o preparo
Diarreia	Aumentar o fracionamento das refeições, reduzindo o tamanho das porções Ingerir líquidos isotônicos entre as refeições Avaliar a necessidade do uso de prebióticos, probióticos e fibras solúveis Considerar a restrição de lactose, sacarose e fibras insolúveis
Constipação	Aumentar a ingestão de fibras laxativas Aumentar a ingestão de líquidos Avaliar a necessidade do uso de prebióticos, probióticos ou módulo de fibras misto
Estomatite	Adequar a consistência da dieta de acordo com a tolerância Evitar alimentos secos, duros, ácidos e picantes Diminuir a quantidade de sal Utilizar alimentos em temperatura ambiente, frios ou gelados
Mielossupressão	Não é recomendável o uso de probióticos Higienizar frutas e verduras com soluções sanitizantes Dar preferência ao consumo de frutas de casca grossa, desprezando a casca Evitar alimentos mal passados, ou ovos mal cozidos Prestar atenção na validade dos alimentos, principalmente embalagens abertas Selecionar os estabelecimentos em que realizará as refeições para manter a segurança alimentar Se neutrófilos < 500 células/mm^3, não ingerir nenhum tipo de alimento cru

TERAPIA NUTRICIONAL

A terapia nutricional visa à manutenção de um estado nutricional adequado ou à reversão da depleção nutricional, garantindo o seguimento do tratamento, menor morbidade e mortalidade e melhora na qualidade de vida. Ela deve ser iniciada tão logo seja identificado o risco nutricional e pode ser via oral, enteral ou parenteral.

Segundo o Espen, o suporte nutricional para pacientes cirúrgicos deve iniciar antes da cirurgia, em caso de desnutrição, por dez a quatorze dias.

Terapia nutricional oral

Independentemente do tipo de neoplasia, a terapia nutricional oral é a mais indicada pelo menor custo e por ser o método menos invasivo de aumentar a ingestão dos pacientes. Quando o trato gastrointestinal está funcionando, a terapia nutricional oral deve ser iniciada quando a alimentação não atingir 75% das necessidades nutricionais por até cinco dias, sem expectativa de melhora.

A aceitabilidade e a palatabilidade são fundamentais para o sucesso da terapia, além do tempo e do volume ofertado. O sabor é considerado o principal fator para aceitação do suplemento oral.

Terapia nutricional enteral

Para pacientes com CCR, a terapia enteral é indicada quando o trato gastrointestinal está total ou parcialmente funcionante, como no caso de fístulas ou obstrução alta, ou quando a aceitação alimentar não atinge 60% das necessidades diárias por mais de cinco dias.

Terapia nutricional parenteral

O uso da nutrição parenteral se restringe a situações de impossibilidade do uso do trato gastrointestinal.

Planas et al. estabeleceram um *guideline* para intervenção nutricional de pacientes com CCR. Segundo esses autores, em casos de pós-operatório, o uso da terapia nutricional parenteral está restrita a cirurgias em que se espera um período de jejum maior que sete dias, na presença de resposta sistêmica inflamatória grave (taquicardia, taquipneia, hiperglicemia, febre, leucocitose e aumento da PCR) e desnutrição prévia (pelo menos dois fatores: IMC < 19, perda ponderal de 10% em seis meses, dobra cutânea e circunferência muscular < P 50 e albumina sérica < 3,0 g/dL).

Imunomoduladores

Após a escolha da via em que será administrada a terapia nutricional, é preciso decidir a composição da dieta a ser ofertada.

O uso de imunomoduladores no pré-operatório é recomendado pelo Espen por diminuir o número de complicações no pós-operatório, como complicações infecciosas, pneumonia e deiscência cirúrgica, além do tempo de internação.

ACOMPANHAMENTO AMBULATORIAL

O acompanhamento ambulatorial dos pacientes com CCR deve ser feito com a finalidade de controlar os sintomas do tratamento e adequar o hábito alimentar promovendo saúde.

Cada instituição pode planejar o acompanhamento de acordo com a infraestrutura que possui. De maneira geral, recomenda-se que pacientes desnutridos sejam assistidos semanalmente, independentemente do tratamento a que estão sendo submetidos. Já pacientes em RT e/ou QT, que se encontram eutróficos, podem ser assistidos quinzenalmente, e pacientes cirúrgicos devem receber acompanhamento nutricional na semana seguinte à alta hospitalar, para adequação da dieta de acordo com a evolução clínica e dar seguimento de acordo com a conduta médica.

CONSIDERAÇÕES FINAIS

A implementação de protocolos para suporte nutricional nas unidades de assistência aos pacientes com câncer facilita a decisão de uma terapia mais eficaz, determina uma rotina mais apropriada, levando em consideração o custo-benefício da terapia, e promove a integração dos diferentes profissionais envolvidos na assistência.

BIBLIOGRAFIA

1. Argiles JM. Cancer-associated malnutrition. Eur J Oncol Nurs. 2005;9(2):S39-S50.
2. ASPEN. Guidelines for the use of parenteral and enteral nutrition in adult and pediatric patients. J Parenteral Enteral Nutrition. 2002; Suppl 26(1).
3. Brasil. Ministério da Saúde. Instituto Nacional de Câncer José Alencar Gomes da Silva (Inca). ABC do câncer: abordagens básicas para o controle do câncer. 2. ed. Rio de Janeiro: Inca; 2012. 124p.
4. Brasil. Ministério da Saúde. Instituto Nacional de Câncer José Alencar Gomes da Silva (Inca). Estimativa 2014: Incidência de câncer no Brasil. Rio de Janeiro: Inca, 2014. 124p.
5. Brasil. Ministério da Saúde. Instituto Nacional de Câncer. Consenso Nacional de nutrição Oncológica. Rio de Janeiro: Inca; 2009. 126 p. Disponível em: http://www.inca.gov.br/inca/arquivos/publicacoes/consenso_nutricao_internet.pdf. Acessado em: 09 ago 2014.
6. Brasil. Ministério da saúde. Instituto Nacional do Câncer. Tipos de câncer. Disponível em: http://www.inca.org.br . Acessado em: 25 abr 2014.

7. Brasil. Ministério da Saúde. Secretária de Assistência à Saúde. Instituto Nacional de Câncer. Inca. Falando sobre câncer da boca. Rio de Janeiro: Inca; 2002. 52p.
8. Caro MMM, Laviano A, Pichard CM. Nutritional intervention and quality of life in adult oncology patients. Clinical Nutrition. 2007;26(3):289-301.
9. Clarke EF, Lewis AM, Waterhouse C. Peripheral amino acid leves in patients with cancer. Cancer. 1978;42(6):2909-13.
10. Corish CA. Pre-operative nutritional assessment. Proceedings of the Nutrition Society. 1999;(58):821-29.
11. Davies M. Nutritional screening and assessment in cancer-associated malnutrition. Eur J Oncol Nurs. 2005;(9):564-73.
12. Devessa SS, Blot WJ, Fraumeni Jr JF. Changing patterns in the incidence of esophageal and gastric carcinomas in the United States. Cancer. 1998;83:2049.
13. Huhmann MB, Curnningham RS. Importance of nutritional screening in treatment of cancer-related weight loss. Lancet Oncol. 2005;(6):334-43.
14. Ikemory EHA. Serralheiro IFD. Terapia nutricional dos pacientes com tumores intestinais. In: Ikemory EHA, Oliveira T, Serralheiro IFD, Shibuya E, Cotrim TH, Trintin LA et al. Nutrição em oncologia. São Paulo: Tecmed; 2003. p.149-77.
15. Kim HJ, Chang WK, Kim MK, Lee SS, Shoy BY. Dietary factors and gastric cancer in Korea: a case-control study. Int J Cancer. 2002;97(4):531-5.
16. Kyle UG, Pirlich, M, Schuetz T, Lochs H, Pichard C. Is nutritional depletion by nutritional risk index associated with increased length of hospital stay? A population-based study. JPEN. 2004;28(2):99-104.
17. Lee JH, Machtay M, Unger LD, Weinstein GS, Weber RS, Chalian AA et al. Prophylactic gastrostomy tubes in patients undergoing intensive irradiation for cancer of the head and neck. Arch Otolaryngol Head Neck Surg. 1998;124(8):871-5.
18. Liedman B. Symptoms after total gastrectomy on food intake, body composition, bone metabolism, and quality of life in gastric cancer patient – is reconstruction with a reservoir worthwhile? Nutrition. 1999;15(9):677-82.
19. Marian AE. Nutritional support strategies for malnourished cancer patients. Eur J Oncol Nurs. 2005;9:74-83.
20. Martins C, Cardoso SP. Terapia nutricional enteral e parenteral. Manual de rotina técnica. Curitiba: Nutroclínica Brasil; 2000.
21. McMichael AJ, McCall MG, Hartshorne JM, Woodings TJ. Patterns of gastro-intestinal cancer in Europeans migrants to Australia: the role of dietary change. Int J Cancer. 1980;25(4):431-7.

22. Melo ILP, Dantas MAM, Silva LC, Lima VT, Lima SCVC, Sena KCM et al. Avaliação nutricional de pacientes cirúrgicos com câncer de cabeça e pescoço sob terapia nutricional enteral. Rev Bras Nutr Clin. 2006;21(1):6-11.
23. Mourão F, Amado D, Ravasco P, Vidal PM, Camilo ME. Nutritional risk and status assessment in surgical patients: a challenge amidst plenty. Nutr Hosp. 2004;XIX(2):83-8.
24. Nelson GM. Biology of taste buds and the clinical problem of taste loss. Anat Rec. 1998;253(3):70-8.
25. Ngoan LT, Mizoue T, Fujino Y, Tokui N, Yoshimura T. Dietary factors and stomach cancer mortality. Br J Cancer. 2002;87(1):37-42.
26. Nitenberg G, Raynard B. Nutritional support of the cancer patient: issue and dilemmas. Crit Rev Oncol Hematol. 2000;34(3):137-68.
27. Ohwada S, Sato Y, Oriuchi N, Nakamura S, Tanahashi Y, Izumi M et al. Gastris emptying after segmental gastrectomy for early cancer in the middle part of the stomach. Hepatogastroenterology. 1999;46(27):2081-5.
28. Planas M, Peñalva A, Burgos R, Puiggrós C, Pérez-Portabella C, Espín E et al. Guidelines for colorectal cancer: effects on nutritional intervention. Clin Nutr. 2007;26:691-7.
29. Putz A, Hartmann AA, Fontes PR, Alexandre CO, Silveira DA, Klug SJ et al. TP53 mutation pattern of esophageal squamous cell carcinomas in a high risk area (Southern Brazil): role of life style factors. Int J Cancer. 2002;98(1):99-105.
30. Queiroga RC, Pernambuco AC. Câncer de esôfago: epidemiologia, diagnóstico e tratamento. Rev Bras Cancerol. 2006;52(2):173-8.
31. Saito A, Noguchi Y, Yoshikawa T, Doi C, Fukuzawa K, Matsumoto A et al. Gastrectomized patients are in a state chronic protein malnutrition analyses of 23 amino acids. Hepatogastroenterology. 2001;48(38):585-9.
32. Schattner M. Enteral nutrition support of the patient with cancer: route and role. J Clin Gastroenterol. 2003;36(4):297-302.
33. Shils ME, Shike M. Suporte nutricional do paciente com câncer. In: Shils ME, Olson JA, Shike M, Ross AC (eds.). Tratado de nutrição moderna na saúde e na doença. 9. ed. Barueri: Manole; 2003. p.1385-415.
34. Sierzega M, Niekowal B, Kulig J, Popiela T. Nutritional status affects the rate of pancreatic fistula after distal pancreatectomy: a multivariate analysis of 132 patients. J Am Coll Surg. 2007;205(1):52-9.
35. Silva MPN. Síndrome da anorexia-caquexia em portadores de câncer. Rev Bras Cancerol. 2006;52(1):59-77.

36. Trintin LA. Avaliação nutricional. In: Ikemori EHA, Oliveira T, Serralheiro IFD, Shibuya E, Cotrim TH, Trintrin LA et al. Nutrição em oncologia. São Paulo: Marina e Tecmedd; 2003. p.45-82.
37. Van Bokhorst SMA, Von Blomberg FBM, Riezebos RK, Scholten PE, Quak JJ, Snow GB et al. Differences in immune status between well-nourished and malnourished head and neck cancer patients. Clin Nutr. 1998;17(3):107-11.
38. Van Bokhorst SMA,Van Leeuwen PA, Kuik DJ, Klop WM, Sauerwein HP, Snow GB et al. The impact of nutritional status on the prognoses of patients with advanced head and neck cancer. Cancer. 1999;86(3):519-27.
39. Waitzberg DL. Cancer. In: Waitzberg DL (ed.). Nutrição oral, enteral e parenteral na prática clínica. 3. ed. São Paulo: Atheneu; 2000. p.1381-93.
40. World Cancer Research Fund/American Institute for Cancer Research. Food, Nutrition, Physical Activity, and the Prevention of Cancer: a Global Perspective. Washington DC: AICR, 2007. Disponível em: http://www.dietandcancerreport.org/cancer_resource_center/downloads/Second_Expert_Report_full.pdf. Acessado em: 08 ago 2013.
41. Wünsch-Filho V. The epidemiology of oral and pharynx cancer in Brazil. Oral Oncology. 2002;38:737-46.
42. Yokoyama A, Watanabe H, Fukuda H, Haneda T, Kato H, Yokoyama T et al. Multiple cancers associated with esophageal and oropharyngolaryngeal squamous cell carcinoma and aldehyde dehydrogenase-2 genotype in male Japanese drinkers. Cancer Epidemiol Biomarkers Prev. 2002;11(9):895-900.

8

CÂNCER GENITURINÁRIO MASCULINO: RIM, BEXIGA E PRÓSTATA

Maira Di Ciero Miranda
Andrea Bezerra Rodrigues

INTRODUÇÃO

Os cânceres geniturinários masculinos englobam os de próstata, testículo, pênis, rins, ureteres, uretra e bexiga. Entre esses, os mais incidentes são o de próstata e o de bexiga. No presente capítulo, serão discutidos os cânceres de rim, bexiga e próstata.

EPIDEMIOLOGIA

Câncer renal

Segundo a National Comprehensive Cancer Network (NCCN), a estimativa nos Estados Unidos, em 2011, para o câncer de bexiga foi de 69.250 novos casos, sendo 52.020 em homens e 17.230 em mulheres.

No Brasil, a incidência de câncer renal, de acordo com a Sociedade Brasileira de Urologia, é de 7 a 10 casos por 100.000 habitantes/ano nas áreas mais industrializadas. Por causa da baixa prevalência, o rastreamento para detecção precoce não é justificável. O câncer renal é duas vezes mais frequente em homens, com prevalência entre 50 e 70 anos de idade.

Os tipos histológicos do carcinoma de células renais (CCR) envolvem: células claras (70 a 80% de incidência), que se origina no túbulo proximal, o papilar (10% a 15%), o cromófobo (4 a 5%), o de ducto coletor e medular (cada um deles com menos de 1% de incidência). O carcinoma mais comum (de células claras) é o que tem o pior prognóstico.

Apesar de poder ocorrer em qualquer época da vida, aumenta diretamente de acordo com a idade, sendo o diagnóstico mais frequente na sexta e sétima décadas de vida.

Câncer de bexiga

Dados do Instituto Nacional de Câncer (Inca) estimaram que, no ano de 2014, ocorreriam 6.750 novos casos de bexiga entre os homens, ocupando a 8ª posição entre os cânceres no Brasil, e 2.190 novos casos em mulheres, ocupando o 13º lugar em incidência de câncer.

De acordo com as últimas estimativas mundiais, em 2012, o câncer de bexiga teve 430 mil casos novos e foi responsável por cerca de 165 mil óbitos no mundo. As mais altas taxas de incidência para esse tipo de câncer foram encontradas em países da Europa, América do Norte e Norte da África. As taxas são mais altas em homens do que em mulheres.

Câncer de próstata

No Brasil, o câncer de próstata é o segundo mais comum entre os homens, atrás apenas do câncer de pele não melanoma, acometendo, predominantemente, a faixa etária mais avançada (acima de 65 anos). Em termos mundiais, representa cerca de 10% do total de cânceres, com maior incidência nos países desenvolvidos, em comparação aos países em desenvolvimento.

De acordo com a estimativa do Inca, a previsão para o ano de 2014 foi de aproximadamente 68.800 novos casos no Brasil. O número de óbitos pela doença foi de 12.778 casos em 2010.

ETIOLOGIA

Os fatores etiológicos dos cânceres urinários são variados, mas existem pontos semelhantes. Já no câncer de próstata, a ação da testosterona no desenvolvimento da doença tem papel relevante. Esses fatores encontram-se descritos na Tabela 1.

MANIFESTAÇÕES CLÍNICAS

Câncer renal

Em decorrência da inespecificidade de sintomas, até 50% dos CCR são detectados incidentalmente. Os sinais e sintomas mais comuns são hematúria, dor lombar ou no flanco e massa palpável, associados ou não a outros menos específicos (emagrecimento, febre, sudorese noturna e varicocele).

As síndromes paraneoplásicas e alterações sistêmicas ocorrem em 20% dos pacientes. As principais alterações sistêmicas são: hipertensão, disfunção hepática, anemia e caquexia.

TABELA 1 Fatores etiológicos do câncer renal, de bexiga e de próstata

Fatores etiológicos	Comentários
Câncer renal	
Fatores genéticos/ hereditários	Existe forte associação entre o desenvolvimento do câncer renal e histórico de carcinoma renal na família, bem como na presença de síndrome de von Hippel-Lindau, uma doença com herança autossômica dominante, de entidade rara, com prevalência de 1/36.000 pessoas. Entre as manifestações clínicas, encontram-se: hemangioblastomas de sistema nervoso central, carcinoma renal, tumores de pâncreas
Doenças clínicas	Insuficiência renal crônica em hemodiálise, doença policística renal e esclerose tuberosa mostram-se com incidência aumentada na relação com câncer renal Hipertensão arterial sistêmica (HAS) aumenta o risco em 1,4 a 2 vezes, possivelmente pelo efeito crônico da HAS nas células tubulares ou uso crônico de anti-hipertensivos, como os tiazídicos
Obesidade	Um estudo publicado na *British Journal Urology International*, realizado pelo Departamento de Cirurgia do Memorial Sloan-Ketterin Cancer (Estados Unidos), relata que após avaliarem 1.600 pacientes com tumores nos rins, descobriram que os obesos apresentam uma probabilidade 48% maior de desenvolver câncer renal, e cada ponto extra no índice de massa corporal (IMC) pode aumentar o risco em 4%. Embora a origem não esteja muito clara, existe uma relação com hipertensão, alterações hormonais e redução da função imunológica
Tabagismo	Verifica-se relação em até 30% dos casos novos de câncer renal
Câncer de bexiga	
Tabagismo	A incidência de câncer de bexiga em fumantes é quatro vezes maior que em não fumantes. Após a cessão do hábito, a redução de risco leva até 20 anos para se consolidar. Várias substâncias são carcinogênicas no tabaco, como as aminas aromáticas
Irritação crônica da bexiga	A irritação crônica pode ocorrer por cálculos, cateter vesical de demora de uso prolongado, infecção urinária, infecção por *Schistosoma haematobium*
Exposição ocupacional	Cerca de 20% dos casos associam-se à exposição ocupacional, como aminas aromáticas, substâncias químicas orgânicas
Quimioterapia antineoplásica	O uso do quimioterápico ciclofosfamida tem relação com o aumento da incidência
Câncer de próstata	
Idade avançada	O câncer de próstata têm incidência elevada na faixa etária mais avançada, talvez pela exposição prolongada da próstata à ação proliferativa da testosterona sobre as células da glândula

(continua)

TABELA 1 Fatores etiológicos do câncer renal, de bexiga e de próstata (*continuação*)

Fatores etiológicos	Comentários
Câncer de próstata	
Dieta rica em gordura animal	A ingestão de grande quantidade de gordura de origem animal pode elevar as taxas de androgênios e estrogênios, os quais, por sua vez, podem induzir ao desenvolvimento de tumores da próstata
Fatores ambientais	Populações que vivem em locais de baixa incidência de câncer de próstata, quando migram para áreas de alta incidência, apresentam um aumento na ocorrência de casos. Embora ainda sejam necessários mais estudos para a confirmação da suspeita, algumas substâncias químicas podem favorecer a ocorrência do câncer de próstata, como as utilizadas na indústria de fertilizantes (ferro, cromo, cádmio, borracha e chumbo), a exposição ao arsênico inorgânico, um contaminante ambiental, a fumaça de automóveis e de cigarros

Câncer de bexiga

Cerca de 70% dos cânceres de bexiga se apresentam como doença superficial ao diagnóstico. Hematúria microscópica ou macroscópica, indolor e intermitente, é o sintoma mais comum. Sintomas irritativos, como polaciúria, urgência urinária e disúria, também podem ocorrer. Infecção do trato urinário é menos comum, bem como obstrução do trato urinário que causa hidronefrose.

Câncer de próstata

Raramente este tipo de câncer produz sintomas até que se encontre em sua forma avançada. Todavia, nos casos sintomáticos, o paciente queixa-se de dificuldade para urinar, jato urinário fraco, polaciúria, gotejamento, sensação de não esvaziar bem a bexiga, hematúria e disúria.

No entanto, com o decorrer do tempo, um em cada nove homens com câncer de próstata pode apresentar manifestações clínicas. Tais manifestações, entretanto, são comuns também em casos de crescimento benigno, de modo que a presença delas não indica, necessariamente, a existência de câncer, exigindo, no mínimo, uma melhor avaliação médica.

A história natural da doença é relativamente imprevisível, considerando os casos que evoluem rapidamente para a doença metastática, apesar do tratamento, como também os tumores com crescimento lento e que raramente produzem metástases.

DIAGNÓSTICO

Câncer renal

O diagnóstico do câncer renal em estádios precoces vem aumentando em função do aumento dos diagnósticos incidentais em exames de imagem realizados com outras finalidades.

As alterações laboratoriais mais comuns são: velocidade de hemossedimentação (VHS) elevada, hipercalcemia, hemoglobina inferior a 10 g/dL em mulheres, e inferior a 12 g/dL em homens, eritrocitose, trombocitose e fosfatase alcalina elevada.

Outros exames laboratoriais que devem ser solicitados são: ureia e creatinina, eletrólitos, exames de função hepática (probabilidade de metástase hepática), desidrogenase láctica (DHL) e urina tipo I (urinálise).

Entre os exames de imagem, a radiografia simples e a urografia excretora são cada vez menos utilizadas pela incapacidade de visualização direta. No entanto, a presença de uma massa renal parenquimatosa, calcificada na radiografia esporádica, deve levantar a suspeita de CCR.

A ultrassonografia (US) é o método mais utilizado e permite visualizar lesões sólidas com ecogenicidade variada. Qualquer nódulo ou lesão cística que não preencha os critérios ultrassonográficos de cisto simples ou angiomiolipoma deve ser estudado por outros meios, preferencialmente por tomografia computadorizada (TC).

A classificação de Bosniak foi introduzida em 1986, modificada em 2003, sendo aceita por urologistas e radiologistas para diagnóstico e conduta frente a massas císticas renais, baseando-se em critérios da TC. Nos casos duvidosos, a ressonância magnética (RM) é indicada, bem como naqueles pacientes alérgicos a contraste iodado.

O exame de tomografia computadorizada por emissão de pósitrons (PET-CT) tem pouca aplicabilidade nos tumores urinários em geral, por causa da excreção urinária do radiofármaco e, possivelmente, da reduzida atividade metabólica desses tumores malignos.

Para o estadiamento da doença, são solicitadas radiografia ou TC de tórax, em caso de lesões suspeitas à radiografia pela probabilidade de metástases pulmonares. A cintilografia óssea é indicada em algumas das seguintes situações: hipercalcemia, tumor localmente avançado (> T3), Ecog *Performance Status* > 1*, ou elevação de fosfatase alcalina. A TC de crânio é indicada no caso da presença de sintomas neurológicos.

O estadiamento clínico é feito por dois sistemas: o TNM da União Internacional para o Controle do Câncer (UICC) e o de Robson. O sistema de Robson tem o objetivo de correlacionar o estádio da apresentação clínica com o prognóstico, e se divide em: estádio I – tumor confinado dentro da cápsula renal; estádio II – tumor invadindo a gordura perinéfrica, porém contido na fáscia de Gerota; estádio III – tumor invadindo a veia renal ou veia cava inferior, ou comprometendo linfonodo regional, ou ambos; e estádio IV – tumor invadindo órgãos adjacentes (excluindo adrenal ipsilateral) ou metástases a distância (Figura 1).

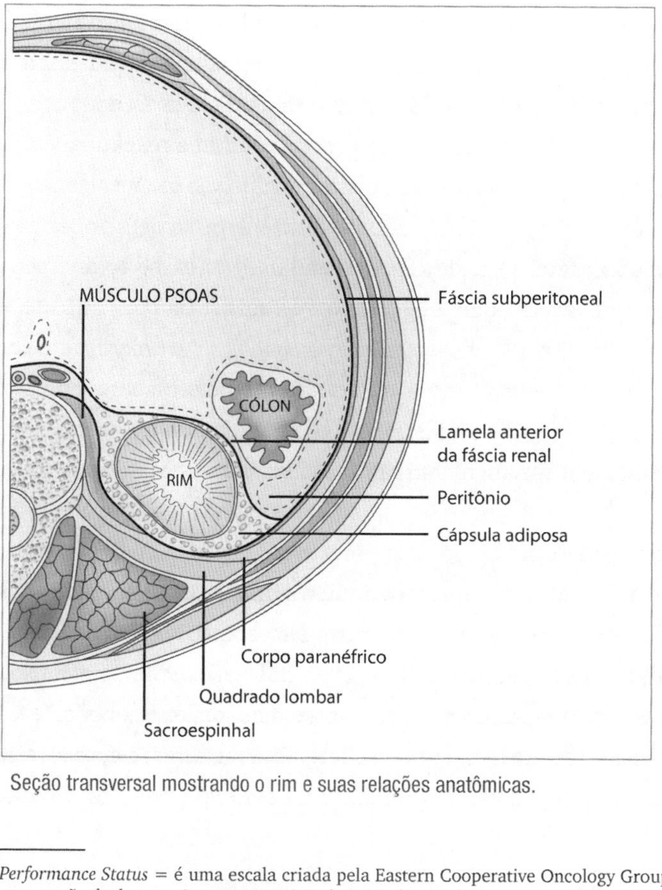

FIGURA 1 Seção transversal mostrando o rim e suas relações anatômicas.

* Ecog *Performance Status* = é uma escala criada pela Eastern Cooperative Oncology Group para avaliar a progressão da doença. Os escores variam de 0 a 5, de acordo com o quanto a doença está afetando as atividades de vida diária do paciente.

A graduação histológica é reconhecidamente um indicador prognóstico importante para o potencial de progressão e recorrência tumoral. Há tumores de baixo grau, grau moderado e alto grau.

Os carcinomas são classificados em carcinomas que invadem o tecido muscular e os que não invadem. Entre os carcinomas não invasivos, tem-se os que invadem a lâmina própria (T1), os carcinomas *in situ* (CIS) ou *Tis*.

Câncer de bexiga

A cistoscopia transuretral com biópsia da lesão é a conduta padrão no diagnóstico. Citologia urinária também pode ser obtida durante a cistoscopia. Uma citologia urinária positiva, no entanto, pode indicar tumor urotelial em qualquer parte do trato urinário. Uma segunda cistoscopia transuretral é indicada quando o material retirado na primeira foi insuficiente ou nos casos de tumor de alto grau.

Nos casos de invasão muscular, devem ser solicitados: hemograma; fosfatase alcalina (FA); cintilografia óssea, se houver elevação da FA; radiografia de tórax; TC ou RM de abdome e pelve. A cintilografia óssea não é indicada rotineiramente no estadiamento pela baixa incidência de metástases ósseas (em torno de 5%).

A US abdominal apresenta alta sensibilidade na detecção de tumores vesicais menores que 0,5 cm, sendo útil por causa do baixo custo e por não ser invasiva. O exame de PET-CT parece ser promissor, com melhor acurácia do que a TC e a RM.

O benefício ainda é incerto para solicitação de testes genéticos, como para avaliação do gene *P53* e ploidias, bem como avaliação dos marcadores tumorais NMP-22 e BTA. O estadiamento segue a classificação TNM da UICC.

Câncer de próstata

Achados no exame clínico (toque retal digital anormal) combinados com o resultado da dosagem do antígeno prostático específico (PSA, na sigla em inglês) no sangue podem sugerir a existência da doença. O PSA é o método mais sensível e deve ser considerado normal quando menor do que 4 ng/mL. A velocidade de aumento do PSA e a relação PSA livre/PSA total são métodos utilizados para melhorar a sensibilidade e a especificidade do PSA na detecção do câncer de próstata.

Sabe-se que pacientes com PSA maior que 20 ng/mL têm grande chance de apresentar doença extraprostática, enquanto aqueles com PSA maior do que 100 ng/mL quase sempre apresentam doença metastática.

Em casos nos quais existe aumento de PSA, é indicada a US pélvica (ou, preferencialmente, a US prostática transretal, se disponível). O resultado da US, por sua vez, poderá mostrar a necessidade de biópsia prostática.

Na análise histológica da biópsia do tumor obtida por agulha ou cirurgicamente (durante realização de prostatectomia), deve-se obter o escore de Gleason, um sistema de classificação que leva em consideração o grau de diferenciação celular do tumor. Como o câncer de próstata é uma doença heterogênea, pode apresentar regiões de maior e menor diferenciação celular. Os tumores são classificados de acordo com a diferenciação celular em uma escala de 1 a 5, sendo o grau 1 o mais bem diferenciado e o grau 5 o mais indiferenciado.

O escore final de Gleason é dado pela soma dos graus do padrão predominante (primário), que deve ser maior que 50% do padrão total observado microscopicamente, com o segundo grau histológico mais comum (secundário). O escore varia de 1 a 5. Portanto, o escore de Gleason varia de 2 (1 + 1) a 10 (5 + 5). Um escore de 2 está associado a melhor prognóstico, enquanto o escore de 10 a pior.

Junto com outros parâmetros, o escore de Gleason é incorporado a uma estratégia de estadiamento do câncer de próstata, que proporciona um prognóstico e ajuda a guiar a terapia.

O sistema de estadiamento é o sistema TNM da UICC. A distinção mais importante feita pelo estadiamento é se o câncer está ou não ainda confinado à próstata. No sistema TNM, os cânceres T1 e T2 são encontrados somente na próstata, ao passo que os T3 e T4 já se disseminaram.

Para avaliação de metástases, os exames solicitados incluem: TC, para avaliar a dispersão na pelve; a RM, para avaliar a cápsula prostática e vesículas seminais; e a cintilografia óssea com fosfato de tecnécio, para pesquisa de metástases ósseas, a qual apresenta alta sensibilidade e baixa especificidade. As lesões podem acometer todo o esqueleto, embora os locais mais comuns sejam os ossos da coluna, bacia, costela e fêmur. A cintilografia pode detectar lesões ósseas com até seis meses de antecedência quando comparada com a radiografia do esqueleto para visualização dessas lesões.

TRATAMENTO

Câncer renal

A base do tratamento do câncer renal é cirúrgica, podendo ser nefrectomia parcial ou total. A parcial é sempre preferida, ficando a nefrectomia total reservada a casos em que a massa é central, e quando o paciente apresentar os estádios II (T2N0M0) e III (T1 ou T2 N1 M0 ou T3 N0 ou N1M0). Nos estádios IV (em que já há metástase a distância), a nefrectomia pode ser indicada se houver metástase solitária, com intenção de tratar sintomas locais e melhorar a qualidade de vida.

A nefrectomia total por via laparoscópica possui algumas vantagens, como tempo de internação hospitalar reduzido e menor necessidade de analgesia pós-operatória. É indicada essencialmente quando o tumor for T1 (4 a 7 cm).

As indicações absolutas de preservação renal, incluem: rim único, câncer bilateral, presença de insuficiência renal crônica, tumores múltiplos e síndromes hereditárias. Outras indicações relativas, incluem: diabete melito, hipertensão arterial de difícil controle e litíase recorrente.

Não existe indicação de quimioterapia (QT), terapia biológica ou radioterapia (RT) após a cirurgia definitiva, na ausência de doença residual.

Agentes aprovados alvo moleculares e preconizados para tratamento de primeira linha envolvem três agentes antiangiogênicos: sunitinibe, bevacizumabe e pazopanibe, e inibidores do mTOR (*mammalian target of rapamycin – temsirolimus*), agente que substitui a imunoterapia com citocinas no tratamento do câncer renal avançado.

O câncer renal metastático é um câncer de difícil manejo. A American Society of Clinical Oncology (Asco) relata que um estudo clínico fase III, com 723 pacientes que já tinham sido submetidos a tratamento de primeira linha e receberam axitinibe, mostrou que o axitinibe (agente antiangiogênico) aumentou a sobrevida livre de doença de cinco para sete meses.

Câncer de bexiga

O tratamento do câncer de bexiga depende do fato de o tumor ser superficial ou invasivo. Para tumores superficiais, a ressecção transuretral (RTU) é o padrão de referência. No entanto, pacientes com tumores superficiais tendem a recidivar se tratados somente pela RTU, principalmente nos seguintes casos: tumores maiores que 3 cm, alto grau (T1 e carcinoma *in situ*), multiplicidade, recorrência prévia. Em qualquer uma dessas condições, a terapia intravesical deve ser empregada.

Os quimioterápicos utilizados via intravesical incluem: tiotepa, adriamicina e mitomicina C. O imunoterápico bacilo Calmette-Guérin (BCG) demonstrou ser superior a esses quimioterápicos nas taxas de recorrência, principalmente nos casos de Tis, sendo, portanto, muito utilizado. O BCG é derivado de uma cepa atenuada do bacilo da tuberculose bovina, *Mycobacterium bovis*, que induz uma resposta imunológica local, controlando o tumor.

A terapia intravesical, portanto, é indicada na adjuvância para prevenção de recidiva, e, mais raramente, na erradicação de doença residual que não pode ser ressecada. O esquema mais empregado nesse tipo de terapia é aquele em que se inicia a aplicação da medicação de três a quatro semanas após a RTU, com aplicação semanal por seis semanas, permanecendo a medicação por duas horas na bexiga.

Para tumores que invadem a camada muscular, o tratamento pode envolver cistectomia radical, cistectomia parcial, terapia adjuvante, terapia neoadjuvante, preservação da bexiga, ou QT. Nos casos em que é feita a cistectomia radical, é necessária uma derivação urinária, como, por exemplo, o conduto ileal. Nesse procedimento, há a construção de um reservatório a partir de um segmento intestinal, e, posteriormente, a construção de um conduto para implantação no reservatório com mecanismo de continência (Figura 2).

A cistectomia parcial é mais frequentemente recomendada para lesões que se desenvolvem na cúpula da bexiga, sendo contraindicação relativa para tumores que se desenvolvem próximo ao trígono vesical.

A cistectomia radical pode ser indicada também nas seguintes situações: tumores superficiais refratários à terapia intravesical, T1 de alto grau recorrente e, principalmente, associado ao Tis.

O uso de QT sistêmica isolado não é considerado adequado. Os protocolos mais utilizados são: gencitabina, 1.000 mg/m^2, nos dias 1, 8 e 15, em ciclos de 28 dias, associado à cisplatina, 70 mg/m^2, no dia 2, e ao MVAC (metotrexato, 30 mg/m^2, nos dias 1, 15 e 22; vimblastina, 3 mg/m^2, nos dias 2, 15 e 22; doxorrubicina, 30 mg/m^2, no dia 2; e cisplatina, 70 mg/m^2, no dia 2).

Para pacientes com alteração renal, pode ser empregado 5-fluorouracil e mitomicina.

A RT externa, com ou sem associação à QT, pode ser utilizada com potencial curativo naqueles pacientes inoperáveis ou ainda para paliação naqueles com doença metastática.

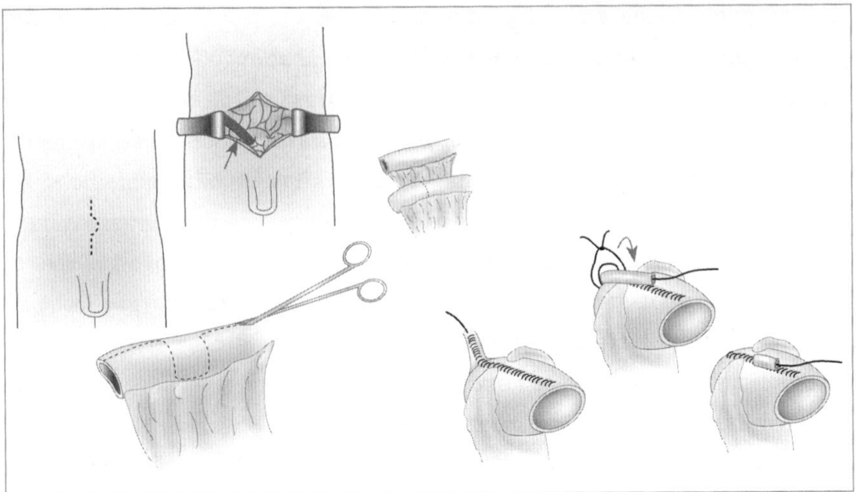

FIGURA 2 Construção de um conduto ileal (neobexiga).

Câncer de próstata

Para o planejamento do tratamento do câncer de próstata, devem-se levar em consideração as características da doença, como a extensão local, a presença de metástases ganglionares e a distância, o grau de Gleason e a expectativa de vida do paciente.

A NCCN preconiza que, para indivíduos com expectativa de vida inferior a cinco anos e assintomáticos, deve-se realizar somente acompanhamento, exceto para aqueles pacientes de alto risco (p.ex., Gleason de 8 a 10 ou tumores T3-T4).

Para pacientes com expectativa de vida superior a cinco anos e sintomáticos, o tratamento diferirá de acordo com os parâmetros citados no primeiro parágrafo deste tópico.

Nos casos de doença localizada, a cura poderá ser obtida em grande número dos casos por meio de cirurgia e RT. Já nos portadores de doença localmente avançada, o índice de cura é muito inferior. Nesses casos, o tratamento visa à paliação de sintomas e à prevenção de complicações, por meio da combinação da RT/cirurgia associados à hormonoterapia.

O grau histológico do tumor deve ser considerado no tratamento do câncer de próstata, uma vez que tumores com grau de Gleason menor que 7 (bem diferenciados) têm comportamento de crescimento bastante lento, podendo ser tratados de maneira menos agressiva; enquanto tumores com grau de Gleason maiores do que 8 (pouco diferenciados) são normalmente agressivos e com prognóstico ruim apesar do tratamento, que, neste caso, inclui a hormonoterapia associada à cirurgia/RT.

A conduta terapêutica, nos casos de câncer de próstata localizado, baseia-se na RT e na cirurgia radical da próstata, com vantagens e desvantagens para cada um dos métodos, dependendo das condições clínico-oncológicas e preferência do paciente.

A radiação poderá ser em forma de teleterapia ou braquiterapia. Atualmente, recomendam-se doses de RT externa de 70 a 79 Gy para pacientes com doença localizada e doses de 75 a 80 Gy para doença de risco intermediário ou alto.

A braquiterapia é indicada como monoterapia somente para tumores de baixo grau.

A prostatectomia radical (retirada de toda a próstata e vesículas seminais e, posteriormente, unindo a bexiga à uretra) associada à linfadenectomia ilíaco-obturatória bilateral é o método apropriado para aqueles pacientes com doença localizada, com expectativa de vida superior a dez anos, e que não apresentem comorbidades que contraindiquem o procedimento.

Para o tratamento do câncer de próstata localmente avançado, ou seja, quando o câncer ultrapassa os limites da próstata e invade as vesículas seminais, bexiga, reto, tecidos adjacentes e gânglios pélvicos, o tratamento locorregional com RT ou cirurgia exclusivos não tem tido resultado satisfatório no aumento da sobrevida do paciente, ocorrendo metástases ao longo de dez anos de acompanhamento.

A utilização do bloqueio androgênico associado à RT é considerado o padrão de referência no tratamento desses casos.

Para os casos de câncer de próstata metastático, o bloqueio androgênico é o tratamento mais indicado.

Podem ser empregados análogos do hormônio liberador do hormônio luteinizante (LHRH) e antiandrógenos esteroidais e não esteroidais, que impedem a produção de testosterona ou bloqueiam as suas ações na próstata.

A castração cirúrgica dos testículos (orquiectomia) pode ser utilizada, já que elimina os órgãos que produzem o hormônio masculino, apontado como principal responsável pelo crescimento do tumor. A supressão de testosterona é definida pelos níveis séricos inferiores a 50 ng/mL. A produção de testosterona no testículo é regulada pela hipófise, pela liberação do hormônio luteinizante (LH). A utilização de análogos de LHRH e de antagonistas de LHRH inibe em níveis hipotalâmico e hipofisário a liberação de LH e, consequentemente, reduz os valores séricos da testosterona a níveis de castração.

A administração de um análogo do LHRH produz um resultado tão bom quanto a remoção dos testículos, porém não envolve cirurgia.

Os análogos do LHRH podem oferecer uma alternativa para o paciente que não pode, ou opta por não realizar uma orquiectomia. É o método mais caro e, no início do tratamento, é necessária a associação temporária de antiandrogênicos, uma vez que pode haver exacerbação dos sintomas por aumento transitório da testosterona. O mercado nacional conta hoje com cinco análogos, a saber: goselerina, triptorrelina, leuprorrelina, buserelina e leuprolida. A utilização dos análogos não induz ginecomastia ou complicações cardiovasculares.

As drogas antiandrogênicas não esteroidais, como a bicalutamida e a flutamida, ou esteroidais, como a ciproterona, agem bloqueando perifericamente os receptores da testosterona, principalmente no nível da próstata. Sua eficiência, em termos de bloqueio androgênico, é fraca e, ao se administrar simultaneamente análogos do LHRH e antiandrógenos, um bloqueio hormonal completo pode ser obtido, uma vez que estes dois medicamentos associados bloqueiam a progressão do câncer de próstata. Uma vantagem do uso de antiandrógenos é que não interferem na libido e na atividade sexual, pois não reduzem os níveis de testosterona.

Os principais efeitos colaterais dos antiandrogênios são a ginecomastia e a toxicidade hepática. Portanto, os pacientes podem ser submetidos à irradiação preventiva das mamas ou administração de tamoxifeno e controle rigoroso da função hepática.

De modo geral, os eventos adversos mais importantes da terapia antiandrogênica, do ponto de vista clínico, são: a osteoporose, os fogachos, a ginecomastia e a anemia. Com a castração, também advém alterações do perfil lipídico, diabetes e síndrome metabólica com repercussão cardiovascular preocupante.

Embora cerca de 80% dos pacientes responda à deprivação androgênica, podem se tornar refratários ao tratamento ao longo de 12 a 20 meses. Nesses casos, as células adquirem autonomia e proliferam mesmo na ausência da testosterona. O tratamento indicado é a QT com a administração a cada três semanas de docetaxel e prednisona. Nos casos de recidiva após a QT com docetaxel, outras drogas podem ser utilizadas em um segundo momento, como cabazitaxel e abiraterona. Um estudo fase III, multicêntrico, apresentado no Congresso da American Society of Clinical Oncology (Asco) de 2012, que utilizou abiraterona, demonstrou aumento na sobrevida em 4,6 meses e melhora do controle da dor, com menor toxicidade quando comparada à QT.

Vale ressaltar que, nesses casos de recidiva do tumor que se torna refratário ao tratamento antiandrogênico, a resposta é pouco duradoura, quando ocorre.

O tratamento de pacientes com metástases ósseas deve ser direcionado para melhorar a qualidade de vida e reduzir a dor. O principal objetivo do tratamento eficaz é a obtenção dos melhores resultados com menor frequência de efeitos colaterais. A RT externa para controle da dor e o uso adequado de analgésicos de ação central devem ser considerados precocemente no tratamento de metástases ósseas dolorosas. Os bifosfonatos, como o ácido zoledrônico, podem ser necessários em alguns casos.

A FDA aprovou, em novembro de 2010, o anticorpo monoclonal denosumabe (Xgeva®) para prevenção de eventos relacionados ao esqueleto em pacientes com câncer de próstata, mama e outros cânceres que metastatizam para os ossos. A média de tempo de eventos relacionados ao esqueleto (fraturas patológicas, compressão medular, entre outros) foi de 21 meses com uso de denosumabe e 17 meses com uso de ácido zoledrônico.

CONSIDERAÇÕES FINAIS

O rastreamento periódico para câncer renal pode ser indicado para pacientes de alto risco, como pacientes em hemodiálise por mais de três anos, presença de síndrome de von Hippel-Lindau, câncer hereditário ou esclerose tuberosa.

Cabe ressaltar que o câncer de bexiga é um dos tipos de neoplasia que tem estreita relação com o tabagismo, sendo assim, as políticas antitabagismo atuais devem resultar em redução da incidência daqui a alguns anos.

Quanto ao câncer de próstata, atualmente, o grande desafio é realizar o diagnóstico precoce da doença, buscando sua cura logo nos estádios iniciais.

BIBLIOGRAFIA

1. American Cancer Society of Clinical Oncology. Clinical cancer advances. Disponível em: http://www.cancer.net/publications. Acessado em: 28 out 2013.

2. Bellmunt J, Bolla M, Joniau STH, Van der Kwast MD, Mason V, Matveev NM et al. Diretrizes sobre o câncer de próstata. Eur Urol. 2011;59(4):572-83.
3. Brasil. Ministério da Saúde. Instituto Nacional de Câncer José Alencar Gomes da Silva (Inca). Estimativa 2014: Incidência de câncer no Brasil. Rio de Janeiro: Inca; 2014. 124p.
4. De Bono JS, Logothetis CJ, Molina A, Fizazi K, North S, Chu L et al. Abiraterone and increased survival in metastatic prostate cancer. N Engl J Med. 2011;364(21):1995-2005.
5. Ferreira U, Sasse AD. (coord.) Diretrizes baseadas em evidências em tumores urológicos. São Paulo: Dendrix; 2007.
6. Hudes G, Carducci M, Tomczak P, Dutcher J, Figlin R, Kapoor A et al. Temsirolimus, interferon alfa, or both for advanced renal-cell carcinoma. N Engl J Med. 2007;356(22):2271-81.
7. Lowrance WT, Houston T, Yee DS, Kaag M, Donat MS, Russo P. Obesity is associated with a higher risk of clear-cell renal cell carcinoma than with other histologies. Brit Journ Urol International. 2009;105(1):16-20.
8. Motzer RJ, Hutson TE, Tomczak P, Michaelson MD, Bukowski RM, Rixe O et al. Sunitinib versus interferon alfa in metastatic renal-cell carcinoma. N Engl J Med. 2007;356(2):115-24.
9. National Comprehensive Cancer Network (NCCN). Clinical practice guidelines in oncology. Bladder cancer. Version 2012.2. Disponível em: http://www.nccn.org. Acessado em: 20 set 2013.
10. National Comprehensive Cancer Network (NCCN). Clinical practice guidelines in oncology. Kidney cancer. Version 2012.2. Disponível em: http://www.nccn.org. Acessado em: 20 set 2013.
11. National Comprehensive Cancer Network (NCCN). Clinical practice guidelines in oncology. Prostate cancer. Version 2012.2. Disponível em: http://www.nccn.org. Acessado em: 25 set 2013.
12. Saad ED, Maluf FC, Hoff PM. Oncologia em evidência: epidemiologia, patologia e princípios terapêuticos dos principais tumores sólidos. São Paulo: Dendrix; 2009. p.43-60.
13. Sociedade Brasileira de Urologia. Projeto Diretrizes. Câncer de bexiga: parte I. 2006. Disponível em: http://www.projetodiretrizes.org.br. Acessado em: 20 set 2013.
14. Sociedade Brasileira de Urologia. Projeto Diretrizes. Câncer renal: diagnóstico e estadiamento. 2006. Disponível em: http://www.projetodiretrizes.org.br. Acessado em: 20 set 2013.
15. Sociedade Brasileira de Urologia. Projeto Diretrizes. Câncer renal: tratamento. 2006. Disponível em: http://www.projetodiretrizes.org.br. Acessado em: 20 set 2013.
16. Sternberg CN, Davis ID, Mardiak J, Szczylik C, Lee E, Wagstaff J et al. Pazopanib in locally advanced or metastatic renal cell carcinoma: results of randomized phase III trial. J Clin Oncol. 2010;28(6):1061-8.
17. Tonon TCA, Schoffen JPF. Câncer de próstata: uma revisão da literatura. Rev Saúde e Pesquisa. set/dez 2009;2(3):403-10.

9

CÂNCER DE TESTÍCULO

Fernando Nunes Galvão de Oliveira

INTRODUÇÃO

O câncer de testículo é a malignidade sólida mais comum entre 15 e 35 anos, embora represente apenas 1% de todos os tumores em homens. Entre as neoplasias do testículo, aquelas de origem germinativa representam 95% de todos os cânceres gonadais. Os tumores de células germinativas são divididos em seminomas e não seminomas. Outras neoplasias incluem tumores sexuais do cordão estromal, de células de Leydig e Sertoli, gonadoblastoma e outros, como linfoma, sarcoma, carcinoides e secundários.

EPIDEMIOLOGIA

Quanto à incidência e à mortalidade, foram estimados 7.920 novos casos nos Estados Unidos em 2013, porém com apenas 400 óbitos. Apesar de seus fatores ainda serem incertos, tem-se notado um aumento gradual na incidência desde os anos 1990. Uma elevação em 3,5 vezes de casos novos foi relatada por estudo em Connecticut quando foram comparados os anos de 1950 e 1990. Em dados do National Cancer Institute (NCI), a incidência de tumores de células germinativas entre homens norte-americanos cresceu 44% entre 1973 e 1978 e 1994 e 1998. A incidência de seminomas aumentou 62%, enquanto, entre os tumores não seminomatosos, o incremento foi de apenas 24%. Uma revisão baseada em dados de doze países europeus revelou que o número de casos novos tem aumentado 1 a 6% ao ano nos vários países incluídos na revisão.

A incidência de câncer de testículo varia significativamente a depender da localização geográfica. As maiores incidências ocorrem na Escandinávia, na Suíça e na Alemanha. Os Estados Unidos e o Reino Unido apresentam taxas intermediárias, enquanto a África e a Ásia possuem as menores. Homens jovens e brancos são os mais acometidos, enquanto os afrodescendentes possuem as menores taxas.

Há um número conhecido de fatores de risco relacionados ao câncer de testículo. Entre eles, pode-se citar o criptorquidismo, em que até 10% dos tumores de testículos ocorrem em pacientes com testículos não descendentes. Entretanto, em até 25% dos casos, o tumor pode ser na gônada contralateral. Dessa maneira, a orquiopexia é recomendada o quanto antes como uma maneira de reduzir o risco de malignidade. Pacientes com tumor testicular têm um risco de 1 a 5% de desenvolver novo tumor no testículo contralateral. A história familiar é responsável por 1 a 3% dos tumores germinativos. Outros fatores, como HIV, microlitíase testicular, síndrome de Peutz-Jeghers e dieta ainda são assuntos bastante controversos no que se refere à etiologia do tumor de testículo.

MANIFESTAÇÕES CLÍNICAS

Tumores do testículo geralmente se apresentam como um nódulo ou edema doloroso de um único testículo, podendo ser palpado pelo próprio paciente ou parceiro. Uma grande parte dos pacientes ainda pode se queixar de uma dor surda ou uma sensação de peso na porção inferior do abdome, região perianal ou escroto.

Alguns sinais e sintomas ainda podem depender do sítio metastático. Massa em região do pescoço pode denotar acometimento linfonodal cervical, assim como tosse ou dispneia podem ser um sinal de metástase pulmonar. O comprometimento de gânglios no retroperitônio pode apresentar-se com dor lombar, anorexia, náuseas, vômitos e ainda hemorragia intestinal. Outros sintomas dependerão dos órgãos envolvidos. Síndromes paraneoplásicas, como hipertireoidismo e encefalite límbica, têm sido descritas. A ginecomastia é um achado típico naqueles pacientes com altos valores de gonadotrofina coriônica humana (hCG).

Entre os tumores gonadais, o coriocarcinoma costuma cursar com hemorragias frequentes, sendo comum a abertura do quadro com hemoptises quando sua localização já se faz nos pulmões. Um apresentação não usual é o aparecimento do tumor germinativo em região de mediastino, inclusive sem tumor no testículo.

DIAGNÓSTICO

Os principais diagnósticos diferenciais são epididimite e orquite, de modo que alguns sinais e sintomas podem confundir o médico e até mesmo atrasar o diagnóstico e, consequentemente, o tratamento. Em muitos centros, recomenda-se tratar com antibióticos empiricamente por duas semanas e, caso não ocorra regressão do quadro, realizar uma ultrassonografia (US) do testículo acometido. Outras doenças, como hidrocele, varicocele ou espermatocele, podem também mimetizar um tumor gonadal. Neoplasias hematológicas, como linfoma ou leucemia e, ainda, metástases de outros órgãos, também entram no rol de diagnósticos diferenciais.

O paciente que refere dor, edema ou qualquer queixa testicular deve ser submetido à investigação diagnóstica com US de bolsa escrotal, preferencialmente. Caso ocorra constatação de massa suspeita em testículo, o paciente deve ser encaminhado ao urologista. Radiografia de tórax e marcadores tumorais devem ser solicitados antes de qualquer procedimento cirúrgico. É de suma importância que o indivíduo não seja submetido à biópsia pelo risco de disseminação de células malignas no escroto (Figura 1).

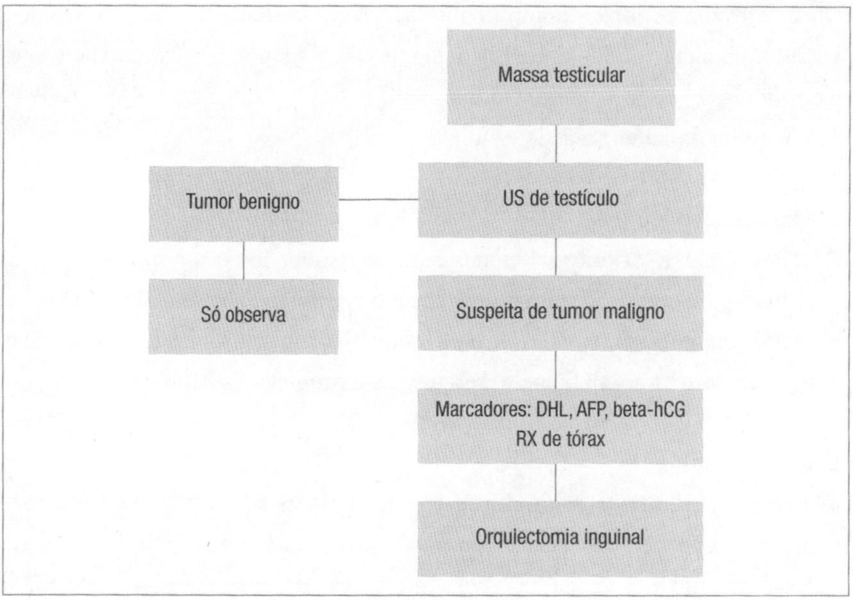

FIGURA 1 Diagnóstico no paciente com queixa testicular.

AFP: alfafetoproteína; beta-hCG: gonadotrofina coriônica humana beta sérica; DHL: desidrogenase láctica; RX: raios X; US: ultrassonografia.

Exames laboratoriais

Três marcadores estão normalmente elevados no paciente com câncer de testículo. Níveis séricos de alfafetoproteínas e beta-hCG estão elevados em 80 a 85% dos homens com tumor não seminomatoso, mesmo quando não metastático. Nos seminomas puros, não há elevação de alfafetoproteínas, porém, o beta-hCG pode estar elevado em até 20% dos casos. Os marcadores devem ser solicitados antes da orquiectomia e repetidos após esse exame, sendo acompanhados conforme a meia-vida de cada um.

Alfafetoproteína (AFP)

Possui uma meia-vida de aproximadamente quatro a seis dias. É produzido pelo trato gastrointestinal, fígado e tecido fetal, porém não deve estar elevado em paciente saudável. Nunca presente em um seminoma puro, de modo que, quando presente, indica componente não seminomatoso. Sua elevação varia conforme estádio do tumor, variando de 10 a 20%, para estádios iniciais, e até 60%, quando na doença avançada.

Gonadotrofina coriônica humana beta sérica (beta-hCG)

Possui uma meia-vida de aproximadamente 0,5 a 1,5 dia. É secretada pelo sinciciotrofloblasto. Normalmente é o marcador mais elevado, e seus altos níveis podem resultar em ginecomastia.

Desidrogenase láctica (DHL)

O DHL é o marcador tumoral menos específico, podendo estar elevado em uma grande quantidade de doenças benignas e neoplasias malignas. Elevado em até 80% dos seminomas metastáticos e 60% dos não seminomas avançados. Pode refletir a margem tumoral, taxa de crescimento e proliferação celular.

Exames de imagem

A US de testículo pode distinguir lesões testiculares com um alto grau de acurácia, podendo detectar lesões tão pequenas quanto 1 a 2 mm de diâmetro. O estadiamento é recomendado com radiografia de tórax, sendo acrescentada tomografia computadorizada (TC) se a radiografia estiver alterada. É importante a complementação do estudo com a tomografia de abdome na tentativa de evidenciar comprometimento ganglionar. A ressonância nuclear magnética (RNM) de cérebro e a cintilografia óssea devem ser solicitadas apenas se o paciente apresentar sintomas neurológicos ou dores ósseas, respectivamente. A tomografia computadorizada por emissão de pósitrons (PET-CT) possui indicação controversa no estadiamento do câncer de testículo, porém, no caso dos tumores seminomatosos, torna-se útil na avaliação de massas residuais acima de 3 cm.

ESTADIAMENTO

TNM – Após orquiectomia radical

TABELA 1 Estadiamento patológico

p(T) – Tumor primário	
pTx	O tumor primário não pode ser avaliado
pTis	Neoplasia de células germinativas intratubular (carcinoma *in situ*)
pT1	Tumor limitado ao testículo e epidídimo, sem invasão vascular/linfática; o tumor pode invadir a túnica albugínea, mas não a *tunica vaginalis*
pT2	Tumor limitado ao testículo e epidídimo, com invasão vascular/linfática, ou tumor que se estende através da túnica albugínea com envolvimento da *tunica vaginalis*
pT3	Tumor que invade o cordão espermático, com ou sem invasão vascular/linfática
pT4	Tumor que invade o escroto, com ou sem invasão vascular/linfática
pN – Linfonodos regionais	
pNx	Os linfonodos regionais não podem ser avaliados
pN0	Ausência de metástase em linfonodo regional
pN1	Metástase em massa de linfonodos com 2 cm, ou menos, em sua maior dimensão, e 5 ou menos linfonodos positivos, nenhum com mais de 2 cm em sua maior dimensão
pN2	Metástase em massa de linfonodos com 2 cm ou mais, até 5 cm em sua maior dimensão; ou mais de 5 linfonodos positivos, nenhum com mais de 5 cm; ou evidência de extensão tumoral extranodal
pN3	Metástase em massa de linfonodos com mais de 5 cm em sua maior dimensão
pM – Metástase a distância	
pMX	Presença de metástase não pode ser acessada
pM0	Ausência de metástase a distância
pM1a	Metástase pulmonar; linfonodos não regionais
pM1b	Metástase a distância; outra que não pulmonar ou linfonodal

TABELA 2 Marcadores tumorais séricos

S1	DHL < 1,5x VR	hCG < 5.000	AFP < 1.000
S2	DHL 1,5 a 10x VR	hCG 5.000 a 50.000	AFP 1.000 a 10.000
S3	DHL > 10x VR	hCG > 50.000	AFP > 10.000

AFP: alfafetoproteína; DHL: desidrogenase láctica; hCG: gonadotrofina coriônica humana; VR: valor de referência.

TABELA 3 Grupamentos por estádio

Estádio 0	pTis N0 M0 S0, SX
Estádio I	pT1-4 N0 M0 SX
Estádio IA	pT1 N0 M0 S0
Estádio IB	pT2 N0 M0 S0 pT3 N0 M0 S0 pT4 N0 M0 S0
Estádio IS	Qualquer pT/TX N0 M0 S1-3
Estádio II	Qualquer pT/TX N1-3 M0 SX
Estádio IIA	Qualquer pT/TX N1 M0 S0 Qualquer pT/TX N1 M0 S1
Estádio IIB	Qualquer pT/TX N2 M0 S0 Qualquer pT/TX N2 M0 S1
Estádio IIC	Qualquer pT/TX N3 M0 S0 Qualquer pT/TX N3 M0 S1
Estádio III	Qualquer pT/TX, qualquer N M1, SX
Estádio IIIA	Qualquer pT/TX, qualquer N M1, M1a S0 Qualquer pT/TX, qualquer N M1, M1a S1
Estádio IIIB	Qualquer pT/TX N1-3 M0 S2 Qualquer pT/TX, qualquer N M1, M1a S2
Estádio IIIC	Qualquer pT/TX N1-3 M0 S3 Qualquer pT/TX, qualquer N M1, M1a S3 Qualquer pT/TX, qualquer N M1b, qualquer S

SX: os marcadores tumorais séricos não estão disponíveis ou não foram realizados; S0: marcadores tumorais séricos dentro dos limites normais

TRATAMENTO

A abordagem inicial em um paciente com massa testicular vista à US é imediata orquiectomia por via inguinal, sendo contraindicada a biópsia pelo risco de disseminação de células tumorais (Figura 2).

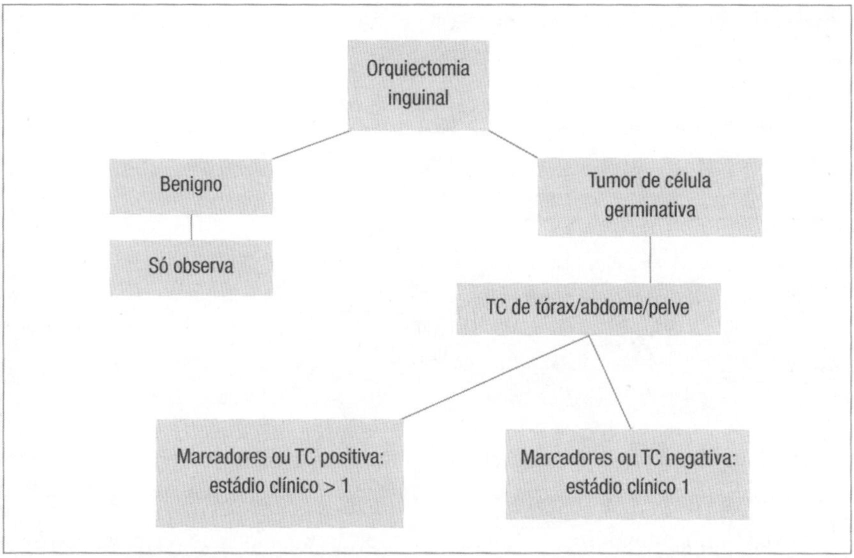

FIGURA 2 Tratamento.
TC: tomografia computadorizada.

Os tipos de tumor de testículo, basicamente, resumem-se a três grandes tipos: os de células germinativas, responsáveis por 95% dos diagnósticos, e 1 a 5% para os tumores do estroma gonadal e gonadoblastomas. Entre os tumores de células germinativas, há 40 a 50% de tumores seminomatosos e 50 a 60% de não seminomatosos. As neoplasias não seminomatosas englobam diversos tipos, entre eles: *Yolk sac*, teratomas e coriocarcinomas. Entre as características de cada subtipo, nota-se uma maior agressividade entre os tumores não seminomatosos em relação aos seminomas; e, no grupo dos não seminomas, como já dito anteriormente, o tipo coriocarcinoma tem uma maior propensão ao sangramento (Tabela 4).

Seminomas

Estádio I

O estádio I de seminoma puro possui três opções de tratamento: vigilância ativa, um a dois ciclos de quimioterapia (QT) com carboplatina e, ainda, radioterapia (RT). Todas as opções aparecem como categoria 1 no painel de opções do Na-

TABELA 4 Classificação e prevalência dos tumores de testículos

Tipo de tumor	%	Características patológicas	%
Células germinativas	95	Seminomas	40 a 50
Único tipo	60	Não seminomas	50 a 60
Combinado	40	Células embrionárias	
		Saco vitelino	
		Teratomas	
		Coriocarcinomas	
Estroma gonadal	1 a 2	Leydig	
		Sertoli	
Gonadoblastoma	1	Célula germinativa + Célula estromal	

tional Comprehensive Cancer Network. Entretanto, dá-se preferência para vigilância ativa entre os tumores menores, ou seja, aqueles estadiados como pT1 e pT2. Nos tumores maiores, estadiados com pT3 ou maior que 4 cm, deve-se dar preferência à RT infradiafragmática, que inclua os linfonodos para-aórticos. Para aqueles tumores com estádio I, porém ainda com marcadores persistentemente elevados (Is), recomenda-se o uso de RT infradiafragmática que inclua os linfonodos para-aórticos e ilíacos ipsilaterais.

Estádio II

O estádio II pode ser subdividido em A, B e C. A conduta recomendada para os estádios A e B, ou seja aqueles com linfonodomegalia até 5 cm, é o uso de RT infradiafragmática com 30 a 35 Gy, esse é o tratamento de escolha. Para aqueles estadiados com IIC, a recomendação é QT à base de cisplatina, sendo a combinação de preferência bleomicina, etoposídeo e cisplatina (BEP), por três ciclos, ou etoposídeo e cisplatina (EP), por quatro ciclos.

Estádio III

O estádio III continua sendo um estádio com alto índice de cura. O padrão de tratamento será QT, porém, o número de ciclos a ser administrados dependerá do prognóstico. Para aqueles considerados de bom prognóstico, a recomendação é de três ciclos de BEP ou quatro ciclos de EP, enquanto, para os de risco intermediário, o tratamento de escolha é o de quatro ciclos de BEP.

Não seminomas

Estádio I

O tratamento considerado padrão é a orquiectomia seguida de linfadenectomia retroperitoneal ou dissecção linfonodal retroperitoneal. Entretanto, como a sobrevida é muito alta e a chance de recidiva é pequena, outras opções terapêuticas são também aceitáveis no tratamento do câncer de testículo estádio I.

Entre aqueles tumores em que não há invasão vascular ou linfática, sem invasão da *tunica vaginalis*, a vigilância ativa é uma opção factível naqueles pacientes cooperativos. Naquelas peças cirúrgicas em que havia invasão vascular ou linfática, a opção é a orquiectomia, seguidos de um ou dois ciclos de QT com BEP.

Estádio II

Nesse estádio, as opções após orquiectomia, para aqueles pacientes cujos marcadores negativaram, são a dissecção linfonodal retroperitoneal ou QT primária com três ciclos de BEP ou quatro ciclos de EP. Entre os pacientes classificados como N2, caso o sítio de drenagem linfonodal não seja o habitual, ou, ainda, a apresentação do tumor seja multifocal e sintomática, a recomendação inclui apenas QT.

Estádio III e pacientes com fatores de risco

Esse grupo pode ser subdividido em outros três, de acordo com critérios prognósticos adotados pelo Grupo Colaborativo Internacional do Câncer de Células Germinativas (IGCCCG). Aqueles pacientes com estádio I, IIA e IIB, porém com marcadores persistentemente elevados, estádio IIC e IIIA, são tratados, preferencialmente, com três ciclos de QT com BEP ou quatro ciclos de EP. Para os pacientes com IIIB ou IIIC, risco intermediário e alto, respectivamente, o tratamento de escolha é quatro ciclos de BEP, ficando como opção outro esquema quimioterápico.

SEGUIMENTO

Nos seminomas, nos primeiros dois anos, deve-se seguir os pacientes com marcadores e exame físico a cada dois a três meses, radiografia de tórax e TC de abdome semestral. Do 3º ao 5º ano, marcadores e exame físico a cada quatro a seis meses e radiografia de tórax e TC de abdome anual.

Nos não seminomas, aqueles em estádio I sob vigilância ativa devem ter um esquema mais rígido de seguimento. Nestes, no primeiro ano, radiografia de tórax, exame físico e marcadores devem ser obrigatórios mensalmente e TC de abdome a cada três a quatro meses. No 2º ano, essa frequência diminui um pouco, de modo que radiografia, exame físico e marcadores passam a ser a cada dois a três meses e, no 3º ao 5º ano, a cada quatro a seis meses. Quanto à TC de abdome, no 2º ano, a recomendação é um novo exame a cada quatro a seis meses e, no 3º ao 5º ano, a cada seis a doze meses. Nos demais estádios, o seguimento é semelhante ao utilizado nos tumores seminomatosos. Nos primeiros dois anos, deve-se seguir os pacientes com raios X (RX) de tórax, marcadores e exame físico a cada dois a três meses e TC de abdome semestral a anual. Do 3º ao 5º ano, RX de tórax, marcadores e exame físico a cada quatro a seis meses e TC de abdome anual.

PROGNÓSTICO

Para pacientes com tumores avançados, o tratamento não difere pelo tipo histológico. O sistema de estratificação de risco do IGCCCG oferece um guia de tratamento baseado em fatores prognósticos, que dependem, basicamente, dos marcadores, da localização inicial e do sítio de metástase (Tabela 5).

TABELA 5 Fatores prognósticos do IGCCCG

Prognóstico	Não seminomas	Seminomas puros
Baixo	Primário em exames ou retroperitônio Ausência de metástases não pulmonares AFP < 1.000 mg/mL hCG < 5.000 IU/L DHL < 1,5x VR	Qualquer sítio primário Ausência de metástases não pulmonares AFP < 1.000 Qualquer hCG e DHL
Intermediário	Primário em exames ou retroperitônio Ausência de metástases não pulmonares AFP 1.000 a 10.000 mg/mL hCG 5.000 a 50.000 IU/L DHL 1,5 a 10x VR	Qualquer sítio primário Ausência de metástases não pulmonares AFP normal Qualquer hCG e DHL
Ruim	Primário em mediastino Presença de metástases viscerais não pulmonares AFP > 10.000 mg/mL hCG > 50.000 IU/L DHL > 10x VR	Não há seminomas de alto risco

AFP: alfafetoproteína; DHL: desidrogenase láctica; hCG: gonadotrofina coriônica humana; VR: valor de referência.

CONSIDERAÇÕES FINAIS

Os tumores germinativos do testículo estão entre aqueles com maior possibilidade de cura, inclusive no cenário metastático. Os tratamentos disponíveis oferecem uma chance de erradicação do tumor considerável, o que, de certa forma, pode explicar o menor número de tratamentos novos nesse segmento.

O frequente acometimento na faixa etária entre 25 e 35 anos nos faz ficar atentos para os numerosos casos de jovens com queixa testicular que procuram o pronto atendimento. Em muitas situações, os pacientes acabam recebendo apenas medicações analgésicas sem a correta investigação. Portanto, é de suma importância sempre considerar a possibilidade de um tumor germinativo, procedendo, dessa maneira, uma investigação completa e encaminhando a um urologista especializado.

BIBLIOGRAFIA

1. American Society of Clinical Oncology. International germ cell consensus classification: a prognostic factor-based staging system for metastatic germ cell cancers. International Germ Cell Cancer Collaborative Group. J Clin Oncol. 1997;2(15):594-603.
2. Benson CB. The role of ultrasound in diagnosis and staging of testicular cancer. Semin Urol. 1988;6(3):189.
3. Bosl GJ, Motzer RJ. Testicular germ-cell cancer. N Engl J Med. 1997;337:242-54.
4. Bray F, Richiardi L, Ekbom A, Pukkala E, Cuninkova M, Møller H. Trends in testicular cancer incidence and mortality in 22 European countries: continuing increases in incidence and declines in mortality. Int J Cancer. 2006;118(12):3099-111.
5. Dieckmann KP, Pichlmeier U. The prevalence of familial testicular cancer: an analysis of two patient populations and a review of the literature. Cancer. 1997;80(10):1954-60.
6. Gajendran VK, Nguyen M, Ellison LM. Testicular cancer patterns in African American men. Urology. 2005;66(3):602.
7. Gilligan TD, Seidenfeld J, Basch EM, Einhorn LH, Fancher T, Smith DC et al. American Society of Clinical Oncology. American Society of Clinical Oncology Clinical Practice Guideline on uses of serum tumor markers in adult males with germ cell tumors. J Clin Oncol. 2010;28(20):3388.
8. Herrinton LJ, Zhao W, Husson G. Management of cryptorchism and risk of testicular cancer. Am J Epidemiol. 2003;157(7):602.

9. Huddart RA, O'Doherty MJ, Padhani A , Mead GM, Joffe JK, Vasey P et al. 18fluoro-deoxyglucose positron emission tomography in the prediction of relapse in patients with high-risk, clinical stage I nonseminomatous germ cell tumors: preliminary report of MRC Trial TE22–the NCRI Testis Tumour Clinical Study Group. J Clin Oncol. 2007;25(21):3090.
10. Kondagunta GV, Sheinfeld J, Mazumdar M , Mariani TV, Bajorin D, Bacik J et al. Relapse-free and overall survival in patients with pathologic stage II nonseminomatous germ cell testicular cancer treated with etoposide and cisplatin adjuvant chemotherapy. J Clin Oncol. 2004;22:464-67.
11. McGlynn KA, Devesa SS, Sigurdson AJ, Brown LM, Tsao L, Tarone RE. Trends in the incidence of testicular germ cell tumors in the United States. Cancer. 2003;97(1):63-70.
12. National Comprehensive Cancer Network (NCCN). NCCN Clinical Practice Guidelines in Oncology (NCCN Guidelines®). Version I. 2013: Testicular Cancer. Disponível em: http://www.nccn.org/professionals/physician_gls/pdf/testicular.pdf. Acessado em: 30 maio 2013.
13. Nguyen CT, Fu AZ, Gilligan TD, Wells BJ, Klein EA, Kattan MW et al. Defining the optimal treatment for clinical stage I nonseminomatous germ cell testicular cancer using decision analysis. J Clin Oncol. 2010;28:119-25.
14. Oosting SF, Haas EC, Links TP, Bruin D, Sluiter WJ, Jong IJ et al. Prevalence of paraneoplastic hyperthyroidism in patients with metastatic non-seminomatous germ-cell tumors. Ann Oncol. 2010;21(1):104-8.
15. Siegel R, Naishadham D, Jemal A. Cancer statistics 2013. CA Cancer J Clin. 2013;63:11-30.
16. Sonneveld DJ, Schraffordt Koops H, Sleijfer DT, Hoekstra HJ. Bilateral testicular germ cell tumours in patients with initial stage I disease: prevalence and prognosis--a single centre's 30 years' experience. Eur J Cancer. 1998;34(9):1363-7.
17. Tandstad T, Dahl O, Conh-Cedemark G, Cavallin-Stahl E, Stierner U, Solberg A et al. Risk-adapted treatment in clinical stage I nonseminomatous germ cell testicular cancer: The SWENOTECA management program. J Clin Oncol. 2009;27(13):2122-128.
18. Tseng Jr A, Horning SJ, Freiha FS, Resser KJ, Hannigan Jr JF, Torti FM. Gynecomastia in testicular cancer patients. Prognostic and therapeutic implications. Cancer. 1985;56(10):2534.
19. Voltz R, Gultekin SH, Rosenfeld MR, Gerstner E, Eichen J, Posner JB et al. A serologic marker of paraneoplastic limbic and brain-stem encephalitis in patients with testicular cancer. N Engl J Med. 1999;340(23):1788-95.

20. Walsh TJ, Grady RW, Porter MP, Lin DW, Weiss NS. Incidence of testicular germ cell cancers in U.S. children: SEER program experience 1973 to 2000. Urology. 2006;68(2):402-5.

21. Zheng T, Holford TR, Zheng MA, Ward BA, Flanery J, Boyle P. Continuing increase in incidence of germ-cell testis cancer in young adults: experience from Connecticut, USA, 1935--1992. Int J Cancer. 1996;65:723- 29.

10

CÂNCER GENITAL FEMININO

Márcia Wanderley de Moraes

INTRODUÇÃO

O problema do câncer no Brasil ganha relevância pelo perfil epidemiológico que essa doença vem apresentando e o tema tem conquistado espaço nas agendas políticas e técnicas de todas as esferas de governo. O conhecimento sobre a situação dessa doença permite estabelecer prioridades e alocar recursos de maneira direcionada para a modificação positiva desse cenário na população brasileira.

O Instituto Nacional de Câncer José Alencar Gomes da Silva (Inca) destaca-se pelo seu papel estratégico no desenvolvimento de ações nacionais voltadas para a prevenção e o controle do câncer. O Plano de Fortalecimento das Ações de Prevenção e Qualificação do Diagnóstico e Tratamento dos Cânceres do Colo do Útero e da Mama, lançado em março de 2013 pelo governo federal, é um exemplo destacado dessa premissa.

EPIDEMIOLOGIA

No Brasil, as estimativas para o ano de 2014 apontaram a ocorrência de aproximadamente 576.580 casos novos de câncer. Os tipos mais incidentes para o sexo feminino foram os cânceres de pele não melanoma, mama, cólon e reto e colo do útero. A seguir, encontra-se descrita a epidemiologia de alguns dos cânceres ginecológicos.

Câncer do ovário

Estimaram-se 5.680 casos novos de câncer do ovário para o Brasil no ano de 2014, com um risco estimado de cinco casos a cada 100 mil mulheres.

É a quinta neoplasia mais incidente na maioria das regiões do país. As taxas mais altas de incidência foram observadas no norte da Europa e na América do Norte.

Câncer do corpo do útero

O Inca previu 5.900 casos novos de câncer do corpo do útero para o Brasil no ano de 2014, com um risco estimado de 5,79 casos a cada 100 mil mulheres, sendo o sétimo mais incidente na região centro-oeste do país (5,22/100 mil).

O câncer do corpo do útero é o sétimo tipo de câncer mais frequente entre as mulheres, com aproximadamente 290 mil casos novos por ano no mundo, responsável pelo óbito de aproximadamente 74 mil mulheres por ano.

Câncer do colo do útero

Para o Brasil, no ano de 2014, previu-se 15.590 casos novos de câncer do colo do útero, com um risco estimado de 15,33 casos a cada 100 mil mulheres. É o mais incidente na região norte do país (24/100 mil). Apontado como um importante problema de saúde pública no mundo, configura-se como o terceiro tipo de câncer mais comum entre as mulheres.

Sua incidência é cerca de duas vezes maior em países menos desenvolvidos quando comparados aos países mais desenvolvidos. Nos países menos desenvolvidos ocorrem cerca de 85% dos óbitos. Por exemplo, a Índia, que é o segundo país mais populoso do mundo, contribui com cerca de 27% de todos os óbitos por esse câncer.

Manifesta-se a partir da faixa etária de 20 a 29 anos, aumentando seu risco rapidamente até atingir o pico etário entre 50 e 60 anos. Uma provável explicação para as altas taxas de incidência em países em desenvolvimento seria a inexistência ou a pouca eficiência dos programas de rastreamento.

Câncer de vulva

O câncer da vulva representa os tumores que se originam nas estruturas externas do trato reprodutor (lábios, abertura vaginal e clitóris). Aproximadamente 80% dos cânceres de vulva são carcinomas das células escamosas, 10% são melanomas malignos, 5% são glandulares, 3% são carcinomas das células basais e 2% são sarcomas raros.

Os tumores malignos da vulva são pouco frequentes, representam 4% dos tumores ginecológicos malignos e ocorrem predominantemente em mulheres acima dos 50 anos. É considerada uma doença da mulher idosa, pois sua grande incidência se dá depois da menopausa.

ETIOLOGIA

Câncer do ovário

O fator de risco mais importante para o desenvolvimento do câncer do ovário é a história familiar de câncer da mama ou do ovário. Mulheres que já desenvolveram câncer da mama e são portadoras de mutações nos genes *BRCA1* e *BRCA2* possuem um risco aumentado para desenvolver câncer do ovário. Outra condição genética que aumenta o risco para o desenvolvimento dessa neoplasia é o câncer do cólon hereditário não polipoide (síndrome de Lynch). Outros fatores de risco são a terapia de reposição hormonal pós-menopausa, tabagismo, obesidade, menopausa tardia e a presença de endometriose (doença inflamatória frequente durante a vida reprodutiva da mulher). Os fatores de risco para a endometriose são semelhantes aos do câncer do ovário. Além da parte hormonal, essa doença causa um estado crônico de inflamação, o que também pode contribuir para o desenvolvimento da neoplasia.

A prevenção desse tipo de câncer é limitada pelo conhecimento de suas causas, além da falta de disponibilidade de técnicas para diagnósticos precoces. Não existem evidências de que o rastreamento seja efetivo para essa doença. Geralmente, o diagnóstico é feito de maneira ocasional ou quando o tumor já apresenta sintomas que indicam uma doença mais avançada.

Câncer do corpo do útero

Os principais fatores de risco para o câncer do corpo do útero são menarca precoce, menopausa tardia, terapia de reposição hormonal (TRH), obesidade e sedentarismo. Mulheres que tiveram câncer de mama tem o risco aumentado para câncer de endométrio (localização mais comum de câncer do corpo do útero) principalmente quando tratadas com tamoxifeno. A história familiar tem pouca influência nesse tipo de câncer; entretanto, a presença da doença em parentes de primeiro grau é considerada um fator de risco. Atividade física e hábitos alimentares saudáveis são apontados como possíveis fatores de proteção.

Câncer de vulva

O principal fator de risco para o desenvolvimento de lesões intraepiteliais de alto grau, do câncer do colo do útero e do câncer de vulva é a infecção pelo papilomavírus humano (HPV). Apesar de ser considerada uma condição necessária, a infecção pelo HPV por si só não representa uma causa suficiente para o surgimento de neoplasia. Atualmente, existem treze tipos de HPV reconhecidos como oncogênicos pela Agência Internacional para Pesquisa sobre o Câncer (Iarc). Desses, os mais comuns são o HPV16 e o HPV18. Além de aspectos relacionados à própria infecção pelo HPV (tipo e carga viral, infecção única ou múltipla), fatores ligados à imunidade, à genética e ao comportamento sexual parecem influenciar. A idade também interfere nesse processo, sendo que a maioria das infecções por HPV em mulheres com menos de 30 anos regride espontaneamente, ao passo que acima dessa idade a persistência é mais frequente. O tabagismo eleva o risco para o desenvolvimento do câncer do colo do útero. Esse risco é proporcional ao número de cigarros fumados por dia e aumenta quando o ato de fumar é iniciado em idade precoce.

ESTADIAMENTO E CLASSIFICAÇÃO

Os principais tumores genitais femininos são estadiados e classificados conforme as recomendações da Federação Internacional de Ginecologia e Obstetrícia (Figo), o modelo TNM e o American Joint Committee on Cancer (AJCC), descritos na Tabela 1.

O estadiamento cirúrgico do câncer de ovário envolve a coleta do líquido ascítico ou lavado peritoneal, inspeção de toda a cavidade peritoneal, histerectomia total, salpingo-ooforectomia bilateral, omentectomia, amostragem linfonodal pélvica bilateral e para-aórtica e remoção de áreas suspeitas. A apendicectomia deve ser realizada em caso de tumores mucinosos, pois um apêndice macroscopicamente normal pode ser o sítio de um tumor mucinoso primário de apêndice com metástase para ovário. A laparoscopia permite a obtenção da biópsia e a avaliação de ressecabilidade, mas deve-se ter o cuidado para evitar o desenvolvimento de implantes nos sítios de acesso do laparoscópio.

TABELA 1 Principais tumores genitais femininos e seus respectivos estadiamentos conforme Figo/TMN/AJCC

Principais tumores genitais femininos	Estadiamento Figo/TNM/AJCC
Ovário (epitelial, germinativos)	**Estádio I**: tumor limitado aos ovários; **IA/T1a**: tumor limitado a um ovário, com ausência de células malignas no lavado peritoneal ou líquido ascítico, ausência de tumor em superfície externa de ovário e cápsula ovariana intacta; **IB/T1b**: igual a IA só que com tumor limitado aos dois ovários; **IC/T1c**: estádio IA ou IB com tumor na superfície externa do ovário, ruptura de cápsula ovariana, presença de células malignas no lavado peritoneal ou líquido ascítico **Estádio II/T2**: tumor invadindo um ou dois ovários, com extensão para cavidade pélvica; **IIA/T2a**: invasão das tubas uterinas ou útero com ausência de células malignas no lavado peritoneal ou líquido ascítico; **IIB/T2b**: extensão para outros órgãos pélvicos com ausência de células malignas no lavado peritoneal e líquido ascítico; **IIC/T2c**: estádio IIA ou IIB, com células malignas no lavado peritoneal ou líquido ascítico **Estádio III**: tumor invadindo um ou dois ovários, com comprometimento peritoneal extrapélvico ou comprometimento de linfonodo retroperitoneal ou inguinal; **IIIA/T3a**: invasão microscópica de peritônio da cavidade abdominal, ausência de tumor em linfonodos; **IIIB/T3b**: implantes em peritônio da cavidade abdominal ≤ 2 cm, ausência de tumor em linfonodos; **IIIC**: implantes em peritônio da cavidade abdominal > 2 cm (**IIIC/T3c**) ou comprometimento de linfonodo retroperitoneal ou inguinal (**IIIC/N1**) **Estádio IV/M1**: invasão a distância excluindo metástase peritoneal, invasão de parênquima hepático, invasão de pleura somente se for positivo para células malignas
Ovário (cordão sexual)	O estadiamento é eminentemente cirúrgico, podendo variar desde salpingo-ooforectomia unilateral, nas pacientes com tumores em estádio IA e com desejo de preservar fertilidade, até salpingo-ooforectomia bilateral e histerectomia abdominal total, naquelas com doença mais avançada no momento do diagnóstico ou com prole já constituída. Biópsia de peritônio pélvico ipsilateral à lesão nas áreas dos ligamentos infundíbulo-pélvico e redondo, fundo de saco de Douglas e adjacente à bexiga, omentectomia infracólica e lavado peritoneal para citologia são preconizados em todos os estádios. A linfadenectomia unilateral pélvica e retroperitoneal é opcional, uma vez que a incidência de comprometimento tumoral linfonodal é baixa

(*continua*)

TABELA 1 Principais tumores genitais femininos e seus respectivos estadiamentos conforme Figo/TMN/AJCC (*continuação*)

Principais tumores genitais femininos	Estadiamento Figo/TNM/AJCC
Carcinomas uterinos	**IA/T1a**: tumor limitado ao endométrio ou menor ou igual à metade do miométrio; **IB/T1b**: invasão tumoral maior do que a metade do miométrio ou tumor que se estende até as glândulas cervicais exclusivamente **II/T2**: tumor envolve o estroma cervical, mas não se estende além do útero **III**: tumor estende-se além do útero, mas está confinado à pelve verdadeira; **IIIA/T3a**: invasão da serosa e/ou anexos; **IIIB/T3b**: metástases vaginais ou envolvimento de paramétrios; **IIIC**: metástases para linfonodos pélvicos (**IIIC1/N1**) e/ou para-aórticos (**IIIC2/N2**) **IVA/T4**: invasão da bexiga e/ou mucosa intestinal; **IVB/M1**: doença a distância
Sarcomas uterinos (carcinossarcomas, leiomiossarcomas)	São estadiados como carcinomas de endométrio: **Estádio I**: tumor limitado ao útero; **IA**: tumor menor do que 5 cm; **IB**: tumor maior do que 5 cm **Estádio II**: tumor com extensão pélvica; **IIA**: envolvimento anexial; **IIB**: extensão ao tecido pélvico extrauterino **Estádio III**: tumor invade tecidos abdominais (não somente se projetando); **IIIA**: um sítio único de acometimento; **IIIB**: acometimento de mais de um sítio; **IIIC**: metástases para linfonodos pélvicos e/ou para-aórticos **Estádio IVA:** invasão da bexiga e/ou reto; **IVB**: metástases a distância
Sarcomas uterinos (sarcomas estromais endometriais e adenossarcomas)	**Estádio I**: tumor limitado ao útero; **IA**: tumor limitado ao endométrio/endocérvice sem invasão miometrial; **IB**: invasão tumoral menor ou igual à metade do miométrio; **IC**: invasão tumoral maior do que a metade do miométrio **Estádio II**: tumor com extensão pélvica; **IIA**: envolvimento anexial; **IIB**: extensão ao tecido pélvico extrauterino **Estádio III**: tumor invade tecidos abdominais (não somente se projetando); **IIIA**: um único sítio de acometimento; **IIIB**: acometimento de mais de um sítio; **IIIC**: metástases para linfonodos pélvicos e/ou para-aórticos **Estádio IVA**: invasão da bexiga e/ou reto; **IVB**: metástases a distância

(*continua*)

TABELA 1 Principais tumores genitais femininos e seus respectivos estadiamentos conforme Figo/TMN/AJCC (*continuação*)

Principais tumores genitais femininos	Estadiamento Figo/TNM/AJCC
Cérvice	**0**: carcinoma *in situ* ou neoplasia intraepitelial grau III; **IA/T1a**: carcinoma invasivo diagnosticado somente pela microscopia; a invasão do estroma cervical deve ser menor ou igual a 5 mm e a extensão menor ou igual a 7 mm; **IA1/T1a1**: invasão do estroma menor ou igual a 3 mm e extensão menor ou igual a 7 mm; **IA2/T1a2**: invasão do estroma maior que 3 mm e menor ou igual a 5 mm e extensão menor ou igual a 7 mm; **IB/T1b**: lesão clínica confinada ao colo uterino ou lesão microscópica maior do que a do estádio **IA**; **IB1/T1b1**: lesão clínica menor ou igual a 4 cm; **IB2/T1b2**: lesão maior que 4 cm **II/T2**: tumor invade além do útero, mas não a parede pélvica ou o terço inferior da vagina; **IIA/T2a**: sem invasão de paramétrios; **IIA1/T2a1**: lesão clínica menor ou igual a 4 cm; **IIA2/T2a2**: lesão clínica maior que 4 cm; **IIB/T2b**: com invasão óbvia de paramétrios **III/T3**: o tumor estende-se até a parede pélvica e/ou envolve o terço inferior da vagina e/ou causa hidronefrose ou rim não funcionante; **IIIA/T3a**: envolvimento do terço inferior da vagina, sem extensão para a parede pélvica; **IIIB/T3b**: extensão até a parede pélvica e/ou hidronefrose ou rim não funcionante; **IIIB/N1**: metástases para linfonodos regionais **IV**: extensão para além da pelve verdadeira ou invasão (confirmada por biópsia) da mucosa da bexiga ou do reto. Edema bolhoso vesical apenas não permite que um caso seja alocado no estádio IV; **IVA/T4**: invasão de órgãos adjacentes; **IVB/M1**: doença a distância
Vulva	**0**: carcinoma *in situ* ou neoplasia intraepitelial; **I**: tumor confinado à vulva; **IA/T1a**: lesão menor ou igual a 2 cm em tamanho, confinado à vulva ou períneo e com invasão estromal menor ou igual a 1 mm, sem metástase linfonodal; **IB/T1b**: lesão maior que 2 cm em tamanho ou com invasão estromal maior que 1 mm, confinada à vulva ou períneo, com linfonodos negativos **II/T2**: tumor de qualquer tamanho, com extensão para estruturas perineais adjacentes (1/3 inferior da uretra, 1/3 inferior da vagina, ânus), com linfonodos negativos **III**: tumor de qualquer tamanho, com ou sem extensão para estruturas perineais adjacentes (1/3 inferior da uretra, 1/3 inferior da vagina, ânus), com linfonodos inguinofemorais positivos; **IIIA/N1a**: uma a duas metástases linfonodais medindo menos de 5 mm; **IIIA/N1b**: com uma metástase linfonodal medindo mais ou o mesmo que 5 mm; **IIIB/N2a**: três ou mais metástases linfonodais medindo menos de 5 mm; **IIIB/N2b**: com duas ou mais metástases linfonodais medindo mais ou o mesmo que 5 mm; **IIIC/N2c**: linfonodos positivos com extensão extracapsular **IV**: tumor invade outras estruturas regionais (2/3 superiores da uretra, 2/3 superiores da vagina) ou distantes; **IVA/T3**: tumor invade a uretra superior e/ou mucosa vaginal, a mucosa vesical, a mucosa retal, fixa ao osso pélvico; **IVA/N3**: com metástases linfonodais inguinofemorais fixas ou ulceradas; **IVB/M1**: qualquer metástase a distância, incluindo linfonodos pélvicos

De acordo com a Figo, os tumores malignos do colo de útero dividem-se em: a) tumores epiteliais, subdivididos em dois tipos, o carcinoma de células escamosas e o adenocarcinoma; b) tumores do tecido mesenquimal, como o sarcoma de estroma endocervical, têm sua origem na junção escamocolunar (JEC) e ocorrem por mudanças displásicas.

A lesão precursora é a displasia ou o carcinoma *in situ* (neoplasia intraepitelial do colo do útero – NIC), chamada de lesão intraepitelial de baixo grau (LIBG) ou LSIL (NIC I) e de alto grau LIAG ou HSIL (NIII e III), o qual se torna invasivo.

A nomenclatura dos exames citopatológicos utilizada no Brasil, foi baseada no sistema Bethesda (2001) e para os exames histopatológicos é utilizada a nomenclatura de Richart (1965; 1967). As nomenclaturas de Papanicolaou que utilizam classes numéricas e da Organização Mundial da Saúde (OMS), que usam o termo displasia, não devem ser mais usadas, pois diferenciam indevidamente graus de doença pré-invasiva.

O estadiamento do câncer de vulva é clínico-cirúrgico e a avaliação linfonodal é feita pelo exame anatomopatológico. O estadiamento Figo foi modificado em maio de 2009 e o atual parece refletir melhor o prognóstico das pacientes com carcinoma epidermoide de vulva.

MANIFESTAÇÕES CLÍNICAS E DIAGNÓSTICO

Câncer de ovário

Por se tratar de um câncer de difícil diagnóstico e com sintomas não específicos, nenhum método é considerado satisfatório para a detecção em fases iniciais. As manifestações clínicas mais comuns são dor abdominal e massa pélvica assintomática, podendo apresentar também distensão abdominal, ascite, emagrecimento, dispneia, perda do apetite ou mudança no hábito alimentar, dificuldade de micção, corrimentos, sangramento fora do período menstrual, obstrução intestinal, edema de membros inferiores, compressão da bexiga, dos vasos pélvicos e ureteres.

Os meios utilizados na investigação inicial incluem o exame clínico, a laparotomia exploradora, dosagem dos marcadores tumorais CA-125, a alfafetoproteína (alfa-AFP), gonadotrofina coriônica humana beta sérica (beta-hCG) e desidrogenase láctica (DHL). Os exames de imagem indicados são ecografia, ultrassonografia (US) transvaginal, radiografia de tórax, tomografia computadorizada (TC) do abdome e da pelve e ressonância nuclear magnética (RNM). A cirurgia recomendada consiste em salpingo-ooforectomia unilateral nas pacientes em estádio I e que desejam preservar a fertilidade; a opção de salpingo-ooforectomia bilateral e histerectomia abdominal total deve ser considerada para mulheres com doença mais avançada ao diagnóstico.

É importante confirmar a histologia primária ovariana antes de iniciar o tratamento neoadjuvante no intuito de descartar tumores de origem no trato gastrointestinal, linfoma ou metástase de neoplasia mamária. Uma opção, além da laparoscopia, é a biópsia de peritônio guiada por TC ou por US, capaz de determinar o sítio primário em mais de 90% dos casos.

Câncer de endométrio

Quanto ao endométrio, a prevenção não é possível; entretanto, o diagnóstico precoce é essencial para a cura da paciente. A ação estrogênica persistente é o fator fundamental na gênese da hiperplasia e do carcinoma endometrial, ficando mais evidente e perigosa na pós-menopausa, porque, nessa fase, o estrogênio estimula a ação proliferativa do endométrio sem a oposição da progesterona.

O principal sintoma da hiperplasia e do câncer de endométrio é o sangramento uterino na pós-menopausa, ou seja, aquele que ocorre passado um ano ou mais após a última menstruação. Vale ressaltar que nem todo sangramento nessa fase da vida da mulher é indicativo de malignidade.

O diagnóstico é realizado por meio do exame pélvico (ginecológico e retal) e radiografia de tórax. Nos casos com suspeita de doença avançada, ou nos quais o risco cirúrgico seja alto, recomenda-se TC ou RNM de abdome e pelve, além de cistoscopia e retossigmoidoscopia se houver suspeita de extensão vesical ou colorretal. A dosagem do marcador tumoral CA-125 pode ser útil como marcador de doença extrauterina no período pré-operatório, marcador prognóstico no pré e pós-operatório e na detecção de recorrência após tratamento locorregional.

Câncer do colo do útero

No estádio invasivo da doença, os principais sintomas são sangramento vaginal (espontâneo após o coito ou esforço), leucorreia e dor pélvica, que podem estar associados a queixas urinárias ou intestinais nos casos mais avançados. Ao exame especular, podem ser evidenciados sangramento, tumoração, ulceração e necrose no colo do útero. O toque vaginal pode mostrar alterações na forma, no tamanho, na consistência e na mobilidade do colo do útero e estruturas subjacentes.

Existe uma fase pré-clínica (sem sintomas) do câncer do colo do útero, em que a detecção de possíveis lesões precursoras assintomáticas ocorre por meio da realização periódica do exame citopatológico (Papanicolaou) e confirmadas pela colposcopia e exame histopatológico.

A infecção pelo HPV representa um dos maiores fatores de risco para a doença, e, na maioria das vezes, sua forma é assintomática, com lesões subclínicas (inaparentes) visíveis apenas após aplicação de reagentes, como o ácido acético e a solução de Lugol, ou por meio de técnicas de magnificação (colposcopia). As lesões clínicas podem ser únicas ou múltiplas, restritas ou difusas, de tamanho variável, planas ou exofíticas, sendo também conhecidas como condiloma acuminado, verruga genital ou crista de galo. As localizações mais frequentes são a vulva, o períneo, a região perianal, a vagina e o colo do útero. Menos comumente podem estar presentes em áreas extragenitais, como conjuntiva, mucosa nasal, oral e laríngea. Dependendo do tamanho e localização anatômica, as lesões podem ser dolorosas, friáveis e/ou pruriginosas.

O diagnóstico da neoplasia é realizado pelo exame pélvico (ginecológico e retal) sob anestesia. Seguido dos exames laboratoriais de hemograma, fosfatase alcalina, DHL, ureia e creatinina para todos os estádios. Os exames de imagem recomendados são radiografia de tórax, RNM ou TC de abdome e pelve com contraste para avaliar ureteres, linfonodos pélvicos e retroperitoneais a partir do estádio IB. As pacientes que apresentam sinais sugestivos de invasão de bexiga ou reto pelos exames de imagem devem realizar cistoscopia e retossigmoidoscopia, respectivamente. A tomografia computadorizada por emissão de pósitrons (PET-CT) pode ser um método de diagnóstico e prognóstico complementar à pesquisa de metástases linfonodais para-aórticas.

Câncer de vulva

A vulva apresenta lesões consideradas pré-malignas de aspecto branco, avermelhado ou cinzento; sendo as brancas (em maior número), conhecidas como distrofia vulvar crônica, tendo como sintoma principal um prurido intenso de longa duração e de tratamento difícil, que, por causa do prurido constante, leva ao surgimento de ulcerações. No entanto, somente 10% dessas lesões podem chegar a um câncer de vulva.

Os condilomas de vulva, conhecidos como verrugas da vulva, tem como fator de risco principal o vírus HPV, considerado como precursor dessa neoplasia, e devem ser acompanhados, periodicamente, por meio da vulvoscopia, que é um exame realizado pelo colposcópio. A patologia do raspado dessas lesões é realizada para complementar o diagnóstico. Todos os sinais, verrugas e lesões coloridas da vulva devem ser examinados e biopsiados, principalmente se acompanhados de prurido intenso e de difícil tratamento.

O diagnóstico é realizado pelo exame pélvico (ginecológico e retal) realizado por ginecologista especializado em oncologia, exames laboratoriais (hemograma, fosfatase alcalina, DHL, ureia e creatinina) e exames de imagem de RNM ou TC de abdome e pelve, radiografia de tórax e pesquisa do LNS como parte do estadiamento pré-operatório em tumores menores que 4 cm.

TRATAMENTO

Diversas modalidades terapêuticas podem ser oferecidas para os cânceres do aparelho genital feminino (cirurgia, radioterapia – RT – e quimioterapia – QT). A escolha do melhor tratamento depende do tipo histológico do tumor, do estadiamento clínico e/ou cirúrgico do tumor, da idade e das condições clínicas da paciente e se o tumor é inicial, recorrente ou metastático.

Câncer de ovário

A citorredução ótima no câncer de ovário é definida quando todos os tumores residuais forem menores ou iguais a 1 cm, e citorredução subótima é definida quando existe qualquer tumor residual maior que 1 cm. A resposta à citorredução tem implicação direta na sobrevida global (SG) e parece ser benéfica a pacientes com doença em estádio IV, particularmente naquelas com derrame pleural. Apesar de não serem validados, alguns critérios podem ser sugestivos de irressecabilidade, como CA-125 menor ou igual a 500 U/mL, doença visceral ou estádio IV, ascite maior que 1.000 mL, implante em andar superior maior que 1 a 2 cm, doença diafragmática e em raiz de mesentério, carcinomatose peritoneal extensa e linfoadenomegalia suprarrenal.

Em pacientes em estádio II a IV que não têm ascite e apresentam pouco volume de doença identificado por TC de abdome e pelve, é possível uma citorredução cirúrgica ótima com baixa morbidade, seguida de QT intraperitoneal (QT IP) hipertérmica com cisplatina e doxorrubicina.

A cisplatina administrada por via intraperitoneal (IP) é bem absorvida, devendo-se tomar os mesmos cuidados que na administração intravenosa da droga, como hidratação, uso de antieméticos, mudança de decúbito a cada 15 minutos por duas horas, e medicação administrada por via peritoneal com temperatura entre 40 e 42°C. Recomenda-se a instalação de cateter totalmente implantável de lúmen único.

Vale ressaltar que os protocolos de drogas utilizados por via IP podem causar toxicidade local como dor e também toxicidades sistêmicas hematológica, gastrintestinal, metabólica e neurológica.

Caso a histologia seja de carcinoma mucinoso, deve-se sempre avaliar o apêndice e realizar estudo cuidadoso com padrão de expressão de citoqueratina para auxiliar na diferenciação do local primário.

O seguimento clínico deve ser realizado a cada três meses nos primeiros dois anos, a cada seis meses nos três anos adicionais e, depois, anualmente.

Carcinomas uterinos

O tratamento dos carcinomas uterinos varia de acordo com a classificação de risco e os estádios.

Nos casos de pacientes portadoras de doença em estádio patológico I, de riscos baixo e intermediário, recomenda-se a histerectomia total e salpingo-ooforectomia bilateral. Considerar a linfadenectomia pélvica e para-aórtica e braquiterapia pós-operatória nas pacientes de risco intermediário.

O manejo conservador deve ser avaliado tanto para mulheres com doença precoce que desejam engravidar como para aquelas que temem a remoção dos ovários. Existem, ainda, condutas mais conservadoras adotadas para pacientes jovens com desejo de engravidar e que apresentam tumores endometrioides de grau I, sem invasão miometrial, que são o tratamento inicial com progestágenos seguido de cirurgia, somente após a gravidez, e a realização de histerectomia pós-parto para evitar recorrência.

Para pacientes de risco baixo, não há indicação de tratamento adjuvante radioterápico ou linfadenectomia pélvica; já a reposição hormonal é segura no que se refere à recidiva locorregional e sistêmica, devendo ser discutida com todas as pacientes. Nos casos de pacientes portadoras de doença em estádio patológico I, de risco alto e estádio patológico II, recomenda-se histerectomia total associada à salpingo-ooforectomia bilateral com linfadenectomia pélvica/para-aórtica opcional, omentectomia, seguida de biópsia do peritônio, lavado peritoneal e braquiterapia endovaginal ou RT externa. Em pacientes jovens e sem comorbidades relevantes, deve-se oferecer QT baseada em platina antes da RT.

Nos casos de pacientes jovens portadoras de doença em estádio patológico III, recomenda-se QT, seguida de RT. Em pacientes idosas com importantes comorbidades ou índice de desempenho limitado, recomenda-se somente RT adjuvante, que inclui RT externa envolvendo a pelve, com ou sem região para-aórtica e braquiterapia endovaginal.

Nos casos de pacientes portadoras de doença avançada, recomendam-se RT externa paliativa e braquiterapia endovaginal ou RT neoadjuvante, seguida de cirurgia para pacientes com boa resposta clínica.

Para pacientes com grau histológico I ou II e oligossintomáticas e/ou doença indolente com receptores de progesterona presentes, recomenda-se hormonoterapia. A terapia hormonal pode ser realizada ainda com anastrozol ou letrozol.

A taxa de resposta ao tratamento hormonal varia de acordo com o estado do receptor de progesterona (RP) em pacientes com tumores positivos para este receptor. A taxa de resposta com tamoxifeno é semelhante à obtida com progestágenos, porém não está claro qual tipo de hormonoterapia é mais eficaz. A combinação de tamoxifeno e progestágenos é uma estratégia fundamentada na observação de que essa droga se liga predominantemente ao receptor de estrógeno, provocando regulação positiva dos receptores de progesterona, o que leva a uma maior sensibilidade aos progestágenos.

O seguimento destas pacientes é realizado pelo exame ginecológico a cada seis meses nos três primeiros anos, seguido de exames anuais e Papanicolaou a cada seis e doze meses. Nas pacientes em estádios III e IV, recomenda-se o exame ginecológico e dosagem de CA-125 a cada três meses nos primeiros dois anos, a cada seis meses nos três anos adicionais e depois anualmente. Os exames de imagem de controle e monitoração são a TC ou RNM de abdome e pelve.

Câncer do colo do útero

A escolha do tratamento para o câncer do colo do útero depende da exatidão do diagnóstico. As formas pré-cancerosas do câncer de colo do útero são chamadas de displasias e podem ser tratadas com laser, conização (retirada de uma pequena porção do colo do útero) ou crioterapia (congelamento).

A cirurgia, a RT e a QT são tratamentos utilizados em estádios mais avançados, muitas vezes de forma combinada. Se o câncer não apresentar metástase e a mulher desejar engravidar, pode ser feita uma traquelectomia via vaginal ou conização. Se a mulher não pretende engravidar, pode-se optar pela histerectomia. Para mulheres sem condições cirúrgicas, recomendam-se braquiterapia isolada e a pesquisa do linfonodo sentinela (LNS) nos casos com invasão vascular; o índice de cura com cirurgia em estádio I está em torno de 95%.

A tríade, incluindo edema de membros inferiores, dor ciática e hidronefrose unilateral, sugere comprometimento da parede pélvica ou recorrência locorregional, devendo ser tratada com exenteração pélvica. As pacientes submetidas à cirurgia devem ser classificadas em risco baixo, intermediário ou alto conforme os achados anatomopatológicos. A classificação patológica do risco é importante na seleção da terapia complementar.

Os casos de pacientes grávidas que apresentam tumores menores que 2 cm e ausência de comprometimento clínico linfonodal, cujo período de gestação esteja no final do segundo trimestre ou no terceiro trimestre, podem aguardar o tratamento definitivo. Elas devem ser acompanhadas rigorosamente e iniciar o tratamento indicado após o parto.

As pacientes que apresentam tumor volumoso, mas sem adenopatia em exames de rotina, pode-se discutir o estadiamento linfonodal cirúrgico para melhor definir o prognóstico e a decisão terapêutica, especialmente na determinação do campo de RT.

As pacientes com doença avançada devem realizar QT paliativa com agentes únicos como cisplatina, docetaxel, irinotecano, topotecano, entre outros.

Câncer de vulva

O tratamento das pacientes portadoras de câncer de vulva é principalmente cirúrgico (vulvectomia radical com linfadenectomia inguinocrural). Atualmente, tem-se utilizado a cirurgia parcial (ressecção cirúrgica mais conservadora) nos estádios iniciais da doença, dependendo do tipo histológico, da extensão tumoral local e do comprometimento dos linfonodos regionais. A RT é realizada nos casos em que os gânglios inguinais estão comprometidos.

Por causa da morbidade cirúrgica e psicossexual associada à vulvectomia radical e a dissecção linfonodal bilateral (30% de incidência de deiscência; 10 a 15% de linfedema de membros inferiores), alguns grupos têm considerado cirurgia conservadora para as pacientes selecionadas (tumores unilaterais, T ≤ 2 cm e invasão ≤ 5 mm).

Em pacientes com doença localmente avançada e linfonodos normais aos exames clínico e de imagem, recomenda-se RT direcionada ao tumor primário concomitante à QT naquelas com boa condição clínica.

PROGNÓSTICO

A cirurgia isolada do câncer do colo do útero oferece chances de cura superiores a 70%, com sobrevida livre de progressão (SLP) em cinco anos de aproximadamente 80% das pacientes em estádios clínicos IB2 e IIA. É importante salientar que a extensão do comprometimento linfonodal pélvico correlaciona-se com as taxas de sobrevida livre de doença e uma boa sobrevida para os casos de câncer de endométrio detectados em estádios iniciais.

Nos casos de câncer de ovário, valores de CA-125 maiores que 12 U/mL após término da adjuvância está associado a maior risco de recorrência, com SLP em cinco anos de apenas 37,5%. O valor absoluto do CA-125 em pacientes em estádio I parece se correlacionar com a sobrevida global (SG) em cinco anos e pode ser usado na decisão terapêutica sobre o tratamento adjuvante. O prognóstico das pacientes depende da histologia, do estádio, da qualidade da citorredução e da elevação dos marcadores tumorais.

A sobrevida em mulheres com carcinoma de vulva submetidas à exenteração pélvica foi superior a cem meses, sendo o prognóstico muito pior quando a ressecção completa não foi possível por causa do comprometimento linfonodal.

CONSIDERAÇÕES FINAIS

O câncer de colo de útero é uma das poucas doenças malignas que obtém um índice de 100% de cura quando diagnosticadas precocemente. Por esse motivo é que países como o Brasil realizam programas de prevenção para incentivar as mulheres a fazer um controle periódico, que inclui a consulta anual a um ginecologista e a realização de exames para avaliação de câncer ginecológico, sobretudo o Papanicolaou.

A estratégia de rastreamento recomendada pelo Ministério da Saúde (MS) para o nosso país é o exame citopatológico, prioritariamente em mulheres de 25 a 64 anos. Os resultados do exame de Papanicolaou podem revelar a presença da neoplasia intraepitelial cervical (NIC), que não é câncer e sim uma lesão precursora que, dependendo de sua gravidade, poderá ou não evoluir para câncer.

Cabe ressaltar ainda as iniciativas públicas relacionadas ao adequado cuidado às mulheres para prevenção, diagnóstico e tratamento do câncer do colo do útero, como o programa de qualificação de ginecologistas para assistência secundária às mulheres, com alterações citológicas relacionadas às lesões intraepiteliais e ao câncer do colo do útero, e a formalização da Rede Colaborativa para a Prevenção do Câncer do Colo do Útero.

BIBLIOGRAFIA

1. Aboul-Fotouh MEM, Hana IT. Clinical validation of high risk HPV DNA testing versus ThinPrep cytology for primary cervical cancer screening. Middle East Fertil Soc J. 2013;18:102009.
2. Baiocchi Neto G, Fukazawa EM. Câncer do colo do útero. In: Lopes A, Chammas R, Iyeyasu H. Oncologia para a graduação. 3. ed. São Paulo: Lemar; 2013. p.464-470.
3. Bonassa EMA, Gato MIR. Terapêutica oncológica para enfermeiros e farmacêuticos. 4. ed. São Paulo: Atheneu; 2012.
4. Brasil. Ministério da Saúde. Instituto Nacional de Câncer José Alencar Gomes da Silva. Coordenação Geral de Ações Estratégicas. Coordenação de Prevenção e Vigilância. Coordenação Geral de Ações Estratégicas. Estimativa 2012: incidência de câncer no Brasil. 2012. Disponível em: http://www.inca.gov.br/estimativa/2012/estimativa20122111.pdf. Acessado em: 15 ago 2013.
5. Brasil. Ministério da Saúde. Instituto Nacional de Câncer José Alencar Gomes da Silva (Inca). Coordenação-Geral de Gestão Assistencial. Divisão de Anatomia Patológica. Seção Integrada e Tecnológica em Citopatologia. Sessão de casos ginecológicos. Rio de Janeiro: Inca; 2012. 58 p.
6. Brasil. Ministério da Saúde. Instituto Nacional de Câncer José Alencar Gomes da Silva (Inca). Estimativa 2014: Incidência de câncer no Brasil. Rio de Janeiro: Inca, 2014. 124p.
7. Brasil. Ministério da Saúde. Instituto Nacional de Câncer. Coordenação Geral de Ações Estratégicas. Divisão de Apoio à Rede de Atenção Oncológica. Diretrizes brasileiras para o rastreamento do câncer do colo do útero. Rio de Janeiro: Inca; 2011. 104p.
8. Brasil. Ministério da Saúde. Secretaria de Atenção à Saúde. Departamento de Atenção Básica. Cadernos de Atenção Básica Número 13. Controle dos cânceres do colo do útero e da mama. 2. ed. Brasília: Ministério da Saúde; 2013.124p.
9. Buzaid AC, Maluf FC, Lima CMR. Manual de oncologia clínica do Brasil. Hospital São José. 10. ed. São Paulo: Dendrix. 2012. Disponível: http://mocbrasil.com/manual/cancer ginecológico. Acessado em: 01 ago 2013.
10. Chia WK, George A, Banerjee S. Systemic treatment for recurrent epithelial ovarian cancer. Expert Rev Obstet Gynecol. 2013;8(2):161-68.
11. Costales AB, Milbourne AM, Rhodes HE, Munsell MF, Wallbillich JJ, Brown J et al. Risk of residual disease and invasive carcinoma in women treated for adenocarcinoma in situ of the cervix. Gynecol Oncol. 2013;129:513-16.

12. Diaz E, Burky RE, Hummel CS, Farias-Eisner R. Early detection of ovarian cancer. Expert Rev Obstet Gynecol. 2013;8(2):169-79.
13. Fabrício VC, Santi PX. Peculiaridades da quimioterapia no idoso. In: Del Giglio A, Kaliks R, Karnakis T, Jacob-Filho W. Oncogeriatria: uma abordagem multidisciplinary. Barueri: Manole; 2012. p.325-39.
14. Folkerd EJ, Dowsett M. Influence of sex hormones on cancer progression. J Clin Oncology. 2010;28(26):4038-43.
15. Hoskins P. Follow-Up of epithelial ovarian cancer: overdue for a major rethink. Current Oncology Reports; 2013. p.1-3.
16. Kang HS, Lee H. Health care utilization in women with cervical cancer and cervical intraepithelial neoplasia. Asian Oncol Nurs. 2013;13(1):37-42.
17. Lesnock JL, Farris C, Beriwal S, Krivak TC. Upfront treatment of locally advanced cervical cancer with intensity modulated radiation therapy compared to four-field radiation therapy: A cost-effectiveness analysis. Gynecol Oncol. 2013;129:574-9.
18. Neto MC, Hmamerschlak N, Ribeiro AAF, Guendelman RAK, Santos VA. Guia de protocolos e medicamentos para tratamento em oncologia e hematologia. São Paulo: Hospital Israelita Albert Einstein; 2013. p.89-99.
19. Nomelini RS, Guimarães PDN, Candido PA, Campos ACC, Michelin MA, Murta EFC. Prevention of cervical cancer in women with ASCUS in the Brazilian Unified National Health System: cost-effectiveness of the molecular biology method for HPV detection. Cad Saúde Pública. 2012;28(11): 2043-52.
20. Pinato DJ, Graham J, Gabra H, Sharma R. Evolving concepts in the management of drug resistant ovarian cancer: dose dense chemotherapy and the reversal of clinical platinum resistance. Cancer Treat Rev. 2013;39(2):153-60.
21. Pinsky PF, Zhu C, Skates SJ, Black A, Partridge E, Buys SS, Berg CD. Potential effect of the risk of ovarian cancer algorithm (ROCA) on the mortality outcome of the prostate, lung, colorectal and ovarian (PLCO) trial. Int J Cancer. 2013;132(9):2127-133.
22. Shahzad MMK, Shin YH, Matsuo K, Lu C, Nishimura M, Shen DY et al. Biological significance of HORMA domain containing protein 1 (HORMAD1) in epithelial ovarian carcinoma. Cancer Lett. 2013;330(2):123-9.
23. Sorbe B, Graflund M, Nygren L, Horvath G. A study of docetaxel weekly or every three weeks in combination with carboplatin as first line chemotherapy in epithelial ovarian cancer: hematological and non-hematological toxicity profiles. Cancer Lett. 2013;5(4):1140-8.

24. Wagner AE, Pappas L, Ghia AJ, Gaffney DK. Impact of tumor size on survival in cancer of the cervix and validation of stage IIA1 and IIA2 subdivisions. Gynecol Oncol. 2013;129:517-21.
25. World Health Organization Databank. WHO. Statistical Information System (WHOSIS). Geneva: World Health Organization: Year. 2011. Disponível em: http://www.who.int/whosis.2010/indicators/em/. Acessado em: 10 jan 2014.

11

CÂNCER DE PULMÃO

Andrea Bezerra Rodrigues

INTRODUÇÃO

O câncer de pulmão é um dos mais comuns entre todos os tipos de tumores malignos, com altas taxas de mortalidade entre adultos de ambos os sexos. Trata-se de uma doença evitável, na maioria dos casos, porém de difícil diagnóstico na fase inicial, bem como de difícil tratamento nos casos avançados, o que justifica a maioria das mortes no período de cinco anos como consequência direta do tumor ou indireta, pelas numerosas complicações.

EPIDEMIOLOGIA

Dados do Instituto Nacional de Câncer (Inca) indicaram, para o ano de 2014, a previsão de cerca de 16.400 novos casos de câncer de pulmão entre os homens, ocupando a segunda posição entre os cânceres no Brasil, e 10.930 novos casos em mulheres, ocupando o quinto lugar em incidência de câncer. Esses valores correspondem a um risco estimado de 16,7 casos novos a cada 100 mil homens e 10,7 a cada 100 mil mulheres.

Existem quatro tipos histológicos classificados em dois grupos com designação geral de cânceres de pulmão:

- carcinoma de pulmão de pequenas células (CPCP), também denominado *oat cell* de pulmão: células em grão de aveia, conforme a aparência da célula ao exame anatomopatológico;
- carcinoma de pulmão de células não pequenas (CPCNP), que inclui três tipos histológicos: carcinoma de células escamosas ou epidermoide, adenocarci-

noma e carcinoma de grandes células. Epidemiologicamente, o adenocarcinoma e o carcinoma de células escamosas representam a maioria dos casos de CPCNP.

ETIOLOGIA

Entre os diversos fatores causais dos cânceres pulmonares, o tabaco constitui o principal agente etiológico. Por mais de quatro anos, 192 estados membros da Organização Mundial da Saúde (OMS) negociaram as medidas para o controle do tabaco, o que envolveu um processo extremamente complexo e permeado por muitos conflitos de interesse. O Brasil desempenhou um papel de destaque, pois foi eleito por consenso pelos 192 países para presidir o seu Órgão de Negociação Intergovernamental (ONI). Essa confiança depositada no Brasil durante as negociações da Convenção é resultado do reconhecimento internacional da liderança conquistada no controle do tabagismo, pois, apesar de ser um país em desenvolvimento e um grande produtor de fumo, tem conseguido desenvolver ações fortes e abrangentes, com resultados expressivos. Atualmente, o tratado conta com 168 signatários.

Outros fatores relacionados são os genéticos e a exposição aos poluentes ambientais e ocupacionais. Os fatores etiológicos apresentam-se descritos na Tabela 1.

MANIFESTAÇÕES CLÍNICAS

É comum o portador de tumores pulmonares apresentar manifestações clínicas apenas na doença avançada, o que justifica a pouca incidência de diagnóstico na fase inicial. Dos sintomas pulmonares, a tosse ou a mudança no padrão de tosse são as queixas mais comuns, seguidas da dispneia. Rouquidão e hemoptise são frequentemente observadas na fase avançada da doença e, quando ocorrem, indicam comprometimento do nervo laríngeo e ulcerações na mucosa brônquica, respectivamente. Quando há propagação para gânglios mediastinais e hilares, pode haver disfagia em decorrência da compressão do nervo laríngeo. Pneumonia que não responde a tratamento convencional também pode ocorrer. Os principais locais de metástase incluem: o cérebro, com manifestações clínicas de confusão mental, cefaleia persistente, vertigens e convulsão; os ossos, com sintomatologia de dor; e o fígado, muitas vezes assintomático, podendo acarretar mal-estar generalizado e sudorese noturna. Outro local de metástase é a glândula suprarrenal.

TABELA 1 Fatores etiológicos e fatores protetores do câncer de pulmão

Fatores etiológicos	Comentários
Tabagismo ativo e passivo	A nicotina induz a formação de hidrocarbonetos aromáticos policíclicos, produtos de uma combustão incompleta, que são os maiores carcinógenos encontrados no tabaco. Resultados de uma metanálise mostram que existe um risco relativo para câncer de pulmão entre 1,14 e 5,20 em pessoas que nunca fumaram, mas conviveram com um fumante Um outro estudo reportou que o tabagismo passivo durante a infância aumenta o risco de câncer de pulmão na fase adulta O risco individual relaciona-se diretamente com a idade ao início do hábito e a intensidade do tabagismo A cessação do fumo após o diagnóstico de câncer de pulmão tem sido associado a um aumento na sobrevida, e também foi confirmado que a redução do risco é inversamente proporcional à idade em que é interrompido o tabagismo A reposição de nicotina e o uso de bupropiona são consideradas estratégias eficazes na cessação do tabagismo
História familiar	Um estudo italiano tipo caso-controle, realizado com 2.101 casos de homens e mulheres com câncer pulmonar, com idade entre 35 e 79 anos, identificou uma relação entre história familiar de bronquite crônica, independentemente da exposição ao tabaco e história familiar de câncer pulmonar. Os *loci* cromossômicos 15q24 e 15q25 foram associados a dependência de nicotina e câncer de pulmão
Genética	O receptor para o fator de crescimento epidermal (*epidermal growth factor receptor* – EGFR) está expresso em quantidades aumentadas em 40 a 80% dos casos de CPCNP. Em outros casos de CPCNP, não existem mutações no EGFR, mas podem ser encontradas mutações somáticas no *KRAS*, que conferem resistência aos inibidores de tirosina quinase Um estudo de genoma com 52 famílias identificou um gene de maior suscetibilidade ao câncer de pulmão, o 6q23-25p Recentemente, três estudos genéticos independentes encontraram um marcador no cromossomo 15 associado com o câncer pulmonar O risco foi 30% maior nas pessoas com uma cópia do marcador e 70 a 80% maior nas pessoas com duas cópias A região onde o marcador reside contém três genes que codificam subunidades do receptor de nicotina, uma proteína na superfície da célula

(*continua*)

TABELA 1 Fatores etiológicos e fatores protetores do câncer de pulmão (*continuação*)

Fatores etiológicos	Comentários
Atividade ocupacional	Para a Occupational Safety and Health Administration (OSHA, 1981), qualquer substância, combinação ou mistura de substâncias que causem aumento da incidência de neoplasias ou uma redução substancial no período de latência entre a exposição e o aparecimento da doença em humanos ou mamíferos, com resultado de exposição oral ou dérmica ou qualquer outra exposição que resulte na indução do tumor em um local distinto de onde ocorreu a exposição, é considerada um potencial cancerígeno ocupacional No Brasil, a indústria do fibrocimento representa uma importante fonte de exposição associada à exposição na mineração. O país se configura como um dos cinco maiores produtores de amianto do mundo. A sílica é outra substância relacionada ao câncer de pulmão. Entre as formas cristalinas de sílica, a mais conhecida é o quartzo, abundante nos mais variados tipos de rocha, na areia e no solo. Possui ampla distribuição nos processos de trabalho e faz parte da constituição da crosta terrestre, motivos pelos quais a sua disseminação se dá de diversas formas e em muitas situações O mecanismo do câncer pela exposição à sílica se dá pelas partículas fraturadas, ocasionando ativação de macrófagos e persistente inflamação Um estudo de coorte demonstrou que a exposição acumulativa por 15 anos foi um forte e crescente preditor de câncer do pulmão, particularmente em minas subterrâneas, onde o risco aumentou de forma linear com o aumento de exposição, variando de 1 a 1,6 vezes. O foco da prevenção para o câncer do pulmão deve centrar-se em evitar a exposição às substâncias ou à fonte de risco. Prevenção individual ou coletiva é considerada insuficiente, além de não impedir que os demais trabalhadores se exponham. Medidas voltadas para substituir o agente ou a substância são as estratégias mais adequadas para a prevenção Entre as outras substâncias carcinogênicas associadas ao câncer de pulmão estão o asbesto, o arsênico, o alcatrão, o berílio, o cádmio, o chumbo, o cloreto de vinil, o cromo, as drogas antineoplásicas, os gases combustíveis, a fuligem, os gases amônia, óxido de nitrogênio, dióxido de cloro e enxofre, os inseticidas não arsenicais, o manganês, o níquel, a sílica livre cristalina e as poeiras: de carvão, madeira, rocha/quartzo e de cimento, radônio, sílica, urânio, além de radiação ionizante Sendo assim, são ocupações de risco: bombeiro hidráulico, encanadores, eletricistas, mecânicos de automóvel, mineiros, pintores, soldadores, trabalhadores de navios e docas, trabalhadores em indústrias de conservação de couro, sopradores de vidro

(*continua*)

TABELA 1 Fatores etiológicos e fatores protetores do câncer de pulmão (*continuação*)

Fatores etiológicos	Comentários
Fatores dietéticos	A dieta pode representar um fator protetor Frutas e vegetais representam uma fonte rica em antioxidantes e outros micronutrientes, particularmente carotenoides, que são benéficos para a redução do risco de câncer de pulmão e outros cânceres Luteína, licopeno e alfacaroteno mostraram ter algum papel protetor Existe alguma evidência do papel protetor da vitamina C e da vitamina E
Álcool	Embora o risco não seja bem estabelecido, um estudo realizado com 399.767 participantes mostrou um risco discretamente maior de câncer de pulmão em pessoas que consumiam pelo menos 30 g/dia de álcool em relação aos que não consumiam álcool
Poluição do ar	O câncer de pulmão é uma das doenças cumulativas de exposição ambiental A proporção de câncer de pulmão atribuída à poluição ambiental do ar na Europa é estimada em 11%
Estrogênio	O aumento na incidência de câncer de pulmão em mulheres tem indicado uma relação entre estrogênio e o desenvolvimento desse tipo de câncer. Em um estudo tipo caso-controle, 180 mulheres que tiveram câncer de pulmão foram avaliadas quanto a história de tabagismo e uso de hormônios, identificando que, em mulheres que nunca tinham fumado, o papel do estrogênio não implicou risco aumentado. No entanto, houve significância estatística entre o tabagismo e o uso de estradiol, o que aumentou tanto o crescimento de fibroblastos do pulmão como de células cancerígenas de pulmão *in vitro* e *in vivo*. Além disso, promoveu o aumento do fator de crescimento de hepatócitos, um potente mitógeno Existe ainda uma incerteza sobre se o estrogênio sozinho pode iniciar o desenvolvimento do câncer de pulmão, no entanto, parece poder promover a progressão de um câncer de pulmão já instalado

DIAGNÓSTICO

O rendimento da citologia do escarro é influenciado pela localização, tamanho e tipo histológico do tumor. Sendo assim, os carcinomas escamosos, geralmente com localização central, representam a maioria das neoplasias malignas pulmonares diagnosticadas pela citologia do escarro. Muitos pacientes produzem pouco ou nenhum escarro e, nesses, outras técnicas para a coleta da amostra podem ser utilizadas. A broncofibroscopia é, atualmente, o principal exame na avaliação diagnóstica do paciente com câncer do pulmão. Ela é útil para o diagnóstico, estadiamento e tratamento. Mais de 70% dos carcinomas do pulmão são visíveis pela broncofibroscopia. O rendimento do exame aumenta se forem associados o lavado, o escovado e a biópsia brônquica. Desse modo, consegue-se a definição do tipo do tumor em mais de 90% dos casos. Na ausência de lesão endobrônquica visível, o rendimento do método cai para 55%. A biópsia percutânea por agulha fina é um exame realizado com o auxílio da fluoroscopia, da ultrassonografia (US) ou da tomografia computadorizada (TC), sob anestesia local e com praticamente nenhum desconforto para o paciente. Sua sensibilidade varia de 70 a 100% e depende da localização e do tamanho da lesão, sendo mais intensa nos tumores maiores do que 3 cm. O pneumotórax é a maior complicação do exame.

O estadiamento segue o TNM, e a principal função é descartar a doença localmente avançada e a doença metastática assintomática. A mediastinoscopia sempre foi a indicação para essa avaliação, no que diz respeito à identificação de linfonodos mediastinais comprometidos. É um procedimento feito por meio de uma incisão cervical, dissecando-se a fáscia anterior da traqueia. Dessa maneira, consegue-se biopsiar os linfonodos paratraqueais altos e baixos, pré-traqueais e, em alguns casos, os hilares e carinais. O acesso aos linfonodos subcarinais e aos da janela aortopulmonar é conseguido somente por meio da mediastinostomia anterior. A mediastinoscopia tem rendimento diagnóstico que varia de 89 a 100%.

No entanto, o uso de métodos não invasivos, como a TC de tórax e a tomografia computadorizada por emissão de pósitrons (PET-CT), utilizando fluor-deoxi-glicose (FDG) como marcador, tem sido muito empregado. Deve-se, contudo, lembrar a prudência em confirmar por biópsia as alterações suspeitas na avaliação por PET, já que muitas são de natureza benigna.

O American College of Chest Phsysicians (ACCP) recomenda a realização de avaliação abdominal, óssea e cerebral para todos os pacientes com estádio IIIA e IIIB, por meio de PET-CT e ressonância nuclear magnética (RNM) cerebral, cintilografia óssea e TC de abdome quando o PET-CT não estiver disponível. A cintilografia com tecnécio (Tc-99) ainda é o exame mais sensível para pesquisa de metástase óssea.

Nos casos de CPCP, a doença é classificada em limitada (qualquer T, qualquer N e M0, exceto estádios T3 e T4, por causa de múltiplos nódulos pulmonares), e extensa (qualquer T, qualquer N, e M1a/b, e T3, T4, com múltiplos nódulos pulmonares).

Devem ser solicitados exames laboratoriais (eletrólitos, provas de função hepática, cálcio, desidrogenase láctica – DHL, ureia e creatinina), TC de tórax, fígado e suprarrenal com contraste. Se possível, RNM de crânio, PET-CT (se doença limitada for suspeita), além de aconselhamento e intervenção para cessar o hábito de fumar.

TRATAMENTO

Cirurgia

O tratamento cirúrgico representa o mais consistente e bem-sucedido tratamento para pacientes com diagnóstico de câncer de pulmão. O paciente deve ser avaliado quanto à capacidade de tolerar uma intervenção cirúrgica. A cirurgia tem papel preponderante, tanto no diagnóstico como no estadiamento e nos tratamentos curativo e paliativo.

O parâmetro T é importante quando se pensa em ressecção cirúrgica. As regras de estadiamento atual dividem o tumor primário em quatro grupos (T1 a T4), considerando as classificações T1, T2 e T3 como formas ressecáveis e definindo como T4 a lesão habitualmente não ressecável.

Para pacientes com CPCNP, a cirurgia pode ser benéfica nos estádios IA a IIB, sendo menor a porcentagem de casos em estádio IIIA. A ressecção mais comum é a lobectomia. A cirurgia é considerada segura após tratamento neoadjuvante, embora deva haver seleção criteriosa de pacientes quando for lobectomia à direita, por causa da maior incidência de morbidade e mortalidade.

Quimioterapia (QT)

A American Society of Clinical Oncology (Asco) e a Cancer Care Ontario (CCO) recomendam tratamento adjuvante baseado em cisplatina para pacientes com CPCNP em estádios II e IIIA submetidos à ressecção cirúrgica. No Japão, existem diversos estudos utilizando UFT (tegafur e uracila), inclusive com resultados positivos em adenocarcinoma.

A QT também tem papel em pacientes com doença inoperável. Para aqueles com melhor condição clínica, a QT deve ser prescrita juntamente com radioterapia (RT). Contudo, essa abordagem aumenta o risco de esofagite e pneumonite. Para pacientes com condições clínicas não ideais ou idosos, a abordagem pode ser sequencial, QT seguida de RT.

Para pacientes em estádio IV (qualquer T, qualquer N, M1) ou pacientes com derrame pleural, o tratamento é paliativo. Não existe um perfil de escolha em termos de eficácia, sendo a decisão baseada no perfil de toxicidade e na preferência de cada serviço de terapia oncológica (STO). O emprego de dois agentes é mais eficaz do que agentes isolados. A prática é que um dos agentes seja platina, muito embora regimes sem platina sejam aceitos como adequados. Outras drogas consideradas de segunda linha são o docetaxel ou o pemetrexato.

Em pacientes com CPCP estádio I (casos raros) a cirurgia pode ser indicada. Para pacientes com doença limitada e boa condição clínica, o tratamento de eleição é QT concomitante com RT. Para pacientes idosos ou com condição clínica abaixo do ideal, pode ser feita QT seguida de RT. A droga geralmente é a cisplatina, e, quando não for possível, pode ser substituída por carboplatina. Casos refratários ou recidivas observados em menos de seis meses podem ser tratadas com topotecano ou taxanos (docetaxel, paclitaxel). Outros esquemas incluem a associação de ciclofosfamida, doxorrubicina e vincristina por ser um esquema de menor morbidade e elegível para pacientes idosos.

Não fumantes têm menor chance de desenvolver complicações e morbidade durante tratamento quimioterápico e radioterápico do que fumantes. O fumo tem efeitos deletérios na eficácia da QT, incluindo quimiorresistência e alteração nos níveis das drogas.

Terapia alvo molecular

Alterações nas vias de sinalização celular, seja por hiperexpressão de genes ou variação na sequência de genes, é um evento frequente em pacientes com câncer de pulmão. Alterações no receptor do fator de crescimento epidérmico (do inglês, *epidermal growth factor receptor* – EGFR), e alterações nos mecanismos de angiogênese, apoptose e controle do ciclo celular costumam ocorrer. A hiperexpressão de EGFR é associada com pior prognóstico. As mutações desse receptor são mais frequentes em pacientes que nunca fumaram ou com adenocarcinoma, bem como em mulheres e indivíduos asiáticos.

Ainda não há papel para as drogas alvo moleculares no tratamento sistêmico da doença não metastática.

O gefitinibe (Iressa®) foi a primeira droga dessa linha aprovada pela Food and Drug Administration (FDA) para uso no câncer pulmonar. O erlotinibe (Tarceva®) é outra droga inibidora do EGFR também aprovada pela FDA como tratamento de segunda linha do CPCNP.

O anticorpo monoclonal contra o fator de crescimento endotelial vascular, o bevacizumabe, melhora os resultados do tratamento quimioterápico em primeira linha.

Radioterapia (RT)

Nos casos de CPCNP inoperáveis, a RT tem papel fundamental no sentido de controlar a progressão da doença. Muito embora possa haver aumento na toxicidade, a QT é realizada concomitantemente, com aumento da sobrevida.

Nos casos de CPCP, a RT profilática do sistema nervoso central deve ser considerada, em função do alto risco de comprometimento metastático no seguimento dos pacientes que obtiveram resposta completa.

A RT tem seu papel na doença metastática também, controlando metástases ósseas e cerebrais.

CONSIDERAÇÕES FINAIS

Atualmente, nenhuma organização responsável por diretrizes de rastreamento de câncer recomenda o rastreamento de indivíduos para câncer de pulmão assintomáticos, já que os estudos foram negativos quando avaliadas as radiografias simples de tórax. Estudos encontram-se em andamento para indivíduos sob maior risco.

BIBLIOGRAFIA

1. Brasil. Ministério da Saúde. Instituto Nacional de Câncer. Estimativa 2014: incidência de câncer no Brasil. Rio de Janeiro: Inca; 2014. Disponível em: http://www.inca.gov.br/estimativa/2014/estimativa-24042014.pdf. Acessado em: 26 out 2014.
2. Brasil. Ministério da Saúde. Instituto Nacional de Câncer José Alencar Gomes da Silva. Coordenação Geral de Ações Estratégicas. Coordenação de Prevenção e Vigilância. Diretrizes para a vigilância do câncer relacionado ao trabalho. Rio de Janeiro: Inca; 2012. 187p. Disponível em: http://www1.inca.gov.br/inca/Arquivos/diretrizes_cancer_ocupa.pdf. Acessado em: 23 fev 2014.
3. Brasil. Ministério da Saúde. Instituto Nacional de Câncer. Convenção-quadro para o controle do tabaco. Rio de Janeiro: Inca; 2011. 58 p.
4. Cataldo JK, Dubey S, Prochaska JJ. Smoking cessation: an integral part of lung cancer treatment. Oncology. 2010;78(5-6):289-301.

5. Chakraborty S, Ganti AK, Alissa Marr A, Batra SK. Lung cancer in women: role of estrogens. Expert Rev Respir Med. 2010;4(4):509-18.
6. Fernandez A, Jatene FB, Zamboni M. Diagnóstico e estadiamento do câncer de pulmão. J Pneumol. 2002;28(4):219-28.
7. Freitas JBP. Doença pleural em trabalhadores da indústria do cimento-amianto [tese]. São Paulo: Faculdade de Saúde Pública da Universidade de São Paulo; 2001.
8. Gao Y, Goldstein AM, Consonni D, Pesatori AC, Wacholder S, Tucker MA et al. Family history of cancer and non-malignant lung diseases as risk factors for lung cancer. Int J Cancer. 2009;125(1):146-52.
9. Guimarães JLM. Câncer de pulmão de células não pequenas. In: Guimarães JLM, Rosa DD. Rotinas em oncologia. Porto Alegre: Artmed; 2008. p.170-84.
10. Guimarães JLM. Câncer de pulmão de pequenas células. In: Guimarães JLM, Rosa DD. Rotinas em oncologia. Porto Alegre: Artmed; 2008. p.185-909.
11. Jemal A, Bray F, Center MM, Ferlay J, Ward E, Forman D. Global cancer statistics. CA Cancer J Clin. 2011;61(2):69-90.
12. Molina JR, Yang P, Cassivi SD, Schild SE, Adjei AA. Non–small cell lung cancer: epidemiology, risk factors, treatment, and survivorship. Mayo Clin Proc. 2008;83(5):584-94.
13. National Comprehensive Cancer Network. Clinical Practice Guidelines in Oncology. Small cell lung cancer. Disponível em: http://www.ons.org. Acessado em: 10 jan 2014.
14. Saad ED, Maluf FC, Hoff PM. Oncologia em evidência: epidemiologia, patologia e princípios terapêuticos dos principais tumores sólidos. São Paulo: Dendrix; 2009. p.43-60.
15. Thun MJ, Hannan LM, Adams-Campbell LL, Boffetta P, Buring JE, Feskanich D et al. Lung cancer occurrence in never-smokers: an analysis of 13 cohorts and 22. Cancer Med. 2008;5(9):185-90.

12

LEUCEMIAS AGUDAS

Janyce Cassiolato Marti Sguassabia
Gabriele Zamperline Netto
Vicente Odone Filho

INTRODUÇÃO

O sangue é o tecido conjuntivo circulante nos vasos sanguíneos, constituído por hemácias (glóbulos vermelhos), leucócitos (glóbulos brancos) e plaquetas suspensos no plasma. Os constituintes celulares são produzidos na medula óssea, onde sofrem processo de maturação antes de atingirem a corrente sanguínea para exercerem suas funções.

A Figura 1 representa o processo de maturação em cascata da linhagem hematopoética, que se inicia na célula pluripotente da medula óssea.

No Brasil e em vários países, as leucemias são o tipo mais comum de câncer pediátrico, seguidas dos tumores de sistema nervoso central (SNC) e dos linfomas. As leucemias são, de maneira praticamente universal, resultantes da mutação de uma célula progenitora linfoide ou mieloide e caracterizadas por acúmulo anormal de células imaturas (blastos) no sangue e medula óssea, com consequente prejuízo na produção e função dos demais constituintes sanguíneos.

Há vários tipos de leucemias, algumas são de crescimento rápido e agressivo, cuja célula acometida encontra-se em fase imatura do desenvolvimento celular (agudas); outras são de progressão mais lenta e com formas mais maduras (crônicas). Também podem ser classificadas de acordo com a linhagem celular envolvida entre linfoides e mieloides. Destaca-se a virtual inexistência pediátrica da leucemia linfática crônica. As leucemias linfoides agudas (LLA) são as mais comuns, representando cerca de 75% dos casos, seguidas pelas leucemias mieloides agudas (LMA), que somam 15 a 20% dos casos.

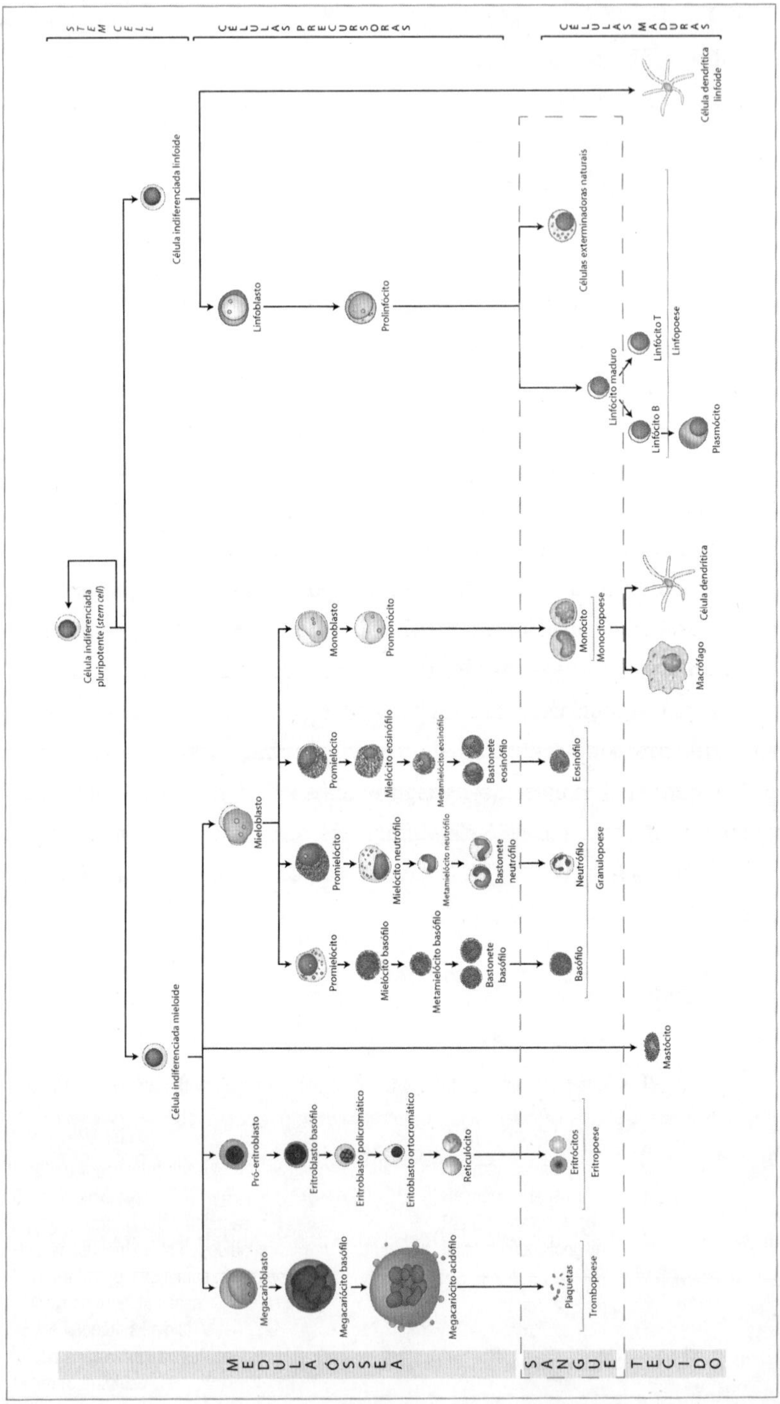

FIGURA 1 Diferenciação das células sanguíneas (hematopoese).

As LLA respondem por quase 1/3 dos cânceres pediátricos. Representam 25% das neoplasias até os 15 anos de idade e 20% nos adultos jovens, com diferentes características biológicas entre esses grupos. Embora possam ocorrer em qualquer idade, o pico de incidência é entre 2 e 5 anos, sendo mais frequente em brancos e no sexo masculino.

Já a incidência das LMA aumenta com a idade, corresponde a 90% das leucemias em adultos, com maior incidência na idade entre 55 e 60 anos.

ETIOLOGIA

Sabe-se que fatores genéticos e ambientais encontram-se envolvidos na etiologia das leucemias. É frequente o encontro de translocações e alterações genéticas quantitativas.

Algumas infecções virais, exposição à radiação ionizante, benzeno, tabagismo e consumo materno de álcool também são fatores ambientais potencialmente envolvidos na etiologia das leucemias. Pacientes que receberam tratamento oncológico com agentes alquilantes e inibidores de topoisomerase II têm risco maior de desenvolverem leucemias secundárias, principalmente LMA. São reconhecidas associações com determinadas imunodeficiências, ocorrência de leucemia familiar e em irmãos gêmeos idênticos. Indivíduos com doenças como síndrome de Down, síndrome de Klinefelter, síndrome de Beckwith-Wiedemann, síndrome de Shwachman, neurofibromatose, anemia de Fanconi, anemia aplástica, anemia de Diamond-Blackfan, neutropenia de Kostmann, síndromes mielodisplásicas, entre outras, estão sob maior risco de desenvolverem leucemias agudas.

MANIFESTAÇÕES CLÍNICAS

Após a proliferação excessiva de células imaturas blásticas, as células hematopoéticas normais são substituídas na sua atividade funcional, resultando em sinais e sintomas relacionados à insuficiência medular e à extensão a órgãos extramedulares, como amígdalas, linfonodos, baço, fígado, rins, SNC, testículos, pele e outros. Geralmente ocorrem manifestações decorrentes de anemia, como fadiga, palidez e dispneia aos esforços; decorrentes de alteração funcional nos leucócitos, como infecções; e decorrentes de plaquetopenia, como sangramentos espontâneos.

Manifestações absolutamente inespecíficas, como perda de peso, dores ósseas, artralgia, hepatoesplenomegalia e adenomegalia, podem existir. Alterações visuais e sensoriais e até mesmo priapismo podem ocorrer na vigência de hiperleucocitose acentuada (>100.000 leucócitos/mm^3), em particular nas formas crônicas.

DIAGNÓSTICO

A anamnese e o exame físico são essenciais como parte do diagnóstico das leucemias agudas. A maioria das leucemias apresenta-se com sinais e sintomas inespecíficos, comuns a doenças pediátricas corriqueiras. A análise do hemograma pode mostrar sinais de anemia, plaquetopenia, leucopenia ou hiperleucocitose e presença de blastos circulantes. Essas alterações podem estar presentes isoladamente ou em associação, e em graus variáveis.

Embora o hemograma mostre as alterações descritas, o diagnóstico é estabelecido de modo definitivo somente por meio do mielograma. Análises complementares de imunofenotipagem e genética (citogenética e biologia molecular) são fundamentais para caracterização das linhagens celulares acometidas, definições de grupos de risco, prognóstico, tratamento e posterior monitoração terapêutica.

A avaliação do SNC por meio de punção lombar e análise liquórica, com pesquisa de células leucêmicas no sedimento celular, é obrigatória nos pacientes recém-diagnosticados, uma vez que o envolvimento do SNC tem impacto tanto no tratamento como no prognóstico dos diferentes tipos de leucemias.

Culturas da urina e do sangue podem ser necessárias em caso de febre e neutropenia.

Cartesianamente, o diagnóstico de LLA é estabelecido pela presença de 25% ou mais de blastos na medula óssea e pode ter origem em precursores linfoides B ou T, existentes na medula óssea, nos gânglios linfáticos e no timo. As leucemias linfoides agudas de células B correspondem a 85% dos casos de LLA, enquanto as de células T correspondem a 10 a 15%.

Diagnóstico diferencial

É necessário fazer o diagnóstico diferencial com outras neoplasias e doenças, conforme mostra a Tabela 1.

TABELA 1 Outras doenças e neoplasias no diagnóstico diferencial para as leucemias

Doenças benignas	Outras neoplasias
Mononucleose infecciosa	Neuroblastoma
Citomegalovirose	Retinoblastoma
Infecção aguda com linfocitose	Rabdomiossarcoma
Reação leucêmica da coqueluche	Linfoma não Hodgkin
Púrpura trombocitopênica imunológica	
Aplasia de medula óssea	
Artrite idiopática juvenil	
Lúpus eritematoso sistêmico	
Febre reumática	

CLASSIFICAÇÃO

Para a classificação da LMA, era utilizado o sistema da French American British (FAB), em que a classificação é realizada pela morfologia das células e consiste em oito subtipos para LMA. Nesse critério, a LMA é diagnosticada quando o aspirado da medula óssea mostra 30% ou mais de blastos. Embora ainda seja muito empregado, o sistema atualmente preponderante é o da Organização Mundial da Saúde (OMS), que inclui novos fatores prognósticos, como marcadores moleculares, translocações cromossômicas e evidência de displasia, sendo que o diagnóstico acontece quando aparecem 20% de blastos ou mais na medula óssea (Tabela 2).

A classificação da LLA igualmente seguia a classificação da FAB, porém, atualmente, busca-se utilizar de modo mais distinto e segue-se o sistema proposto pela OMS (Tabela 3).

TABELA 2 Classificação dos subtipos de leucemia mieloide aguda segundo a OMS

Nomenclatura
Leucemia aguda mieloblástica minimamente diferenciada
Leucemia mieloblástica aguda
Leucemia mieloblástica aguda com diferenciação; citogenética t (8; 21) (q22; q22), t (6; 9)
Leucemia promielocítica aguda (APL) com citogenética t (15; 17)
Leucemia mielomonocítica aguda com citogenética inversão (16) (p13q22), deleção (16q)
Leucemia aguda monoblástica (M5A) ou leucemia monocítica aguda (M5b) com citogenética deleção (11q), t (9; 11), t (11; 19)
Leucemias agudas eritroides, incluindo eritroleucemia (M6A) e, muito raramente, leucemia eritroide pura (M6B)
Leucemia megacarioblástica com citogenética t (1; 22)

TABELA 3 Classificação dos subtipos de leucemia linfoide aguda segundo a OMS

Nomenclatura
Leucemia linfoide aguda de células B precursoras (LLA-B) – não classificada de outra maneira
Leucemia linfoide aguda de células B precursoras (LLA-B) com alterações genéticas recorrentes: t(9;22)(q34;q11); BCR-ABL t(v;11q23); rearranjo MLL t(1;19)(q23;p13); E2A-PBX t(12;21)(p12;q22); t(12;21)(p12;q22); ETV6 ETV6-RUNX1 RUNX1 t(5;14)(q31;q32); IL3-IGH
Leucemia linfoide aguda com hiperdiploidia
Leucemia de células T precursoras (LLA-T)

TRATAMENTO

O tratamento inicial das leucemias agudas inclui quimioterapia (QT) antineoplásica e intensa terapia de suporte, incluindo hidratação com fluidos intravenosos, profilaxia e tratamento da síndrome de lise tumoral (ver capítulo 18, "Emergência oncológica: síndrome da lise tumoral"), correção de distúrbios metabólicos, suporte transfusional e antibioticoterapia de amplo espectro.

Existem etapas bem definidas nos diversos protocolos de LLA, a saber: indução da remissão (emprego clássico de quatro drogas: corticosteroide, daunorrubicina, vincristina e L-asparaginase durante quatro a seis semanas); consolidação/intensificação (aplicação agressiva de quimioterápicos após atingir remissão), reindução e manutenção propriamente dita (doses regulares de metotrexato e 6-mercaptopurina por um período de 1,5 a 2 anos) e profilaxia de SNC, com administração periódica de QT intratecal para evitar recidivas liquóricas.

O objetivo da QT de indução é atingir a remissão completa, considerada como a ausência de células leucêmicas morfologicamente caracterizáveis em medula óssea, contagem de neutrófilos maior que 1.000/mm^3, contagem de plaquetas maior que 100.000/mm^3, sem evidência de doença residual na medula ou extramedular e citogenética normal naqueles pacientes nos quais havia alterações.

A associação de citarabina com antraciclina tem sido o tratamento padrão da LMA, com uma taxa de remissão completa, que varia com a idade e com a proporção de pacientes de alto risco, girando entre 70 e 80% nos pacientes com menos de 60 anos. Esse tratamento, de modo similar às LLA, consiste em três fases: indução, consolidação e manutenção. Todavia, nas LMA, está indicado o emprego inicial de transplantes alogênicos de medula óssea, sobretudo nas variedades classificadas inicialmente como desfavoráveis.

PROGNÓSTICO

Existem fatores de prognóstico bem estabelecidos entre os diferentes tipos de LLA. Os critérios do National Cancer Institute (NCI) colocam idade menor que 1 ano ou maior que 9 anos e leucometria superior a 50.000/mm^3 ao diagnóstico como incontestáveis fatores independentes de mau prognóstico.

Outros fatores, como imunofenótipo T, resposta inadequada ao tratamento inicial com corticosteroides ou falha da terapêutica indutória, configuram maior risco de recidivas e estratificam os pacientes em grupos de maior agressividade.

Achados citogenéticos e de translocações específicas, principalmente t(9;22) e t(4;11), evidenciam doenças mais agressivas. Conteúdo de ácido desoxirribonucleico (DNA) hiperdiploide traduz uma doença de melhor prognóstico. Acometimento de SNC relaciona-se com maior risco de falha terapêutica, enquanto doença testicular, anteriormente um temido fator de risco, deixou de ter representatividade expressiva em função da moderna filosofia terapêutica.

Dados do Grupo Brasileiro de Tratamento da Leucemia da Infância (GBTLI) mostram a evolução do tratamento da LLA, com curvas de sobrevida ao redor de 60% na década de 1980 para taxas superiores a 80% nos protocolos atuais.

CONSIDERAÇÕES FINAIS

O melhor conhecimento da doença, a estratificação dos pacientes nos grupos de risco mencionados e a sistematização do tratamento oferecido contribuíram sobremaneira para o avanço do tratamento da LLA.

Com relação à LMA, consistentemente, alguns fatores são preditivos quanto ao resultado no tratamento: idade ao diagnóstico, achados indicativos de fase mielodisplásica prévia de pré-leucemia e aberrações cromossômicas. Na faixa etária pediátrica, o desenvolvimento do tratamento da LMA elevou as curvas de sobrevida ao redor de 50% nos programas atuais.

BIBLIOGRAFIA

1. Associação Brasileira de Linfoma e Leucemia – Abrale. Leucemia linfoide aguda. Disponível em: www.abrale.ogr. Acessado em: jan 2014.
2. Brandalise SR, Pinheiro VR, Lee MLM. Protocolo de tratamento da leucemia linfoblástica aguda da criança e do adolescente. 2009.
3. Brasil. Ministério da Saúde. Instituto Nacional do Câncer. coordenação de prevenção e vigilância de câncer. Câncer na criança e adolescente no Brasil: dados de registros de base populacional e de mortalidade. Rio de Janeiro: Inca; 2008. Disponível em: http://www1.inca.gov.br/tumores_infantis/pdf/livro_tumores_infantis_0904.pdf. Acessado em: 28 fev 2014.
4. Brasil. Ministério da Saúde. Instituto Nacional do Câncer. Diagnóstico precoce do câncer na criança e no adolescente. Instituto Ronald McDonald. Rio de Janeiro: Inca; 2011. Disponível em: http://www1.inca.gov.br/inca/Arquivos/diagnostico_precoce.pdf. Acessado em: 28 fev 2014.
5. Cançado RD. Leucemias agudas no adulto. In: Guimarães JR. Manual de oncologia. São Paulo: BBS; 2004.

6. Creutzig U, Zimmermann M, Ritter J, Reinhardt D, Hermann J, Henze G et al. Treatment strategies and long-term results in paediatric patients treated in four consecutive AML-BFM trials. Leukemia. 2005;19:2030-42.
7. Cumpston A, Craig M. Acute leukemia. In: Abraham J, Gulley JL, Allegra CJ (eds.). The Bethesda handbook of clinical oncology. 3. ed. Philadelphia: Lippincott Williams & Wilkins; 2010. p.299-312.
8. Fey MF, Dreyling M. Acute myeloblastic leukaemias and myelodysplastic syndromes in adult patients: ESMO Clinical Practice Guidelines for diagnosis, treatment and follow-up. Clinical Practice Guidelines. Ann Oncol. 2010;21(suppl 5):158-61.
9. Loggetto SR, Benites ECA. Leucemia linfóide aguda na infância e adolescência. In: Guimarães JRQ. Manual de oncologia. 3. ed. São Paulo: BBS; 2008. p.1649-60.
10. Morando J, Mauad MA, Fortier SC, Piazera FZ, Souza PM, Oliveira C et al. Transplante de células tronco hematopoéticas em crianças e adolescentes com leucemia aguda: experiência de duas instituições brasileiras. Rev Bras Hematol Hemoter. 2010;32(5):350-7. Disponível em: http://www.scielo.br/scielo.php?script=sci_arttext&pid=S1516-84842010000500006&lng=pt. Acessado em: set 2013.
11. National Cancer Institute. Adult Acute Lymphoblastic Leukemia Treatment. Disponível em: http://cancer.gov/cancertopics/pdq/treatment/adultALL/HealthProfessional#Section_26. Acessado em: 19 jan 2014.
12. Pediatric Oncology Group (POG) studies of acute myeloid leukemia (AML): a review of four consecutive childhood AML trials conducted between 1981 and 2000. Leukemia. 2005;19:2101-16.
13. Pinto S, Schub T. Quick lesson about leukemia acute lymphoblastic in adult. Disponível em: http://web.ebscohost.com/nrc/pdf?sid=90f06fda-86d2-4023-82c5-04a87ef9b46%40sessionmgr110&vid=6&hid=111. Acessado em: 30 jan 2014.
14. Pinto S, Schub T. Leukemia, acute lymphoblastic. Evidence – based care sheet. 2011 May. Avaiable in: http://web.ebscohost.com/nrc/pdf?sid=90f06fda-86d2-4023-82c5-604a87ef9b46%40sessionmgr110&vid=5&hid=111. Acessado em: 20 jan 2014.
15. Pizzo PA, Poplack DG. Principles and practice of pediatric oncology. 5. ed. Philadelphia: Lippincott Williams & Wilkins; 2006.
16. Pui CH, Thiel E. Central nervous system disease in hematologic malignancies: historical perspective and practical applications. Sem Oncol. 2009;36(4):S2-S16.
17. Rogers BB. Advances in the management of acute myeloid leukemia in older adult patient. Oncol Nurs Forum. 2010;37(3):E168-79.
18. Sarkis Y, Yamamoto M. O que todos devemos saber sobre leucemia. São Paulo: Abrale; 2003.
19. Scura IC, Camacho LH. Acute myeloide leukemia: a classification and treatment update. Clin J Oncol Nurs. 2003;7(5):535-40.

13

LINFOMA DE HODGKIN E LINFOMA NÃO HODGKIN

Patrícia Peres de Oliveira

INTRODUÇÃO

Os linfomas são neoplasias malignas originadas da expansão clonal de células linfoides que sofreram lesões genéticas em oncogenes e/ou genes supressores de tumor. Classificam-se em linfomas de Hodgkin e linfomas não Hodgkin. A linhagem celular acometida é a dos linfócitos. Assim, pode-se ter linfoma de células T ou de células B.

Por razões ainda desconhecidas, o número de casos duplicou nos últimos 25 anos, principalmente entre pessoas com mais de 60 anos.

O sistema linfático faz parte do sistema imunitário do organismo. Desempenha um papel fundamental na defesa natural contra as infecções e outros tipos de doenças. À semelhança do sistema sanguíneo, o sistema linfático é circulatório, embora nele circule um líquido transparente, chamado de linfa em vez de sangue. O sistema linfático ajuda a transportar substâncias – células, proteínas, nutrientes e resíduos resultantes do metabolismo – por todo o organismo. É composto pelos vasos linfáticos, os linfonodos e por órgãos como o baço e o timo.

Os linfomas de Hodgkin (LH) e os linfomas não Hodgkin (LNH) serão explanados separadamente, pois diferem na apresentação clínica, na forma de evolução e no tratamento.

LINFOMA DE HODGKIN

A doença recebe este nome em homenagem ao médico inglês Dr. Thomas Hodgkin, que descreveu a doença em 1832. Os linfomas são neoplasias malignas, originárias dos gânglios (ou linfonodos), organismos muito importantes no combate às infecções. Caracteriza-se por possuir um tipo particular de célula cancerosa, chamada célula de Reed-Sternberg (CRS), que, na análise ao microscópio, apresenta características específicas. As células de Reed-Sternberg são linfócitos cancerosos grandes com mais de um núcleo, que podem ser observadas no exame ao microscópio de uma amostra de biópsia do tecido dos gânglios linfáticos.

Epidemiologia

A incidência de novos casos de LH permaneceu estável nas últimas cinco décadas, enquanto a mortalidade foi reduzida em mais de 60% desde o início dos anos 1970 por causa dos avanços no tratamento. Esta doença pode ocorrer em qualquer faixa etária; no entanto, é mais comum na idade adulta jovem, dos 15 aos 40 anos, atingindo maior frequência entre 25 e 30 anos.

No Brasil, os linfomas não figuram entre as dez neoplasias cujas estimativas de incidência são reportadas anualmente pelo Instituto Nacional de Câncer (Inca).

Classificação

A classificação dos linfomas de Hodgkin tem base na classificação histopatológica de Rye, de 1966, e foi adaptada à mais recente classificação para linfomas, a Revised European American List (REAL). Os linfomas de Hodgkin são classificados em dois tipos principais:

- linfoma de Hodgkin com predomínio linfocitário nodular (LHPLN);
- linfoma de Hodgkin clássico.

O linfoma de Hodgkin clássico apresenta os seguintes subtipos:

- predomínio linfocítico;
- celularidade mista;
- depleção linfocitária;
- esclerose nodular.

Linfoma de Hodgkin subtipo com predomínio linfocítico

A principal característica é a presença de grande quantidade de linfócitos, tendo, mais ou menos, um componente histiocitário. Presença de raros granulócitos, pequeno número de plasmócitos, células de Reed-Sternberg pouco diferenciáveis e raras. Escassas fibrose e necrose. Esse tipo apresenta um bom prognóstico, e também é conhecido como linfoma de Hodgkin com predominância linfocitária.

Linfoma de Hodgkin subtipo celularidade mista

Em relação à celularidade, é mista, sem a presença marcada de um determinado tipo. Apresenta grande número de típicas células de Reed-Sternberg. Pode-se encontrar de pequena a moderada fibrose e necrose. Nesse subtipo, acham-se plasmócitos com mais frequência.

Linfoma de Hodgkin subtipo depleção linfocitária

Apresenta acentuada leucopenia. Às vezes, há presença de numerosas células de Reed-Sternberg multinucleadas de aspecto essencialmente anormal.

Linfomas de Hodgkin subtipo esclerose nodular

A principal característica é a presença de nódulos de tecidos linfoides separados por faixas ordenadas de tecido conjuntivo colagenoso. Presença de raras células típicas de Reed-Sternberg e células anormais semelhantes às de Reed-Sternberg. Fibrose aumentada, podendo surgir zona de necrose.

Manifestações clínicas

Adenomegalia é a principal queixa, constituindo o sintoma inicial em mais de 50% dos casos. A adenomegalia cervical é mais frequente (47% dos casos), juntamente com a cadeia ganglionar supraclavicular, mas pode acometer qualquer sítio. Pode ocorrer enfartamento ganglionar axilar (5% dos casos), inguinal (3% dos casos) ou generalizado (12% dos casos); certas glândulas, como mamas e tireoide, podem ser atingidas. As lesões extranodais viscerais dos LH são menos comuns que no LNH, porém podem atingir principalmente os pulmões, o fígado e a medula óssea.

Os linfonodos são móveis e de consistência elástica, maiores de 1,5 cm e duradouros. Eventualmente, estão endurecidos pela fibrose associada. Podem estar presentes prurido e dor nos linfonodos desencadeados pela ingestão de bebidas alcoólicas.

A febre é causada pela liberação de interleucina-1 (IL-1), tanto pelas células tumorais como pelas células do sistema imune do paciente, e também pela reação à neoplasia. Não possui um padrão definido, geralmente cursa com dias de febre alta alternados com dias sem febre.

A perda ponderal é decorrente da liberação de TNF-alfa (caquexina). Cerca de 60 a 65% dos pacientes apresentam esplenomegalia.

Exames diagnósticos

Após a investigação clínica e exame físico, o paciente precisa realizar exames laboratoriais, como hemograma, provas de função hepática e renal e desidrogenase láctica (DHL).

A biópsia é considerada obrigatória para o diagnóstico de LH. Durante o procedimento, remove-se uma pequena amostra de tecido para análise, em geral um gânglio linfático aumentado.

Também são necessários exames de imagem para determinar a extensão da doença. Radiografias simples de tórax; tomografia computadorizada (TC) de pescoço, tórax, abdome e pelve; ressonância magnética (RM) para produzir imagens de partes moles e órgãos e cintilografia com gálio.

Além disso, são utilizados outros tipos de exames que ajudam a determinar características específicas das células tumorais nos tecidos biopsiados. Estes testes incluem:

- estudos de citogenética para determinar alterações cromossômicas nas células;
- imuno-histoquímica;
- estudos de genética molecular, que são testes de ácido desoxirribonucleico (DNA) e ácido ribonucleico (RNA) altamente sensíveis para determinar traços genéticos específicos das células cancerosas.

Estadiamento

O estadiamento tem por finalidade indicar o prognóstico e orientar na escolha do tratamento do paciente. O prognóstico depende do grau de disseminação da doença pelos vários tecidos linfoides. Há casos de tumores localizados e outros em que a doença é avançada, acometendo várias cadeias ganglionares, outros tecidos linfoides e até estruturas extralinfoides (Tabela 1).

TABELA 1 Estadiamento dos linfomas de Hodgkin e não Hodgkin, segundo a escala de Ann Arbor

Estádio	Definição
I	Linfoma acometendo uma única cadeia (IE) ou único sítio extranodal (IE)
II	Linfoma acometendo mais de uma cadeia linfonodal do mesmo lado do diafragma (II) ou com acometimento de um sítio extranodal por contiguidade (IIE)
III	Linfoma acometendo mais de uma cadeia linfonodal, de ambos os lados do diafragma (III), podendo ter acometimento de órgão extranodal por contiguidade (IIIE), ou baço (IIIS), ou ambos (IIIES)
IV	Linfoma disseminado, acometendo medula óssea e/ou acometimento de sítios extranodais sem contiguidade

Cada estádio é dividido em duas categorias, A e B: (A) sem sintomas sistêmicos; (B) com sintomas sistêmicos.
E: doença extranodal.

Tratamento

Vários protocolos podem ser utilizados. Um dos primeiros protocolos utilizados no tratamento de indivíduos com linfoma de Hodgkin foi o MOPP. Nos dias atuais, têm-se vários protocolos, como o ABVD, o C-MOPPABV, o Stanford V e o BEACOPP. Após os ciclos de quimioterapia (QT), o paciente pode ou não ter indicação da utilização da radioterapia (RT), a depender de cada caso.

O protocolo MOPP é constituído pelas drogas: mecloretamina, vincristina, procarbazina e prednisona. A mecloretamina e a vincristina (oncovin) são administradas por via intravenosa (IV). A procarbazina e a prednisona são administradas por via oral (VO).

O protocolo ABVD é constituído pelas drogas: adriamicina (doxorrubicina), bleomicina, vimblastina e dacarbazina.

O protocolo C-MOPPABV é constituído pelas drogas ciclofosfamida, mecloretamina, vincristina, procarbazina, prednisona, adriblastina, bleomicina e vimblastina. A ciclofosfamida é administrada IV.

O protocolo Stanford V é constituído pelas drogas: doxorrubicina, vimblastina, mostarda nitrogenada, vincristina, bleomicina, etoposide e prednisona. A prednisona é administrada VO.

O protocolo BEACOPP é constituído pelas drogas: bleomicina, etoposido, doxorrubicina, ciclofosfamida, vincristina, procarbazina e prednisona.

LINFOMA NÃO HODGKIN

Os linfomas não Hodgkin pertencem a um grupo heterogêneo de doenças malignas linfoproliferativas com distintos padrões de comportamento, prognóstico e tratamento.

Os proto-oncogenes – genes normais que se tornam um oncogene por causa de uma mutação ou do aumento de expressão gênica – são importantes para controlar a proliferação de células. No entanto, quando ativadas por anormalidades genéticas, como as translocações cromossômicas, as mutações genéticas ou de amplificação, as células podem adquirir uma transformação maligna. Em contraste, os genes supressores de tumores promovem diferenciação celular e diminuição da proliferação de células. No processo de transformação maligna, a ativação de oncogenes e a inibição dos genes supressores de tumor ocorrem normalmente. Semelhante a outros tumores, na patogênese da LNH ocorrem múltiplos fatores que resultam no desenvolvimento da doença.

Epidemiologia

Nos Estados Unidos, é responsável por 5% dos novos casos de malignidades em homens e 4% em mulheres, causando 5% dos óbitos.

O linfoma não Hodgkin (LNH) é, no geral, a quinta neoplasia maligna mais comum em ambos os sexos nos Estados Unidos, sendo a nona causa de morte por câncer entre homens e a sexta entre mulheres.

O linfoma difuso de grandes células B representa 80% de todos os linfomas agressivos e 30 a 40% de todos os casos da LNH no ocidente, são mais frequentes nos países em desenvolvimento. É o linfoma mais comum em adultos (31%), seguido de linfoma folicular (FL). A idade mediana na incidência é de 70 anos e predomina no sexo masculino (55%).

A incidência de linfoma difuso de grandes células B tem aumentado de 3 a 4% ao ano, em ambos os sexos, em populações de brancos e não brancos, e em todas as faixas etárias, exceto entre os adolescentes. Fatores como técnicas diagnósticas mais sensíveis, mudanças na classificação de doenças linfoproliferativas e, principalmente, o aumento do LNH em pacientes com vírus da imunodeficiência humana (do inglês, HIV) têm contribuído para a escalada da incidência dessa doença.

Fatores ambientais, bem como fatores genéticos, ocupacionais e alimentação podem ter contribuído para o desenvolvimento do LNH, e estão associados também a doenças inflamatórias crônicas, como a síndrome de Sjögren, doença celíaca e artrite reumatoide. Os agentes infecciosos e indivíduos que manuseiam os solventes orgânicos, os organofosfatos, benzeno ou tetracloreto de carbono estão também relacionadas com a patogênese.

O maior risco de surgimento do linfoma difuso de grandes células B está associado a fatores como radiação ultravioleta, pesticidas e tintura de cabelo. Além disso, a imunossupressão, especialmente relacionada com o HIV, é um fator de risco e pode estar associada com o vírus Epstein-Barr.

O linfoma folicular (FL) é o segundo mais frequente LNH, e corresponde a cerca de 10 a 20% de todos os linfomas nos países ocidentais. A idade média de diagnóstico é de 60 anos de idade e há uma ligeira predominância feminina.

Manifestações clínicas

A investigação deve partir da história clínica, da pesquisa dos principais sintomas descritos a seguir, além de antecedentes profissionais, sexuais, viagens recentes, medicamentos; exposição à QT, drogas imunossupressoras, radiação ionizante.

O exame físico deve abranger a extensão da linfadenopatia, incluindo anel de Waldeyer, presença de esplenomegalia ou hepatomegalia.

O principal sintoma é o aumento do volume dos gânglios linfáticos. Os linfonodos são duros, aderentes ou ligeiramente móveis e pouco dolorosos. Uma grande proporção de portadores tem, no momento do diagnóstico, um linfoma em estádio avançado. Em regra, são estádios III a IV, e os sintomas B (febre, sudorese noturna e perda de peso), encontram-se na grande maioria dos casos (60 a 80%). Astenia, mal estar geral significativo e rápida deterioração do estado geral são muito frequentes. O envolvimento extralinfático é frequente e pode ter uma extensão grotesca.

Seja na cavidade orbicular, nos testículos, no coração, na mama, na bexiga, nos rins, músculos ou ossos, todos os órgãos do corpo podem ser acometidos.

Contudo, o tubo digestivo, o fígado e a medula óssea são particularmente afetados. O envolvimento secundário do sistema nervoso central (SNC) pode também ocorrer. Na sua localização extraganglionar, há sintomas adicionais que dependem da localização. Incluem-se, por exemplo, dor abdominal por hepatoesplenomegalia, hemorragia ou sintomas decorrentes do envolvimento intestinal, dor óssea por infiltração no esqueleto ou cefaleias por doença no SNC.

Exames diagnósticos

O diagnóstico de LNH deve ser sempre feito por meio de biópsia excisional ou incisional. A representação da estrutura ganglionar ou do sítio extranodal é fundamental para a classificação e para a realização de estudos imuno-histoquímicos. A classificação mais recente é a da Organização Mundial da Saúde (OMS) e separa os linfomas B dos T, além de considerar a derivação a partir de células precursoras ou células mais maduras.

Por meio da imuno-histoquímica, é possível a distinção entre linfomas B e os T, estimar a taxa de proliferação celular (Ki-67) e pesquisar importantes fatores para classificação e prognóstico (CD10, BCL2, BCL6, MUM1, ALK). A verificação da expressão de CD20 é de fundamental importância por causa da alta eficácia de anticorpos monoclonais que reconhecem este alvo e que recentemente passaram a integrar o arsenal terapêutico contra os LNH de células B. Uma vez estabelecido o diagnóstico e a classificação do tipo de linfoma, faz-se necessário determinar a extensão da doença por meio do estadiamento.

O estadiamento Ann Arbor ainda é utilizado. Na presença de febre, sudorese noturna ou perda de 10% ou mais de peso, utiliza-se a letra B. O índice prognóstico internacional (IPI) é aplicado aos LNH agressivos e utiliza cinco fatores de mau prognóstico: idade superior a 60 anos; *performance status* na escala Eastern Cooperative Oncology Group (Ecog) de mais de 2; desidrogenase láctica (DHL) elevada; mais de um sítio extranodal e estádios Ann Arbor III e IV.

O sistema de escore para avaliação de escala de Ecog considera:

- indivíduo ativo;
- ambulatorial;
- acamado por menos de 50% do tempo;
- acamado mais de 50% do tempo;
- acamado 100% do tempo.

Pacientes com nenhum ou apenas um fator são de baixo risco (sobrevida em cinco anos de 73%), pacientes com dois fatores são considerados de risco intermediário-baixo (sobrevida em cinco anos de 51%), três fatores caracterizam o risco intermediário-alto (sobrevida em cinco anos de 43%) e quatro ou cinco fatores, alto risco (sobrevida em cinco anos de 26%).

É importante ressaltar que estes dados de sobrevida foram obtidos na era pré-rituximabe. A tomografia computadorizada por emissão de pósitrons (PET-

-CT) avalia atividade metabólica e aspectos funcionais da neoplasia, além da visão puramente anatômica da TC. Recentemente, incorpora-se o PET-CT aos exames de estadiamento e, principalmente, para avaliação de resposta durante e ao término do tratamento. A negativação precoce do PET-CT está associada a um melhor prognóstico.

Avaliação laboratorial deve incluir hemograma completo, pois infiltração medular pode causar citopenias ou mesmo leucemização da doença; nessa situação, a imunofenotipagem do sangue ou da medula óssea pode facilitar a classificação da linfoproliferação. Sorologias para HIV, hepatite B e C fazem parte da avaliação inicial rotineira.

A beta-2-microglobulina também tem valor prognóstico em linfomas de baixo grau. O alto *turnover* celular dos linfomas agressivos frequentemente elevam o ácido úrico, o potássio e o fósforo séricos. O cálcio iônico também pode estar elevado e necessita de adequada correção. A eletroforese de proteínas séricas permite a identificação de componentes monoclonais que podem ocorrer em doenças clonais de células B.

Estadiamento

O estadiamento de Ann Arbor (ver Tabela 1) pode ser empregado para a avaliação das condições clínicas e patológicas dos LNH, com algumas restrições.

Tratamento

Linfomas de células B

Linfomas de baixo grau (LNH folicular grau 1 e LNH folicular grau 2)

Nos estádios iniciais (Ann Arbor I e IIA), a RT de campo envolvido é considerada tratamento padrão. As doses utilizadas nas áreas afetadas variam de 36 a 40 Gy; estudos com longo seguimento apontam para curabilidade em aproximadamente metade dos pacientes assim tratados.

Nos estádios avançados que necessitam de tratamento, recomenda-se o tratamento combinado de QT CHOP (ciclofosfamida, doxorrubicina, vincristina e prednisona) ou CVP (omitindo a doxorrubicina) com o anticorpo monoclonal rituximabe (RCHOP ou RCVP) por seis ciclos. Estudos randomizados recentes revelaram ganhos de sobrevida livre de progressão e mesmo de sobrevida global quando a QT isolada foi comparada à QT em associação ao rituximabe (anticorpo monoclonal quimérico anti-CD20).

Com o intuito de diminuir ou retardar as recidivas dos LNH de baixo grau, eliminando doença residual, tem-se estudado o uso de terapêuticas de manutenção. O interferon-alfa foi usado com este intuito, porém a alta toxicidade tornou seu uso impopular para essa indicação. Rituximabe em manutenção revelou aumento significativo na duração das respostas em estudos randomizados.

Existem vários regimes de segunda linha, que utilizam a fludarabina em associação com ciclofosfamida, mitoxantrona e rituximabe (RFCM).

Casos selecionados e recidivados podem ser beneficiados por programas de QT em altas doses e resgate com células-tronco hematopoéticas. Pacientes mais jovens, muitas vezes, são candidatos a transplante alogênico de medula óssea, que, apesar da toxicidade inerente ao procedimento, pode ter caráter curativo.

Também se utiliza a radioimunoterapia, que consiste na incorporação de agentes radioativos a anticorpos monoclonais que carreiam a radiação até o linfoma, alcançando bons resultados em primeira linha e em recidiva.

Linfomas de alto grau

A maioria dos linfomas desta categoria é do tipo difuso de grandes células B, CD 20 positivos.

O linfoma difuso de grandes células B é clínica e biologicamente heterogêneo e agressivo, e inclui vários subtipos. Pode surgir como primário ou podem resultar de uma transformação de um linfoma indolente. A maioria dos casos ocorre em linfonodos com 40% deles em sítio extranodal. Esses casos ocorrem mais frequentemente no trato gastrointestinal, mas podem aparecer em qualquer órgão, incluindo: pele, SNC, medula óssea, glândula salivar, pulmão, rim e fígado. O envolvimento da medula óssea é encontrado em 11 a 27% de todos os casos, mas raramente se infiltra no sangue periférico.

Em estádios iniciais Ann Arbor I e II, recomenda-se a RT seguida de QT com quatro ciclos de RCHOP. Para estádios avançados III e IV, recomenda-se QT CHOP associada a rituximabe a cada 21 dias (RCHOP) por oito ciclos. Estudo recente, usando RCHOP a cada quatorze dias, auxiliado por G-CSF (*granulocyte colony-stimulating factor*), revelou que seis ciclos de QT e oito doses de rituximabe são adequados. Não há ainda comparação direta entre RCHOP 21 e RCHOP 14. Pacientes jovens com IPI desfavorável são alvos de inúmeros estudos, incluindo doses altas de QT.

Em pacientes recidivados, recomenda-se tratamento de resgate com regime ICE (ifosfamida, carboplatina e etoposide) ou ESHAP (etoposide, solumedrol, citarabina e cisplatina). Pacientes sensíveis ao resgate devem ser submetidos à coleta de células-tronco periféricas e, subsequentemente, levados à QT mieloablativa em altas doses, com resgate hematológico (transplante autólogo de medula óssea).

Para pacientes refratários LH e com LNH alto grau, pesquisas publicadas em literatura nacional e internacional apontam a administração sequencial de doses elevadas de ciclofosfamida (4 ou 7 g/m^2), dependendo de características clínicas dos pacientes durante o tratamento, em particular, a idade e a função cardíaca, e G-CSF, 300 mcg/dia a partir do primeiro dia, após doses elevadas de ciclofosfamida, seguidas por coleta de células progenitoras do sangue periférico, quando a contagem de neutrófilos tiver aumentado para mais de $1,0 \times 10^9/L$, com o objetivo de colher mais de 5×10^6 células CD34 células/kg.

Linfomas de células T

Os linfomas de células T constituem um grupo heterogêneo de doenças raras que têm diferentes perfis biológicos e clínicos resultantes da proliferação clonal dos linfócitos, na maioria dos casos a partir de linhagens $CD8^+$ ou $CD4^+$. A maioria, por conseguinte, expressa alfa-beta receptores de células T. Desde *natural killer* (NK), as células estão estreitamente relacionadas com as células T; as neoplasias derivadas destas também se encontram classificadas nesse grupo.

Esse grupo inclui doenças raras e extremamente variadas do ponto de vista biológico e em relação ao comportamento clínico. Aproximadamente 10% dos LNH são de células T, havendo uma maior frequência em certas regiões da Ásia. Por causa da raridade e heterogeneidade, são pouco estudadas de maneira sistemática e as recomendações terapêuticas são menos estabelecidas.

Os linfomas T periféricos não especificados formam o maior grupo e são, em geral, de apresentação linfonodal, podendo haver envolvimento hepático, gastrointestinal e da medula óssea. A sobrevida em cinco anos com QT padrão do tipo CHOP é de 30 a 35%.

Alguns centros preconizam QT em altas doses como consolidação, porém não há estudos randomizados demonstrando a superioridade dessa estratégia. Em casos de recidiva sensível à QT de resgate, recomendam-se QT em altas doses e resgate com células-tronco.

Linfoma de células do manto

O linfoma de células do manto (LCM) representava um dos linfomas mais refratários ao tratamento, com sobrevida de aproximadamente três anos. Atualmente, a combinação rituximabe e o regime quimioterápico *hyper*-CVAD promove taxas de remissão maiores do que 90% e taxas de sobrevida livre de falência, em cinco anos, de 60% em pacientes jovens.

Nos pacientes transplantados em primeira remissão, nenhum deles experimentou recidiva de doença no período de seguimento. No grupo do transplante não mieloablativo, composto por pacientes transplantados com doença refratária ou recidiva, remissões duráveis nas taxas de sobrevida livre de progressão (SLP) apareceram em cinco a nove anos. Os resultados demonstram que SLD prolongada em LCM é possível após TCTH autólogo com rituximabe, em primeira remissão, e após TCTH alogênico não mieloablativo em doença recidivada ou refratária. Os resultados observados com TCTH autólogo em primeira remissão apontam para a possibilidade de completa erradicação da doença e esta estratégia como modalidade potencialmente curativa para LCM.

Indicações de transplante de células-tronco hematopoéticas em linfoma não Hodgkin

- TCTH autólogo no linfoma difuso de grandes células, como terapêutica de salvamento nos LNH recidivados e refratários; como terapêutica de primeira linha em linfomas difuso de grandes células, terapia de indução de remissão e consolidação;
- no linfoma folicular na recidiva – TCTH autólogo;
- TCTH autólogo nos linfomas de células-T periféricos em doença recidivada ou refratária. Relatos utilizando TCTH alogênico não mieloablativo têm apresentado resultados animadores;
- TCTH alogênico em linfomas indolentes e em linfomas agressivos;
- LCM – TCTH autólogo com rituximabe, em primeira remissão, e após TCTH alogênico não mieloablativo em doença recidivada ou refratária.

Prognóstico

Linfomas de células B

Estádios avançados e assintomáticos têm sobrevida mediana por volta de oito anos. As respostas clínicas obtidas com QT são invariavelmente seguidas de recidivas sucessivas até o surgimento de resistência a múltiplas drogas ou transformação em histologias agressivas de prognóstico sombrio. Em pacientes assintomáticos e, principalmente, idosos, pode-se acompanhar o paciente de perto para avaliar o ritmo de desenvolvimento da doença e iniciar tratamento ao surgirem sintomas.

Linfomas de células T

O grupo dos linfomas anaplásicos são divididos em sistêmicos e primariamente cutâneos. Entre os sistêmicos, encontra-se um grupo de prognóstico muito mais favorável, que se caracteriza pela expressão da proteína *anaplastic lymphoma kinase* (ALK). Esse grupo, chamado linfoma anaplásico de grandes células ALK positivo, tem sobrevida acima de 90% em cinco anos. O grupo ALK negativo afeta pacientes mais velhos e está associado à elevação de DHL, a estádios avançados e a envolvimento extranodal; a sobrevida é ao redor de 35% em cinco anos.

Os linfomas anaplásicos cutâneos têm prognóstico muito favorável, devendo-se evitar terapias agressivas desnecessárias.

CONSIDERAÇÕES FINAIS

Os linfomas representam uma ampla variedade de doenças com características histológicas variadas, e, consequentemente, evolução clínica, tratamento e prognóstico também variados. Ressalta-se a melhora na condução desses pacientes em virtude dos avanços na terapia.

BIBLIOGRAFIA

1. Bezerra NA, Gimenes DL. Linfoma não-Hodgkin. In: Lopes A, Iyeyasu H, Lopes LF, Almeida ES, Castro RMRPS. Oncologia para a graduação. São Paulo: Tecmedd; 2005. p.415-19.
2. Coiffier B1, Lepage E, Briere J, Herbrecht R, Tilly H, Bouabdallah R et al. CHOP chemotherapy plus rituximab compared with CHOP alone in elderly patients with diffuse large-B-Cell Lymphoma. N Engl J Med. 2002;346:235-42.
3. Colleoni LG, Bordin OB. Linfomas. In: Forones NM, Filho RJG, Tadokoro H, Freire CAR. Guias de medicina ambulatorial e hospitalar: oncologia. Barueri: Manole; 2005. p.321-36.
4. Faulhaber A, Gimenez DL. Linfoma de Hodgkin. In: Lopes A, Iyeyasu H, Lopes LF, Almeida ES, Castro RMRPS. Oncologia para a graduação. São Paulo: Tecmedd; 2005. p.409-13.
5. Feher O, Salvajoli JV, Lima VCC. Doença de Hodgkin. In: Kowalski LP, Anelli A, Salvajoli JV, Lopes LF. Manual de condutas diagnósticas e terapêuticas em oncologia. 2. ed. São Paulo: Âmbito; 2002. p.293-7.

6. Feher O, Salvajoli JV, Valadares AD. Linfomas não-Hodgkin. In: Kowalski LP, Anelli A, Salvajoli JV, Lopes LF. Manual de condutas diagnósticas e terapêuticas em oncologia. 2. ed. São Paulo: Âmbito; 2002. p.298-300.
7. Gouveia GR, Siqueira SA, Chamone DA, Pereira J. Prevalence of non-Hodgkin lymphomas in São Paulo, Brazil. Rev Bras Hematol Hemoter. 2011;33(4):315-22.
8. Lenz G, Staudt LM. Aggressive lymphomas. N Engl J Med. 2010;362(15):1417-29.
9. Lorenzi TF. Manual de hematologia: propedêutica e clínica. 4. ed. Rio de Janeiro: Guanabara Koogan; 2006.
10. Marcus R, Imrie K, Belch A, Cunningham D, Flores E, Catalano J et al. CVP chemotherapy plus rituximab compared with CVP as first-line treatment for advanced follicular lymphoma. Blood. 2005;105:1417-23.
11. Massumoto C, Tabacof J. Doença de Hodgkin. In: Buzaid AC. Manual de oncologia clínica. 2. ed. Rio de Janeiro: Reichmann e Affonso; 2004. p.237-43.
12. Morris C. Tumores hematológicos e linfoides. In: Spence RA, Johnston PG. Oncologia. Rio de Janeiro: Guanabara Koogan; 2003. p.231-53.
13. Savage KJ, Chhanabhai M, Gascoyne RD, Connors JM. Characterization of peripheral T-cell lymphomas in a single North American institution by the WHO classification. Ann Oncol. 2004;15:1467-75.
14. Seigler DE, Preti A. Doença de Hodgkin. In: Boyer KL, Ford MB, Judkins AF, Levin B. Oncologia na clínica geral. Rio de Janeiro: Guanabara Koogan; 2000. p.184-89.
15. Shi GG, Medeiros LJ, Hagemeister FB. Hodgkin's lymphoma. In.: Kantarjian HM, Wolff RA, Koller CH. The MD Anderson manual of medical oncology. New York: McGraw Hill; 2006.
16. Sneed TB, Medeiros LF, Rodrigues MA. Aggressive and highly aggressive lymphoma. In: Kantarjian HM, Wolff RA, Koller CH. The MD. Anderson manual of medical oncology. New York: McGraw Hill; 2006.
17. Tam CS, Bassett R, Ledesma C, Korbling M, Alousi A, Hosing C et al. Mature results of The MD Anderson Cancer Center risk-adapted transplantation strategy in mantle cell lymphoma. Blood. 2009;113(18):4144-52.
18. World Health Organization. WHO Classification of tumours of haematopoietic and lymphoid tissues. Lyon: International Agency for Research on Cancer; 2008.

14

MIELOMA MÚLTIPLO

Maira Di Ciero Miranda
Andrea Bezerra Rodrigues

INTRODUÇÃO

O mieloma múltiplo (MM) é uma neoplasia maligna que acomete especificamente os plasmócitos, que são derivados dos linfócitos B e produtores de anticorpos. Consiste na proliferação progressiva e descontrolada dessas células na medula óssea, às vezes formando tumores solitários ou múltiplos (plasmocitomas), sendo comum a sua forma disseminada.

As células plasmáticas são produzidas a partir de uma célula-tronco progenitora hematopoética totipotente da medula óssea que dá origem a dois tipos de células progenitoras: a mieloide e a linfoide. Os linfócitos B, quando ativados, vão sofrer expansão clonal e se diferenciar em plasmócitos, que são responsáveis pela produção de anticorpos para combater os microrganismos.

Para que ocorra todo esse processo de maturação, é necessária a sinalização celular por meio de fatores de crescimento, como citocinas, interleucinas (principalmente a IL-6) e fator de necrose tumoral (TNF).

O controle na sinalização molecular, a apoptose e a maturação dos plasmócitos estão alterados no mieloma, provocando multiplicação exacerbada de um único clone de células, fazendo com que a proporção de plasmócitos na medula óssea passe de 5 a 90% do número total de células. Esse represamento no interior da medula óssea desses plasmócitos anormais prejudica a formação dos glóbulos brancos, dos glóbulos vermelhos e das plaquetas, ou seja, altera a hematogênese.

EPIDEMIOLOGIA

Nos Estados Unidos, a incidência anual do mieloma múltiplo (MM) é de 4,3 casos por 100.000 homens brancos, 3 casos por 100.000 mulheres brancas, 9,6 casos por 100.000 homens negros e 6,7 casos por 100.000 mulheres negras.

Na cidade de São Paulo, a incidência ajustada para idade do MM entre 1997 e 1999 era de 3,2/100.000 pessoas do sexo feminino e 4,1/100.000 entre pessoas do sexo masculino.

O MM acomete mais o sexo masculino, a raça negra e o pico de incidência é acima dos 65 anos. Representa 1% de todos os tipos de câncer, sendo o segundo mais comum entre os tumores hematológicos, ficando atrás apenas dos linfomas não Hodgkin.

ETIOLOGIA

Acredita-se que exista uma combinação de fatores de predisposição genética e exposição ambiental, levando a uma maior suscetibilidade para o aparecimento desse tipo de neoplasia.

Há uma certa tendência de ocorrer entre familiares de primeiro grau (pais/irmãos). A exposição ocupacional a certas substâncias químicas, como solventes, combustível, petróleo (benzeno), é relatada, assim como a exposição à radiação.

Associa-se também o desenvolvimento de MM a vírus, como o Epstein-Barr, o vírus HIV e os herpes-vírus, especialmente o herpes-vírus 8.

MANIFESTAÇÕES CLÍNICAS

O mieloma pode permanecer assintomático por muitos anos, mas, à medida que a doença progride, os sintomas aparecem. Os sintomas típicos são: dores ósseas (principalmente na coluna, costelas, pelve e membros inferiores), anemia, problemas renais e fraturas patológicas. Infecções recorrentes também são comuns porque o sistema imunológico fica comprometido.

A dor óssea é o sintoma mais frequente e ocorre por causa da proliferação das células do mieloma que produzem fatores que ativam os osteoclastos, causando intensa reabsorção óssea, lesões osteolíticas difusas que aparecem como manchas escuras na radiografia e fraturas. Os ossos mais acometidos são os de maior massa medular, como as vértebras, o crânio, o quadril, a costela, o fêmur e o úmero. Como consequência, ocorre hipercalcemia em aproximadamente 30% dos pacientes.

A compressão da medula espinhal é uma das complicações mais graves do mieloma múltiplo. A incidência dessa complicação pode chegar a até 20% em algum ponto durante o curso de sua doença. Os sintomas comuns são: dor nas costas, fraqueza, parestesias e/ou paresia/plegia nos membros inferiores. No entanto, dependendo do nível de comprometimento, os pacientes podem apresentar sintomas nos membros superiores. A Tabela 1 sintetiza os principais sinais e sintomas da doença, relacionados ao quadro fisiopatológico.

TABELA 1 Síntese da fisiopatologia do mieloma múltiplo

	Efeitos do mieloma	
Efeitos do número de células de mieloma na medula	Causas	Impacto no paciente
Anemia	Diminuição no número e na atividade das células produtoras de glóbulos vermelhos	Fadiga Fraqueza Dispneia Taquipneia Taquicardia
Hiperproteinemia (no sangue e/ou na urina)	Proteína monoclonal produzida pelos plasmocitomas é liberada na corrente sanguínea e pode ser eliminada na urina (proteína de Bence-Jones)	Má circulação decorrente da viscosidade sanguínea elevada Possível dano renal
Lesões ósseas Reabsorção óssea (osteoporose) Áreas de lesões ósseas mais graves	As células do mieloma ativam os osteoclastos, que destroem os ossos e bloqueiam os osteoblastos que normalmente reparam os ossos	Dores ósseas Fratura patológica, colapso de um osso, compressão medular
Hipercalcemia	Liberação de cálcio na corrente sanguínea decorrente da reabsorção óssea	Confusão mental Desidratação Constipação Fadiga Fraqueza Insuficiência renal
Redução da função do sistema imunológico contra infecções	Os plasmocitomas produzem imunoglobulinas anormais, não funcionais	Predisposição a infecções Demora na recuperação de infecções
Prejuízo na função renal	Filtração das cadeias leves monoclonais que se precipitam e causam obstrução tubular com cilindros intratubulares	Letargia Distúrbios hidreletrolíticos

Fonte: adaptada de International Myeloma Foundation Latin America (IMF), 2009.

Ocorre, também, como resultado de sua função descontrolada, excessiva secreção de imunoglobulinas anormais de um único tipo (proteína M) e ineficientes para combater as infecções, proteínas leves (proteínas de Bence-Jones na urina) e citocinas. Os tipos de anticorpos mais comumente encontrados na doença são os da classe IgG, IgA e de cadeias leves quando somente uma porção do anticorpo é secretada. No caso do mieloma de cadeias leves, a proteína M é mais frequentemente encontrada na urina do que no sangue. Em raros casos, o mieloma múltiplo pode ser não secretor, ou seja, pode não apresentar proteína M pelos métodos de pesquisa convencionais.

Os plasmocitomas podem estar presentes tanto na medula óssea como também acometer tecidos moles (plasmocitomas extramedulares), atingindo nasofaringe, fígado, rins, linfonodos, entre outras regiões. Quando existem vários plasmocitomas dentro e fora dos ossos, a condição é denominada MM.

DIAGNÓSTICO

No Brasil, atualmente, alguns estudos demonstram que ocorre demora no diagnóstico dessa doença, o que faz com que os pacientes cheguem aos centros de referência com quadro clínico avançado, já tendo passado por consultas com vários especialistas.

Alguns pacientes descobrem ocasionalmente o mieloma ao realizarem exames laboratoriais de rotina, quando identificam o aumento de proteína M no sangue ou na urina. A progressão para mieloma sintomático ocorre em torno de dois a quatro anos.

De acordo com os últimos consensos, são necessários três elementos para a comprovação do diagnóstico dessa doença:

- presença de proteína M: proteína monoclonal no sangue ou urina;
- infiltração da medula óssea por plasmócitos (> 10%) identificados por meio de aspirado ou biópsia de medula óssea ou biópsia de massa tumoral, com laudo de plasmocitoma;
- evidências de dano aos órgãos afetados pelo MM: anemia, lesões líticas na radiografia do esqueleto, insuficiência renal e hipercalcemia.

Na suspeita de mieloma, vários exames devem ser realizados para a confirmação do diagnóstico. O diagnóstico diferencial inclui as seguintes condições patológicas: gamopatia monoclonal benigna, hipergamaglobulinemia policlonal, doenças linfoproliferativas (p.ex., macroglobulinemia de Waldenström, linfomas) e amiloidose primária.

Os principais testes e exames para diagnóstico do MM estão listados na Tabela 2.

TABELA 2 Descrição dos principais testes e exames diagnósticos do mieloma múltiplo

Teste	Objetivo
Biópsia da medula óssea	Teste mais importante para determinar a porcentagem de células do mieloma na medula óssea. Na doença de estádio I ou em plasmocitoma solitário, realiza-se biópsia direta da massa tumoral
São realizados exames especiais para avaliar o prognóstico (p.ex., citogenética e imunofenotipagem)	A análise cromossômica (teste citogenético) pode revelar características cromossômicas boas ou ruins em termos de prognóstico da doença. São feitos por análise direta e/ou FISH Pacientes com translocações como t (4;14), t (14;16) e t (14;20) são considerados de alto risco
Exame de sangue	
Hemograma completo	Avalia a presença/gravidade da anemia Verifica leucopenia Verifica plaquetopenia
Testes bioquímicos	Particularmente importante para avaliar a função renal (creatinina e ureia), nível de cálcio e DHL
Proteínas	
Albumina	Foi desenvolvido um sistema de estadiamento do MM baseado na dosagem de beta-2-microglobulina e albumina, possibilitando classificar em três estádios
Proteína monoclonal	Em 52% dos casos aproximadamente a imunoglobulina é IgG, seguindo-se pela IgA (21%)
Eletroforese de proteínas séricas (EFPS)	Determinação de quantidade de proteína do mieloma anormal e nível de albumina normal
Imunofixação	Mostra o tipo de proteína do mieloma (isto é, de cadeia pesada [G, A, D ou E], cadeia leve, kappa [κ], lambda [λ])
Teste FREELITE®	Pode ser usado para medir a quantidade de kappa ou lambda livre se não for identificada anormalidade na EFPS
Beta-2-microglobulina	Marcador tumoral, que indica o prognóstico e é utilizado na monitoração da resposta terapêutica
Exame de urina	
Proteínas especiais: Eletroforese de proteínas urinárias (EFPU) Imunofixação Teste FREELITE®	Proteinúria. Mostra a presença, a quantidade e o tipo de proteína do mieloma anormal na urina A característica principal é a proteína de Bence-Jones (proteína de cadeia leve)

(*continua*)

TABELA 2 Descrição dos principais testes e exames diagnósticos do mieloma múltiplo (*continuação*)

Teste	Objetivo
Exames de imagem	
Radiografia	A radiografia continua sendo o padrão de referência para verificar dano ósseo causado pelo mieloma. É necessário fazer uma varredura completa do esqueleto para detectar mieloma por meio de uma série de radiografias; o intuito é demonstrar perda ou enfraquecimento do osso (osteoporose ou osteopenia causadas por destruição óssea por mieloma), lesões líticas e/ou qualquer fratura ou colapso do osso
Ressonância nuclear magnética (RNM)	Usada quando as radiografias são negativas e/ou para uma avaliação mais detalhada de algumas áreas em particular, como coluna vertebral e/ou crânio. Pode revelar a presença e a distribuição da doença na medula óssea quando as radiografias não demonstram nenhum dano ósseo. Também pode revelar doença fora do osso, que pode estar pressionando os nervos e/ou a medula espinal
Tomografia computadorizada (TC)	Usada quando as radiografias são negativas e/ou para uma avaliação mais detalhada de algumas áreas em particular. Especialmente útil para uma avaliação detalhada de áreas pequenas com possível dano ósseo ou pressão sobre um nervo
PET-CT de corpo inteiro	Técnica de avaliação do corpo inteiro muito mais sensível que está sendo investigada no momento. Os resultados iniciais sugerem utilidade na monitoração da doença, principalmente a não secretora
Densitometria óssea	Útil para avaliar a gravidade da perda óssea difusa no mieloma e medir a melhora em série que ocorre com a terapia com bisfosfonato

Em 2005, foi proposta uma classificação internacional de estadiamento do MM baseada na dosagem de beta-2-microglobulina e albumina sérica (Tabela 3).

TABELA 3 Estadiamento do mieloma múltiplo

Estádio	Critério	Sobrevivência média (em meses)
I	Beta-2-microglobulina sérica $< 3,5$ mg/L Albumina sérica $\geq 3,5$ g/dL	62
II	Nem I nem III*	44
III	Beta-2-microglobulina sérica $\geq 5,5$ mg/L	29

*Existem duas categorias para o estádio II: beta-2-microglobulina sérica $< 3,5$ mg/L e albumina sérica $< 3,5$ g/dL; ou beta-2-microglobulina sérica de 3,5 a < 5 mg/L, independentemente do nível de albumina sérica.

Fonte: adaptada de Greipp et al., 2005.

TRATAMENTO

O MM assintomático, uma condição pré-clínica que ocorre em 15% dos casos de MM recém-diagnosticados, não necessita de tratamento, somente de acompanhamento.

No plasmocitoma solitário, que consiste em uma lesão única com plasmócitos monoclonais, em geral localizados no osso ou em partes moles, o tratamento padrão é a radioterapia (RT) localizada na área envolvida, sendo esta medida capaz de curar a lesão. Alguns pacientes progridem para MM em um tempo médio de três anos.

Todos os pacientes com MM sintomático que demonstrem lesões orgânicas (anemia, hipercalcemia, lesões ósseas, insuficiência renal, hiperviscosidade, amiloidose e infecções bacterianas recorrentes) devem ser tratados. O tratamento escolhido pode variar dependendo de determinadas características apresentadas pelo paciente, como a idade e o estado clínico.

O objetivo geral do tratamento é estabilizar, aliviar e diminuir a gravidade dos sintomas, ou seja, tratamento paliativo. No entanto, o período de remissão da doença pode variar de meses a anos e ocorre o óbito, pois, até o momento, não existe cura para essa doença. Novas terapias já estão sendo testadas, podendo, em um futuro não muito longe, apontar um caminho promissor para a cura do MM.

Na maior parte dos casos, o tratamento é feito com QT (oral e/ou intravenosa) e, posteriormente, o transplante de células-tronco hematopoéticas, porém, tanto a quantidade de sessões como o tipo de tratamento variam de paciente para paciente.

Os protocolos quimioterápicos mais utilizados são: VAD (vincristina, adriamicina e dexametasona), MP (melfalano/prednisona) e a DEXA (dexametasona).

Para os pacientes não candidatos ao transplante, a abordagem terapêutica mudou consideravelmente com a introdução de novos medicamentos: talidomida, bortezomibe (Velcade®), lenalidomida (Revlimid®). Embora o esquema melfalano/prednisona (MP) ainda seja uma opção para pacientes mais idosos, duas novas combinações emergiram e são superiores ao MP para os pacientes não elegíveis para transplante: melfalano + prednisona + talidomida (MPT) e bortezomibe (Velcade®) + melfalano + prednisona (VMP). Além dessas, tanto a talidomida como a dexametasona (tal/dex), bem com a lenalidomida (Revlimid®)

associada a baixas doses de dexametasona (RevloDex) podem ser usadas quando o transplante não é uma opção desejável.

O transplante autólogo de células-tronco periféricas é geralmente indicado para pacientes com menos de 65 anos e sem doenças graves concomitantes que comprometam órgãos vitais, como coração e pulmões. Essa modalidade terapêutica apresenta mortalidade baixa e, por isso, deve ser preferida. Células periféricas são preferíveis às medulares porque apresentam menos risco de contaminação por células neoplásicas, além de se estabelecerem com mais rapidez na medula.

O transplante alogênico não é muito utilizado pelo pouco número de doadores compatíveis. Promove uma sobrevida de até cinco anos e aumenta para até quinze anos, no caso de doador aparentado do paciente.

O paciente pode se beneficiar com outro transplante autólogo, especialmente quando o estado de remissão após o primeiro transplante foi superior a dois anos.

Embora possam ocorrer diversas formas de recidiva, a mais comum é quando surge apenas a elevação ou reaparecimento da proteína M no sangue e/ou urina, sem sintomas associados. Nestes casos, em geral, a melhor opção é o acompanhamento ambulatorial sem necessidade de tratamento.

Outra forma de apresentação é o reaparecimento da proteína M acompanhado de sintomas como dores ósseas, plasmocitomas, aumento do cálcio, anemia e/ou insuficiência renal. Quando ocorre uma recidiva sintomática é necessário reinstituir o tratamento.

Diante do exposto, tem-se que a abordagem terapêutica é voltada para o controle da neoplasia (terapia específica) ou para o controle dos sintomas (terapia de suporte), conforme a Tabela 4.

TABELA 4 Resumo das opções de tratamento para mieloma

I. Quimioterapia
II. Transplante de células-tronco hematopoéticas
III. Radioterapia – no controle das lesões líticas ósseas e no preparo para o transplante (*total body irradiation* – TBI)
IV. Terapia de suporte Bisfosfonatos (reduzir lesão óssea e hipercalcemia) Antibióticos/vacinas (antipneumocócica, influenza) Exercícios (evitar reabsorção óssea acelerada)

(*continua*)

TABELA 4 Resumo das opções de tratamento para mieloma (*continuação*)

Tratamento de emergência (p.ex., diálise, plasmaférese, cirurgia) Analgésicos Fatores de crescimento hematopoético: filgrastima, eritropoetina, neumega Órtese/colete: evitar a fratura patológica de vértebras e consequente lesão medular
V. Controle da doença refratária ou resistente a tratamento A maioria dos pacientes tratados com melfalano e prednisona que atingiram remissão, quando recidivados após seis meses do final do tratamento, responde ao mesmo esquema Talidomida: no MM há aumento de angiogênese, e a talidomida possui propriedades antiangiogênicas Lenalidomida (Revlimid®) associado à dexametasona Bortezomibe (Velcade®) (inibidores de proteassoma)* como monoterapia ou associado à quimioterapia (melfalano) Doxorrubicina lipossomal peguilada (Doxil®) para substituir a doxorrubicina pela menor toxicidade, uma vez que a maioria dos pacientes é idosa e com comprometimento clínico Inibidores de *Heart Shock Protein*-90 – ainda em estudos clínicos Agentes tendo como alvo a IL-6 – ainda em estudos clínicos
VI. Terapia de manutenção (p.ex., interferon-alfa e prednisona, que têm mostrado prolongar a remissão)

Fonte: adaptada de International Myeloma Foundation Latin America (IMF).

* Proteassoma é um sistema no interior das células que decompõe as proteínas quando estas já não são necessárias. Uma das consequências da inibição do proteassoma é o acúmulo do inibidor kappa B (IκB), um inibidor do fator de transcrição nuclear kappa B (NF-κB). A inibição do NF-κB leva a uma diminuição da expressão das moléculas de adesão e de vários fatores de proliferação, sobrevida e angiogênicos. Quando o bortezomibe inibe o proteassoma, o equilíbrio normal dentro da célula é rompido.

CONSIDERAÇÕES FINAIS

Apesar de o MM ser tratado de forma paliativa, esforços da comunidade científica têm se intensificado nos últimos anos para uma possível cura da doença.

O tratamento específico e os cuidados de suporte têm contribuído para a melhora da qualidade de vida.

É muito importante que os profissionais de saúde conheçam os principais sinais e sintomas da doença para que os pacientes sejam beneficiados, como em toda doença neoplásica maligna, com o encaminhamento o mais breve possível para o hematologista/oncologista.

Vale ressaltar que, por ter maior incidência na faixa etária mais avançada, as queixas de dores ósseas, comumente apresentadas pelo crescente número de idosos, sejam criteriosamente avaliadas para que medidas de controle da doença possam ser eficazes.

BIBLIOGRAFIA

1. Abrale Manuais. Associação Brasileira de Linfoma e Leucemia. Mieloma. Disponível em: http://www.abrale.intercomax.com.br/uploads/files/Mileoma%20multiplo%20Fase6 (2012)-pd.pdf. Acessado em: 08 fev 2014.
2. Cecil RL. Oncologia: Tratado de medicina interna. 22. ed. Rio de Janeiro: Elsevier; 2005.
3. Greipp PR, Miguel JS, Durie BGM, Crowley JJ, Barlogie B, Bladé J et al. International staging system for multiple myeloma. J Clin Oncol. 2005;23(15):3412-20.
4. Hungria VTM. Tratamento do mieloma múltiplo recidivado. Rev Bras Hematol Hemoter. 2007;29(1):48-53. Disponível em: http://www.scielo.br/pdf/rbhh/v29n1/v29n1a11.pdf. Acessado em: 16 fev 2014.
5. International Myeloma Foundation. Entendendo a terapia com bortezomibe. 2012. Dec. Disponível em: http://mielomabrasil.org. Acessado em: 19 fev 2014.
6. International Myeloma Foundation. Revisão concisa sobre mieloma. 2012. Disponível em: http://mielomabrasil.org. Acessado em: 19 fev 2014.
7. International Myeloma Foundation Latin America (IMF). O que é mieloma. Disponível em: http://www.mielomabrasil.org/o_que_e.php. Acessado em: 16 fev 2014.
8. International Myeloma Foundation Latin America (IMF). Revisão concisa da doença e opções de tratamento: mieloma múltiplo – câncer da medula óssea. Brian GM Durie, 2009. Disponível em: http://www.mielomabrasil.org/o_que_e.php. Acessado em: 16 fev 2014.
9. Kulik A, Batista GTH, Trevisoli LE, Guesser NB, Savi Junior R, Rozin L. Mieloma múltiplo: uma neoplasia hematológica. Disponível em: http://pt.scribd.com/doc/79966642/artigo-mieloma-multiplo. Acessado em: 21 fev 2014.
10. National Comprehensive Cancer Network. NCCN Clinical Practice Guidelines in Oncology. Multiple Myeloma. Version 2012.2. Disponível em: http://www.nccn.org. Acessado em: 20 fev 2014.
11. Silva ROP, Faria RMD, Côrtes MCJW, Clementino NCD, Faria JR, Moraes TEC et al. Mieloma múltiplo: verificação do conhecimento da doença em médicos que atuam na atenção primária à saúde. Rev Bras Hematol Hemoter. 2008;30(6):437-44. Disponível em: http://www.scielo.br/scielo. Acessado em: 19 fev 2014.
12. Von Sucro L, Silva JCML, Gehlen GW, Eldin JFS, Amaral GA, Santana MAP. Mieloma múltiplo: diagnóstico e tratamento. Rev Med Minas Gerais. 2009;19(1):58-62.

15

EMERGÊNCIA ONCOLÓGICA: SÍNDROME DA COMPRESSÃO MEDULAR

Márcia Wanderley de Moraes

INTRODUÇÃO

A coluna vertebral está dividida em quatro áreas: cervical, torácica, lombar e sacral. Cada área é designada com uma letra (C, T, L ou S). As vértebras, dentro de cada área da coluna, numeram-se iniciando no sentido proximal para o distal, sendo a primeira vértebra da coluna cervical denominada C1; a segunda dentro da torácica T2; a quarta dentro da coluna lombar L4, e assim sucessivamente.

A medula espinhal é protegida pela coluna vertebral, mas certas doenças podem comprimi-la e alterar a sua função normal. A área lesada determinará as funções sensitivas e motoras afetadas, sendo provável que abaixo do nível da lesão desenvolvam-se debilidade, paralisia, diminuição ou perda completa da sensibilidade.

ETIOLOGIA

A compressão medular pode ser definida como a compressão do saco dural e seu conteúdo (medula espinhal e/ou cauda equina) de origem traumática (por ruptura de uma vértebra ou de outro osso da coluna, ou por ruptura de um ou mais dos discos cartilaginosos intervertebrais), infecciosa (abscesso medular) ou tumoral (um tumor na medula espinhal ou na coluna).

A causa da compressão medular súbita é geralmente um traumatismo ou uma hemorragia, mas também pode ser consequência de infecção, tumor ou compressão decorrente de má formação arteriovenosa.

É a segunda principal complicação neurológica no paciente com neoplasia maligna após as metástases cerebrais, ocorrendo em cerca de 5 a 14% dos pacientes com câncer. Em 85 a 90% dos casos é secundária ao envolvimento de corpos vertebrais, e em 10 a 15% das vezes é consequente a neoplasias paravertebrais, que se estendem pelo forame intervertebral.

A incidência varia com o tipo de tumor primário e aproximadamente 2,5% dos pacientes oncológicos vão apresentar síndrome da compressão medular (SCM) durante a evolução da doença. Nos pacientes adultos, os cânceres de pulmão, mama e próstata são as causas mais comuns, perfazendo cada um deles 15 a 20% dos casos. Os linfomas não Hodgkin (LNH), o mieloma múltiplo (MM) e o câncer renal são responsáveis, cada um, por 5 a 10% dos casos restantes, porém outros tumores também podem ocasionar esta emergência.

Os segmentos da coluna espinhal envolvidos incluem a coluna torácica (70%), a coluna lombossacral (20%) e a coluna cervical (10%). A SCM não oferece risco imediato de vida, a não ser que comprometa níveis acima de C3, porém pode levar à morbidade permanente e significativa.

FISIOPATOLOGIA

A SCM ocasionada por metástase do corpo vertebral posterior, que é mais vascularizado, pode ocorrer por via hematogênica, possui crescimento contínuo e ocasiona a obliteração do canal medular. Quando há lesão do osso cortical, ocorre fratura com angulação anterior e deslocamento posterior do fragmento ósseo.

A velocidade de instalação da clínica indica a gravidade dos danos, por exemplo, uma paresia instalada há 8 horas tem grande chance de ser revertida, entre 24 e 48 horas, mas, após sete dias, torna-se irreversível. Se a compressão for muito intensa, os sinais dos trajetos nervosos ascendentes e descendentes podem ficar completamente bloqueados. Entretanto, a função neurológica pode restabelecer-se por completo se a lesão for detectada de imediato e tratada antes de os nervos serem destruídos.

MANIFESTAÇÕES CLÍNICAS

Um tumor ou uma infecção dentro da medula espinhal ou ao redor dela exercerá uma pressão crescente, produzindo dor e sensibilidade no local da compressão, assim como debilidade e alterações sensitivas.

Os sinais e sintomas consequentes à SCM ocorrem em sequência, à medida que há maior compressão da medula espinhal e/ou raízes nervosas. A dor e a hipersensibilidade localizadas nas costas, secundárias às metástases vertebrais, são os sintomas mais precoces, antecedendo a disfunção neurológica. A dor piora à noite, não melhorando com analgésicos comuns e tendendo a piorar com manobras que levam a aumento da pressão no espaço epidural, como tossir, espirrar e fazer esforço evacuatório.

A compressão medular por massa tumoral pode manifestar-se por dor lombar, torácica ou abdominal ou ainda sinais de compressão radicular. Uma característica importante que ajuda a diferenciar as dores da metástase óssea e da hérnia discal é o fato de a primeira piorar com a posição supina.

O paciente que apresenta doença metastática suspeita ou conhecida, principalmente nos casos de tumores primários com tropismo para ossos, e dor nova, com ou sem alteração neurológica, necessita de avaliação completa para SCM.

O segundo achado mais comum, que ocorre em 80% dos pacientes, é a disfunção neurológica motora, manifestando redução progressiva de força e sensibilidade em membros (mais comumente os membros inferiores), na qual o paciente se queixa de pernas cansadas e dificuldade para subir escadas.

A fraqueza pode aparecer gradualmente ou de forma aguda, quando ocorre falência vascular grave, o chamado choque medular. Inicialmente, a musculatura proximal é a mais afetada, mas, com a evolução, a musculatura distal também é comprometida; a deambulação fica prejudicada e a flacidez e a arreflexia inicial são substituídas pela plegia em flexão.

O acometimento neurológico sensitivo ocorre posteriormente, causando parestesias e hipoestesias de início nas extremidades distais e com progressão cranial até o local afetado. Em uma fase mais tardia, ocorre a disfunção autonômica com impotência e incontinência de esfíncteres; nos casos de compressão do cone medular, a disfunção autonômica pode ocorrer precocemente no decurso de dias ou de semanas. No entanto, se for interrompido o fluxo sanguíneo para a medula, pode verificar-se paralisia e perda de sensibilidade em minutos.

DIAGNÓSTICO

O diagnóstico precoce é extremamente importante, no sentido de manter adequado *status* funcional e qualidade de vida, antes da ocorrência de alteração neurológica, pois apenas 10% dos pacientes que não deambulam ao diagnóstico irão andar posteriormente.

O exame clínico pautado na história do paciente e a valorização das queixas neurológicas é de extrema importância. A radiografia simples de coluna mostra alterações ósseas em mais de 80% dos casos. O exame de eleição, atualmente, é a ressonância nuclear magnética (RNM) da coluna, que define o local da compressão e facilita o planejamento terapêutico; e a tomografia computadorizada (TC) de tórax ou coluna, que é um exame mais econômico, sendo, muitas vezes, mais acessível em condições de urgência. Pode-se, ainda, realizar a mielografia.

TRATAMENTO

O tratamento deve ser iniciado prontamente na suspeita de SCM para evitar o dano neurológico irreversível e controlar a dor. Deve-se orientar repouso no leito e iniciar o uso de corticosteroide (normalmente dexametasona), visando, principalmente, a diminuir o edema vascular e a controlar a dor.

Não há consenso em relação a dose e a duração do tratamento com dexametasona, porém, habitualmente, inicia-se com bolo intravenoso (IV) de 10 a 20 mg e, posteriormente, 4 a 8 mg a cada 6 horas. É considerada adequada qualquer dose entre 10 e 100 mg administrada IV em bolo, seguida de 16 a 96 mg por dia por via oral. Nos casos em que não há déficit neurológico, não há necessidade do uso de dexametasona.

A radioterapia (RT), com ou sem cirurgia descompressiva prévia, é o tratamento mais utilizado, e quando realizada concomitante à administração de dexametasona, descomprime o tecido nervoso por citorredução tumoral, diminuindo o déficit neurológico, revertendo a paresia, controlando a dor e estabilizando a progressão local da neoplasia. Os tumores primários mais sensíveis à RT são o linfoma e o tumor de células germinativas (seminomatoso). A maioria dos tumores sólidos, como os de mama, próstata e pulmão, apresenta sensibilidade intermediária à radiação. São radiorresistentes: o melanoma, o osteossarcoma e o carcinoma de células renais.

A recomendação do procedimento cirúrgico deve ser individualizada. O tratamento cirúrgico está indicado quando não há diagnóstico de neoplasia firmado, houver instabilidade da coluna ou compressão ocasionada por fragmento ósseo, ausência de resposta ao tratamento radioterápico, presença de metástases por tumores radiorresistentes, ou quando já foi administrada a dose máxima de RT (áreas previamente irradiadas).

As opções de cirurgia são a laminectomia e a descompressão anterior. Quanto mais rapidamente for feita a cirurgia, maior a possibilidade de se evitar sequela. Estudos demonstraram que pacientes com SCM submetidos à descompressão cirúrgica imediata com RT subsequente foram mais capazes de deambular após o tratamento, além de utilizarem menos corticosteroides e opioides.

A quimioterapia (QT) raramente é utilizada no tratamento imediato da síndrome porque, mesmo em tumores quimiossensíveis, a resposta é muito lenta e imprevisível. A compressão medular provocada por infecção é tratada com antibióticos e drenagem da parte infectada. O manejo dos pacientes com suspeita de SCM está descrito no fluxograma apresentado na Figura 1.

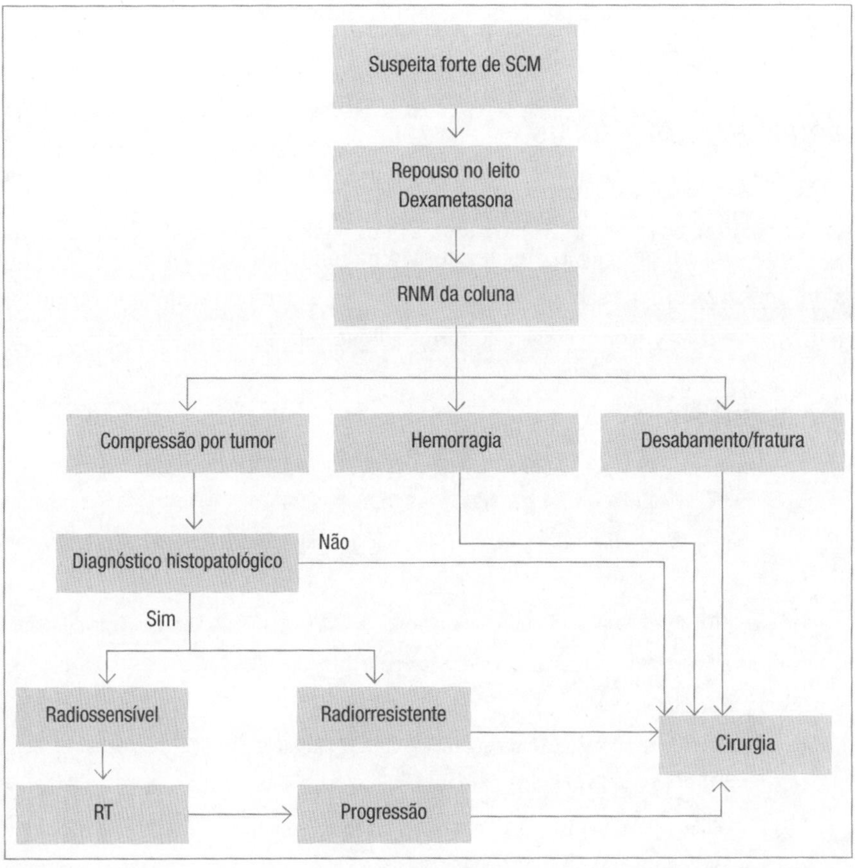

FIGURA 1 Manejo dos pacientes com suspeita de síndrome de compressão medular (SCM).
SCM: síndrome de compressão medular; RNM: ressonância nuclear magnética; RT: radioterapia.

ASSISTÊNCIA MULTIPROFISSIONAL

A equipe multiprofissional, muitas vezes, pode ter dificuldades em avaliar o paciente oncológico e identificar suas complicações e emergências. A SCM é uma situação clínica que necessita de intervenção terapêutica urgente, pois o atraso na instituição do tratamento pode levar a sequela permanente ou morte.

Os profissionais devem estar preparados para identificar os pacientes de risco para o desenvolvimento da SCM, sendo imprescindível o diagnóstico precoce e a instituição imediata da terapia adequada. Atuar rapidamente pode evitar a paraplegia ou tetraplegia, pois os pacientes encontrados com sinais neurológicos ao diagnóstico normalmente são irreversíveis.

A paralisia e a disfunção dos esfíncteres são os estádios clínicos finais desta emergência oncológica e estão diretamente relacionados ao menor tempo de sobrevida e pior prognóstico.

CONSIDERAÇÕES FINAIS

O câncer e seu tratamento podem levar a situações clínicas que necessitam de atendimento e tratamento imediatos. Assim, as emergências secundárias às lesões que causam obstrução ou compressão na medula espinhal, como a SCM, a síndrome de compressão da veia cava (SVCS) e a hipertensão intracraniana (HIC), devem ser reconhecidas e compreendidas pela equipe interdisciplinar.

BIBLIOGRAFIA

1. Bloch J, Regli L. Brain stem and cerebellar dysfunction after lumbar spinal fluid drainage: case report. J Neurol Neurosurg Psychiatry. 2003;74:992-4.
2. Cervantes A, Chirivella I. Oncological emergencies. Ann Oncol. 2004;15(Suppl 4):iv299--306.
3. Diegues SRS, Pires AMT. Radioterapia. In: Bonassa EMA, Gato MIR. Terapêutica oncológica para enfermeiros e famacêuticos. 4. ed. São Paulo: Atheneu; 2012. p.519-29.
4. Ewend MG, Elbabaa S, Carey LA. Current treatment paradigms for the management of patients with brain metástases. Neurosurgery. 2005;57(Suppl 5):S66-77; discussion S1-4.
5. Hart MG, Grant R, Walker M, Dickinson H. Surgical resection and whole brain radiation therapy versus whole brain radiation therapy alone for single brain metástases. Cochrane Database Syst Rev. 2005;25(1):CD003292.

6. Loblaw DA, Perry J, Chambers A, Laperriere NJ. Systematic review of the diagnosis and management of malignant extradural spinal cord compression: the Cancer Care Ontario Practice Guidelines Initiative's Neuro-Oncology Disease Site Group. J Clin Oncol. 2005;23(9):2028-37.
7. McCurdy MT, Shanholtz CB. Oncologic emergencies. Crit Care Med. 2012;40:2212-22.
8. Miaskowski C. Spinal cord compression. In: Chernecky CC, Ende MK. Acute care oncology nursing. 2. ed. Missouri: Saunders Elsevier; 2009. p.492-98.
9. Moraes MW. Emergências oncológicas. In: Mohallem AGC, Rodruigues AB. Enfermagem oncológica. Barueri: Manole; 2007. p.386-96.
10. Neto MC, Hmamerschlak N, Ribeiro AAF, Guendelman RAK, Santos VA. Guia de protocolos e medicamentos para tratamento em oncologia e hematologia. São Paulo: Hospital Israelita Albert Einstein; 2013. p.260-62.
11. Paiva CE, Catâneo AJM, Gabarra RC, Michelini OC. O que o emergencista precisa saber sobre a síndrome da veia cava superior, compressão medular e hipertensão intracraniana. Rev Bras Cancerol. 2008;54(3): 289-96.
12. Patchell RA, Tibbs PA, Regine WF, Payne R, Saris S, Kryscio RJ et al. Direct descompressive surgical resection in the treatment of spinal cord compression caused by metastatic cancer: a randomised trial. Lancet. 2005;366(9486):643-8.
13. Prasad D, Schiff D. Malignant spinal-cord compression. Lancet Oncol. 2005;6(1):15-24.
14. Rades D, Heidenreich F, Karstens JH. Final results of a prospective study of the prognostic value of the time to develop motor deficits before irradiation in metastatic spinal cord compression. Int J Radiat Oncol Biol Phys. 2002;53(4):975-9.
15. Romero P, Manterola A, Martinez E, Villafranca E, Domínguez MA, Arias F. Compresión medular. An Sist Sanit Navar. 2004;27(Suppl 3):155-62.
16. Santos IRB. Emergências oncológicas. In: Lopes A, Chammas R, Iyeyasu H. Oncologia para graduação. 3. ed. São Paulo: Lemar; 2013. p. 292-9.
17. Simões JG, Simões JC. Emergências oncológicas. In: Simões JC, Gama RR, Winheski MR. Câncer: estadiamento e tratamento. São Paulo: Lemar; 2008. p.579-98.
18. Spinazzé S, Caraceni A, Schrijvers D. Epidural spinal cord compression. Crit Rev Oncol Hematol. 2005;56(3):397-406.

16

EMERGÊNCIA ONCOLÓGICA: COAGULAÇÃO INTRAVASCULAR DISSEMINADA

Andrea Bezerra Rodrigues
Patrícia Peres de Oliveira

INTRODUÇÃO

A coagulação intravascular disseminada (CIVD ou CVD) é uma síndrome adquirida, caracterizada pela ativação difusa da coagulação intravascular, resultando em formação e deposição de fibrina na microvasculatura, que pode ser encontrada em diversas doenças, caracterizando-se por um quadro grave com eventos hemorrágicos e tromboembólicos simultâneos.

O sistema fibrinolítico está, em geral, amplamente inativado durante a fase de maior ativação da coagulação, o que contribui para a deposição de fibrina. No entanto, em algumas situações a fibrinólise pode estar acelerada, contribuindo, assim, para quadros de sangramento grave.

A deposição de fibrina pode ocasionar oclusão dos vasos e consequente comprometimento da irrigação sanguínea de diversos órgãos, o que, em conjunto com alterações metabólicas e hemodinâmicas, contribui para a falência de múltiplos órgãos. O consumo e a depleção dos fatores da coagulação e plaquetas, resultantes da contínua atividade procoagulante, podem levar a sangramento difuso, o que frequentemente é a primeira manifestação.

É importante ressaltar que a CIVD é sempre secundária a uma doença de base, e a identificação e o tratamento da condição predisponente são fundamentais para a resolução da síndrome.

ETIOLOGIA

As principais condições em Oncologia envolvidas na etiologia da CIVD são: as doenças infecciosas (principalmente a septicemia), as reações anafiláticas, a cirrose, a insuficiência hepática, os traumatismos, as cirurgias extensas, os tumores vasculares, a reação hemolítica transfusional aguda, os tumores sólidos (principalmente próstata, trato gastrointestinal e pulmões) e as neoplasias hematológicas.

O mecanismo envolvido está relacionado ao fator tissular, expresso na superfície das células tumorais. Dez a 15% dos indivíduos com tumores metastáticos e 15 a 20% dos portadores de leucemia exibem evidências de ativação intravascular da coagulação.

A leucemia promielocítica aguda cursa com uma forma distinta de CIVD, caracterizada por hiperfibrinólise e, apesar de o sangramento ser a manifestação clínica mais comum nesses indivíduos, a trombose disseminada também ocorre.

Na anemia hemolítica microangiopática, na púrpura trombocitopênica trombótica, na síndrome hemolítico-urêmica e na anemia hemolítica microangiopática induzida por quimioterapia, a coagulopatia presente nessas doenças envolve, essencialmente, o consumo de plaquetas e não dos fatores da coagulação.

FISIOPATOLOGIA

- Ativação das proteínas inativas da coagulação, resultando na presença de trombina intravascular e formação de fibrina, por causas diversas, como:
    - os eventos da coagulação iniciam com a formação do complexo fator tissular e o fator VII, por isso a importância à ativação do fator tissular como causa inicial da CIVD. Nas doenças em que há lesão tecidual extensa ou ocorre estímulo da atividade procoagulante do revestimento endotelial, maior quantidade de fator tissular é formada;
    - a supressão das vias fisiológicas anticoagulantes. A atividade dos principais reguladores da ativação da coagulação (antitrombina, proteína C, proteína S e inibidor da via do fator tissular) está inibida nos indivíduos com CIVD, contribuindo para a formação e deposição de fibrina na microvasculatura;
    - o consumo dos fatores de coagulação: I, V, VIII, IX e X; plaquetopenia de consumo; atividade reduzida do sistema proteína C/proteína S;

- a fibrinólise alterada, secundária à ativação do plasminogênio e à formação de plasmina. Em decorrência da fibrinólise, surgem produtos de degradação do fibrinogênio e fibrina que interferem na coagulação, aumentando a tendência a hemorragias;
- as alterações morfológicas eritrocitárias e plaquetárias, em razão de trombos na microcirculação na anemia hemolítica microangiopática e púrpura plaquetopênica. Formação de trombos grandes e pequenos, o que contribui para isquemias;
- a inflamação e a coagulação. A reação inflamatória ativa a coagulação sanguínea por promover a expressão de fator tissular no espaço intravascular e provocar a resposta com a expressão de moléculas de adesão de leucócitos na parede vascular, e diminui a atividade fibrinolítica e a função da via anticoagulante da proteína C. A síndrome da resposta inflamatória sistêmica, secundária a infecções e lesões teciduais extensas, é mediada por diversas citocinas capazes de ativar a coagulação. A interleucina-6, principalmente, tem ação central nesse processo.

MANIFESTAÇÕES CLÍNICAS

Variam bastante em função da doença de base e da maneira como se manifesta a CIVD. Podem-se observar os sinais de resposta inflamatória sistêmica, como febre, hipotensão, acidose. As manifestações hemorrágicas podem incluir: petéquias, equimoses, hematomas, epistaxes, sangramento gengival, hematúria, sangramento em locais de punção venosa, em cicatriz cirúrgica ou traumática, podendo chegar até hemorragias cerebrais.

Os fenômenos trombóticos podem ser localizados em vários órgãos e tecidos, provocando sintomas variáveis e sempre graves. Podem causar convulsões, paralisias, coma e necrose em órgãos como fígado, rins e intestinos. As tromboses subcutâneas são responsáveis pelas gangrenas.

É um processo de gravidade progressiva, o que permite caracterizar sua evolução em fases, como a compensada, descompensada e plenamente manifesta, conforme descrito a seguir:

- fase compensada: poucos sintomas, os resultados dos exames de tempo de tromboplastina parcial ativada (TTPA), tempo de protrombina (TP), tempo de trombina (TT) e fibrinogênio estão dentro dos parâmetros normais. As plaquetas podem estar normais ou próximas do limite. A antitrombina com discreto valor diminuído. Os exames dos produtos de degradação do fibrina/fibrinogênio, o teste de sulfato de protamina, os dímeros-D, os fatores V e VIII apresentam-se um pouco aumentados;
- fase descompensada: presença de sangramentos com disfunção em órgãos. Os exames de TTPA, TP, TT encontram-se aumentados. As plaquetas, fibrinogênio e antitrombina estão diminuídos. Há aumento dos produtos de degradação do fibrina/fibrinogênio, teste de sulfato de protamina, D-dímeros, fatores V e VIII;
- fase plenamente manifesta: com sangramentos e disfunção de múltiplos órgãos. Os exames de TTPA, TP, TT encontram-se muito aumentados. As plaquetas, fibrinogênio e antitrombina estão muito diminuídos. Há aumento expressivo dos produtos de degradação do fibrina/fibrinogênio, teste de sulfato de protamina, D-dímeros, fatores V e VIII.

A mortalidade por CIVD depende da gravidade da doença de base, sendo elevada nos casos de choque e septicemia.

DIAGNÓSTICO

Não existe um exame laboratorial isolado que estabeleça o diagnóstico de CIVD, mas, sim, a combinação de manifestações clínicas e laboratoriais compatíveis e, principalmente, a presença de doenças relacionada à síndrome que permitem diagnóstico confiável na maioria dos casos. A seguir, são apresentados os exames laboratoriais que orientam o diagnóstico de CIVD:

- dosagem de fatores da coagulação, principalmente os fatores V e VIII e anticoagulantes naturais (proteína C, antitrombina);
- tempo de TTPA, TP, TT, contagem de plaquetas, fibrinogênio e produtos da degradação da fibrina;
- observação do esfregaço de sangue periférico, pois a presença de hemácias fragmentadas é indicativa de trombose microvascular;

- marcadores de ativação da coagulação: fibrinopeptídeo A, fragmento da protrombina, teste do sulfato de protamina, fibrina solúvel e complexo trombina/antitrombina.

TRATAMENTO

Nem todos os casos de CIVD precisam ser tratados de modo intensivo. O primordial é o tratamento da doença de base. Pode ser necessária terapêutica de reposição e suporte, como a administração de fluidos, antibioticoterapia, correção de distúrbios hidreletrolíticos e acidobásicos, suporte ventilatório e cardiocirculatório.

O uso de anticoagulantes pode ser usado, mas depende do diagnóstico e evolução clínica, pois atua como inibidor da trombina formada, de modo que permita a normalização das proteínas da coagulação.

Podem-se empregar a transfusão de plasma e plaquetas e a administração de concentrado de inibidores da coagulação, a fim de restaurar as vias naturais de anticoagulação.

ASSISTÊNCIA MULTIPROFISSIONAL

- Monitorar sinais de hemorragia (petéquias, equimoses, hematomas, epistaxe, gengivorragia, hematúria, etc.);
- monitorar exames laboratoriais: exames de coagulação (todos relacionados no item Diagnóstico), hemograma completo, proteína C, D-dímeros, eletrólitos, gasometria arterial (quando necessário);
- manter repouso durante sangramento ativo;
- orientar uso de escovas pequenas com cerdas macias para cuidado oral;
- evitar procedimentos invasivos;
- administrar hemocomponentes conforme prescrito;
- implementar medidas seguras para a reposição de sangue quando necessário;
- identificar alergias;
- monitorar efeitos terapêuticos e adversos das medicações utilizadas;
- evitar constipação;
- avaliar estado nutricional do indivíduo;
- oferecer alimentação pastosa quando apropriado;
- realizar balanço hídrico;
- monitorar queixas de cefaleia e estado neurológico;
- monitorar parâmetros hemodinâmicos;

- monitorar episódios de dor;
- fornecer informações sobre os procedimentos;
- estabelecer relação de apoio à família e ao indivíduo.

CONSIDERAÇÕES FINAIS

A CIVD é uma emergência oncológica que deve ser diagnosticada precocemente para melhores resultados da terapêutica. A equipe multiprofissional, em sua avaliação, deve ser capaz de identificar e considerar os fatores de risco para desenvolvimento dessa emergência para prevenir ou minimizar os danos causados ao paciente.

BIBLIOGRAFIA

1. Ferrand FR, Garcia-Hejl C, Moussaid Y, Schernberg A, Bidard FC, Pavic M et al. Disseminated intravascular coagulation in solid tumours. Bull Cancer. 2014;101(6):580-92.
2. Forones NM, Filho RJG, Tadokoro H, Freire CAR. Guias de medicina ambulatorial e hospitalar: oncologia. Barueri: Manole; 2005.
3. Kowalski LP, Anelli A, Salvajoli JV, Lopes LF. Manual de condutas diagnósticas e terapêuticas em oncologia. 3. ed. São Paulo: Âmbito; 2006.
4. Levi M. Disseminated intravascular coagulation. J Critical Care Medicine. 2007;35(9): 2191-5.
5. Lopes A, Iyeyasu H, Castro RMRPS. Oncologia para a graduação. 2. ed. São Paulo: Tecmedd; 2008.
6. Lorenzi TF. Manual de hematologia: propedêutica e clínica. 4. ed. Rio de Janeiro: Guanabara Koogan; 2006.
7. Mccloskey JC, Bulechek GM, Butcher H. Classificação das intervenções de enfermagem (NIC). 5. ed. Rio de Janeiro: Elsevier; 2010.
8. McCurdy MT, Shanholtz CB. Oncologic emergencies. Crit Care Med. 2012;40:2212-22.
9. Pintão MCT, Franco RF. Coagulação intravascular disseminada. Ribeirão Preto. 2001;34(1):282-91.
10. Taylor FB, Jr, Toh CH, Hoots WK, Wada H, Levi M. Scientific Subcommittee on Disseminated Intravascular Coagulation of the International Society on Thrombosis and Haemostasis (ISTH) Towards definition, clinical and laboratory criteria, and a scoring system for disseminated intravascular coagulation. Thromb Haemost. 2001;86:1327-30.
11. Zago MA, Falcão RP, Pasquini R. Manual de hematologia: propedêutica e clínica. Rio de Janeiro: Atheneu; 2004.

17

EMERGÊNCIA ONCOLÓGICA: SÍNDROME DA VEIA CAVA SUPERIOR

Paula Hirayama
Adriana da Silva Rodrigues
Patrícia Peres de Oliveira

INTRODUÇÃO

A síndrome da veia cava superior (SVCS) é considerada uma emergência oncológica, ou seja, um quadro agudo causado pelo câncer que necessita de intervenção imediata a fim de evitar a morte ou lesão permanentemente grave.

A veia cava superior (VCS) estende-se por todo o mediastino, desde as veias braquicefálicas até o átrio direito, encontrando-se próxima a estruturas como traqueia, brônquio principal direito, esôfago e cadeias linfonodais. Na SVCS, após uma compressão extrínseca como a invasão tumoral, trombose, dificuldade do retorno venoso cardíaco e até mesmo por causa de doenças intra-atriais ou intraluminais, causadores de diminuição importante do fluxo sanguíneo, essa compressão ocasiona uma obstrução do vaso, comprometendo o retorno venoso a todo o organismo.

A VCS é responsável pela drenagem de sangue venoso para cabeça, pescoço, tórax e membros superiores. Por causa de sua localização anterior ao compartimento visceral do mediastino, ao redor de estruturas rígidas como esterno, traqueia, aorta, artéria pulmonar direita, e pela fina espessura de sua parede vascular, qualquer compressão extrínseca no vaso da veia cava pode causar obstrução. Isso pode ocorrer tanto na veia cava como em suas principais tributárias venosas, quando vasos colaterais são solicitados por meio de redes venosas extracavitárias, que surgem principalmente na pele e na musculatura da parede torácica.

O aumento da pressão venosa acima da obstrução provoca o aparecimento de *shunts*, que são ligações criadas entre veias para a transferência do sangue que não consegue passar pela obstrução; no caso da SVCS, as conexões são realizadas entre a VCS e as veias e os plexos adjacentes de baixa pressão. Com a evolução da obstrução, o aumento mantido de pressão determina a distensão e dilatação progressiva das vias colaterais, que podem se tornar calibrosas e com alto fluxo sanguíneo.

ETIOLOGIA

Aproximadamente 73 a 93% dos casos de pacientes com SVCS ocorrem durante a evolução de neoplasias malignas intratorácicas, que comprimem ou invadem a VCS, podendo ser causada pelo próprio tumor ou por linfonodos mediastinais acometidos, como é o caso de linfomas.

Cerca de 70 a 75% dos casos estão associados ao câncer de pulmão, sendo os mais incidentes o carcinoma de pequenas células e os de células escamosas. Outros cânceres que podem causar a síndrome são: câncer de mama, câncer de tireoide, leiomiossarcomas, angiossarcomas e mesoteliomas.

MANIFESTAÇÕES CLÍNICAS

Normalmente, o quadro clínico surge de maneira insidiosa, em semanas. Por causa da compressão da veia e da obstrução do fluxo sanguíneo, os primeiros sinais que surgem são a presença de vênulas dilatadas, tortuosas, com direção cranial, na região cervical e no tórax anterior, edema facial matutino, edema cervicofacial e pletora facial. Com o evoluir da síndrome e o aumento da obstrução, outros sinais começam a aparecer, como edema de membros superiores e cianose, e sintomas, como disfagia, dispneia e ortopneia, cefaleia, tosse, dor torácica, proptose, podendo evoluir para sintomas neurológicos, como síncope, vertigens e coma, por causa do edema cerebral.

DIAGNÓSTICO

O principal instrumento utilizado para o diagnóstico da SVCS é a avaliação clínica. Queixas como "levantar de manhã com inchaço na face" e "perda da consciência durante grandes esforços", presença de colaterais em região torácica e estenose venosa aparente, entre outras, devem ser levadas em consideração.

Após o estabelecimento do diagnóstico clínico, exames complementares devem ser solicitados. A radiografia e a tomografia computadorizada (TC) de tórax podem ser utilizadas a fim de identificar a localização e a causa da obstrução venosa, além de sua utilização como guia para biópsia aspirativa por agulha fina. Exames com contraste venoso demonstram claramente o nível da obstrução.

TRATAMENTO

Atualmente, preconiza-se, inicialmente, diagnosticar a causa da ocorrência da síndrome para que, depois, se inicie o tratamento, exceto no caso de duas situações incomuns, que são a hipertensão intracraniana grave e a obstrução traqueal, em que a colocação de *stents* metálicos e o início da radioterapia (RT) podem ser a primeira intervenção de escolha.

O tratamento da SVCS deve ser escolhido de acordo com a causa e grau da obstrução, da gravidade dos sinais e sintomas, do tipo histológico e estádio do tumor que a produz. Algumas ações, como elevar a cabeceira, orientar o paciente a manter repouso, controlar o volume de oxigênio administrado e suplementá-lo são medidas que devem ser tomadas a fim de proporcionar alívio e conforto ao paciente antes mesmo de diagnosticar a síndrome ou aplicar tratamentos definitivos.

Além das medidas de conforto, o tratamento da síndrome pode consistir em RT, quimioterapia (QT), trombolíticos ou anticoagulantes, *stents* expansíveis, angioplastia com balão, derivação cirúrgica, esteroides e/ou diuréticos, sendo que a escolha do tratamento depende do tipo de tumor compressivo.

Radioterapia (RT)

Sua utilização, antes da obtenção do diagnóstico da SVCS, é considerada inapropriada por muitos autores. Em pacientes portadores da síndrome em decorrência da compressão por carcinoma de pulmão de células não pequenas (CPCNP), a RT assume papel central no tratamento dessa emergência. As doses de RT utilizadas apresentam variações de acordo com o tipo histológico do tumor, se está sendo associada ao tratamento quimioterápico e se sua função é terapêutica, curativa ou paliativa. A resolução da síndrome após tratamento radioterápico gira entre sete e dez dias em 43 a 100% dos casos.

Quimioterapia (QT)

Pode ser utilizada de maneira isolada ou associada à RT, em tumores quimiossensíveis, como o linfoma e o carcinoma de pequenas células do pulmão. Para que a QT seja efetiva, é essencial que o diagnóstico do tipo histológico do tumor seja identificado, a fim de avaliar sua sensibilidade às drogas que serão utilizadas. Sua utilização, tanto isolada como associada à RT, é mais efetiva do que somente o tratamento radioterápico.

Terapia fibrinolítica

O uso de trombolíticos para pacientes que possam ter desenvolvido uma trombose venosa central é eficiente. Pode ser associada ao tratamento cirúrgico.

Esteroides

Podem ser utilizados para o alívio dos sintomas em pacientes com SVCS causada por linfoma, com o objetivo de reduzir o edema, diminuindo o desconforto respiratório quando muito comprometido.

Diuréticos

Alívio sintomático inicial visando à eliminação do líquido, diminuindo a pressão e o desconforto respiratório.

Dispositivos intraluminais expansíveis (*stents*)

Os *stents* intravasculares são aparelhos colocados na luz do vaso sanguíneo, com a função de promover expansão vascular, dando sustentação às paredes do vaso contra a força extrínseca que causa sua obstrução. A angioplastia vem se tornando uma alternativa muito utilizada, pois promove alívio rápido dos sintomas da síndrome sem que sejam necessários procedimentos cirúrgicos de grande porte, que possam colocar a vida do paciente em risco e é utilizada quando há falha no tratamento convencional ou recidiva dos sintomas. As complicações pela colocação do *stent* são pouco frequentes, sendo a migração do *stent* a mais grave delas, podendo levar ao óbito. Os *stents* intravasculares podem ser classificados segundo seu mecanismo de expansão ou segundo outras propriedades, como *stents* absorvíveis, recuperáveis ou revestidos (Tabela 1).

TABELA 1 Tipos de *stents*, suas vantagens e desvantagens

Tipo de *stent*	Vantagens	Desvantagens
Stent autoexpansível	Alto grau de flexibilidade, fácil de ser aplicado	Pode não resistir à compressão radial exercida na parede vascular
Stent expansível	Boa força de arqueamento, superfície mais estável, não deslocável, facilita a reendotelização precoce, pode ser reinsuflado por balões maiores quando necessário	Pouca flexibilidade longitudinal
Stent termoexpansivo	Quando aquecido, pode ser retificado, mantendo o formato até ser resfriado abaixo da temperatura ambiente	Não relatadas

Tratamento cirúrgico

Raramente necessário nos casos de SVCS por causa do resultado satisfatório do tratamento quimioterápico e radioterápico, além da alta taxa de morbidade e mortalidade associadas ao procedimento. Sua possível indicação é atribuída para casos de neoplasia refratária à RT e QT, presença de trombos na VCS ou em suas tributárias, oclusão aguda da VCS com sintomas graves. Os procedimentos que podem ser realizados são a ressecção e o *bypass* (Tabela 2).

TABELA 2 Abordagens cirúrgicas para o tratamento da síndrome da veia cava superior

Procedimento cirúrgico	Descrição
Ressecção	Ressecção em bloco de toda a área lesada da veia e do tumor, seguida da reconstrução da VCS com interposição de um enxerto
Bypass	Criação de um novo curso para o fluxo sanguíneo, que passará a transitar pelo átrio direito, contornando o segmento da veia cava que está obstruído. Nesse caso, o tumor não é abordado, e um enxerto sintético ou uma veia simples calibrosa como a jugular, subclávia, etc. é utilizada para o *bypass*

CONSIDERAÇÕES FINAIS

A SVCS, por representar uma emergência oncológica, exige, por parte dos profissionais de saúde, a avaliação dos pacientes sob este risco, como pacientes com linfoma ou câncer pulmonar, vislumbrando a identificação clínica precoce e o tratamento imediato.

BIBLIOGRAFIA

1. Brasil. Academia Nacional de Cuidados Paliativos (ANCP). Matsumoto DY, Manna MCB. Síndrome da veia cava superior. In: Manual de cuidados paliativos. Rio de Janeiro: Diagraphic; 2009. p.181-3.
2. Cardoso MA, Lichtenfels E, Erling NJ, Tarasconi DP. Tratamento endovascular da síndrome da veia cava superior: relato de caso e revisão de literatura. J Vasc Bras. 2006;5:308-12.
3. Cirino LMI, Coelho RF, Rocha ID, Batista BPSN. Tratamento da síndrome da veia cava superior. J Bras Pneumol. 2005;31(6):540-50.
4. Cordeiro SZB, Cordeiro PB. Síndrome da veia cava superior. J Pneumol. 2002;2(5):288-93.
5. Guimarães JLM. Síndrome de compressão da veia cava superior. In: Guimarães JL, Rosa DD. Rotinas em oncologia. Porto Alegre: Artmed; 2008. p.725-28.
6. Moraes MW. Emergências oncológicas. In: Mohallem AGC, Rodrigues AB. Enfermagem oncológica. Barueri: Manole; 2006. p.386-96.
7. Paiva CE, Catâneo AJM, Gabarra RC, Michelin OC. O que o emergencista precisa saber sobre a síndrome da veia cava superior, compressão medular e hipertensão intracraniana. Rev Bras Cancerol. 2008;53(3):289-96. Disponível em: http://www.inca.gov.br/rbc/n_54/v03/pdf/revisao_3_pag_289a296.pdf. Acessado em: set 2013.
8. Rigon HJJ, David JFW, Salvajoli JV, Guimarães GC. Urgências cardio-respiratórias em oncologia. In: Manual de condutas diagnósticas e terapêuticas em oncologia. Centro de tratamento e pesquisa Hospital do Câncer A.C. Camargo. 2. ed. São Paulo: Âmbito; 2002. p.182-5.
9. Rosa GRS, Takizawa N, Schimidt D, Sugita M. Tratamento cirúrgico da síndrome da veia cava superior causado por timoma invasivo. Rev Bras Cir Cardiovasc. 2010;25(2):257-60.

18

EMERGÊNCIA ONCOLÓGICA: SÍNDROME DE LISE TUMORAL

Márcia Wanderley de Moraes
Daniela Dionísio Anraku Matsui

INTRODUÇÃO

Descrita pela primeira vez em 1929 por Bedrna e Polcak, a síndrome de lise tumoral (SLT) caracteriza-se por alterações bioquímicas sanguíneas decorrentes da extensa liberação de conteúdo intracelular das células tumorais, cujas principais alterações incluem hiperuricemia, hiperfosfatemia, hipocalcemia e hipercalemia, com consequências graves, como insuficiência renal aguda e arritmia cardíaca, que podem levar a óbito, além de tetania e cãibra. Também observou-se SLT em pacientes tratados com radioterapia (RT), terapia biológica, raramente ocorre de forma espontânea.

FISIOPATOLOGIA E ETIOLOGIA

Os tumores quimiossensíveis, que possuem tempos curtos de duplicação, estão associados a grandes mortes celulares após o tratamento, ocasionando a súbita liberação de grandes quantidades de conteúdo intracelular para a corrente sanguínea, podendo ultrapassar a capacidade do rim de excretá-las.

A liberação de material intracelular, como ácidos nucleicos, proteínas, cátions e ânions em meio extracelular e redução de cálcio plasmático, após a intensa necrose das células neoplásicas, ocorre pela ação de medicamentos quimioterápicos, entretanto pode advir também do uso de outras drogas como o tamoxifeno e o interferon (Figura 1).

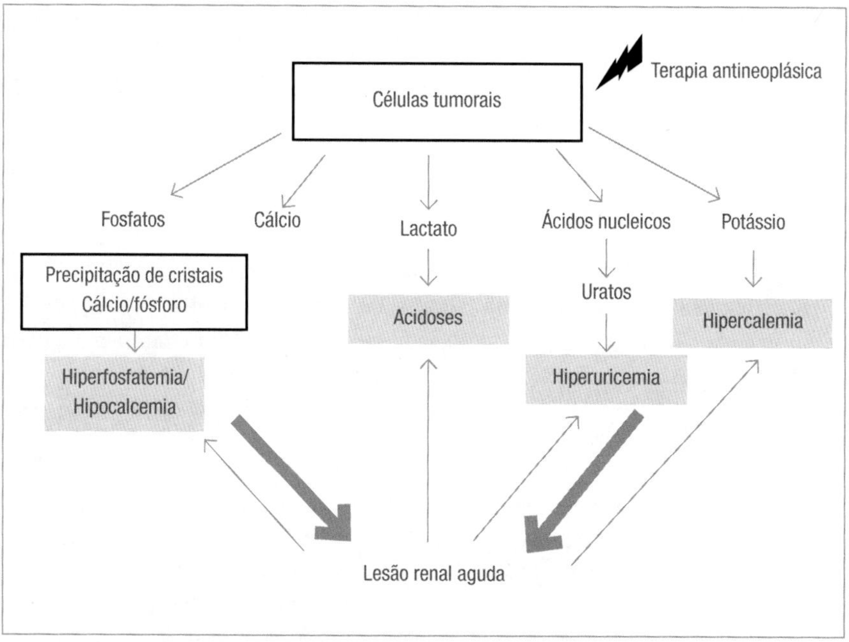

FIGURA 1 Fisiopatologia da síndrome de lise tumoral.

Outros fatores de risco para a SLT são: insuficiência renal aguda (IRA) prévia, hiperuricemia anterior ao início do tratamento quimioterápico e alta taxa de desidrogenase láctica (DHL), enzima que catalisa a conversão de lactato a piruvato, sendo liberada na ocorrência de dano celular.

A incidência da SLT é extremamente variável e dependente da doença de base. Os pacientes acometidos mais frequentemente são portadores de doenças hematológicas, como linfoma não Hodgkin de alto grau, leucemia mieloide e linfoide aguda. Dez a 50% dos pacientes com malignidades de alto grau podem desenvolver SLT. Cerca de 1/3 destes pacientes desenvolve uma lesão renal aguda, quadro associado a mau prognóstico.

Outros fatores de risco para o desenvolvimento da SLT são neoplasias com alta carga tumoral, tumores sólidos com alto índice de proliferação celular, como câncer de testículo, e alta sensibilidade tumoral para agentes quimioterápicos.

Pode também ocorrer em leucemias crônicas e linfomas de baixo grau, e raramente em tumores sólidos, como carcinoma metastático de mama, carcinoma broncogênico, seminoma, carcinoma de ovário, melanoma metastático, rabdomiossarcoma e carcinoma vulvar.

MANIFESTAÇÕES CLÍNICAS

São observados: hiperuricemia; hipercalemia; hiperfosfatemia; aumento de DHL; e hipocalcemia, pois o cálcio liga-se ao fosfato e precipita-se nos tecidos. A insuficiência renal aguda (IRA) pode ocorrer por causa da precipitação de cristais de ácido úrico e fosfato nos túbulos renais.

Entre as manifestações mais precoces, identificam-se os sintomas referentes à uremia e à IRA, como náuseas e vômitos, confusão, oligúria ou anúria, bem como os sintomas do desequilíbrio eletrolítico, por exemplo, alterações cardíacas, fraqueza muscular, tetania, parestesias.

A Tabela 1 demonstra as principais manifestações clínicas da síndrome de lise tumoral e suas características.

TABELA 1 Representação das principais manifestações clínicas da síndrome de lise tumoral e suas características

Manifestações clínicas	Características
Hiperuricemia	O ácido úrico é o produto da degradação das purinas adenina e guanina presentes em grande quantidade após a desintegração das células tumorais Este ácido, em pH fisiológico, encontra-se na forma ionizada, sendo solúvel, porém, com a diminuição do pH intratubular; há alteração de sua solubilidade, favorecendo sua deposição na forma de cristais de urato nos túbulos renais, causando falha renal Este quadro instala-se após 48 a 72 horas do início da quimioterapia
Hiperfosfatemia e hipocalcemia	A morte celular libera material dos núcleos, inclusive nucleotídeos e fosfatos Células malignas podem conter até quatro vezes o fósforo intracelular contido em um linfócito maduro. Esta grande carga pode saturar a capacidade renal de excretar fosfatos e pode levar a precipitação de cristais de fosfatos de cálcio, nefrocalcinose, obstrução urinária e depósitos em tecidos, incluindo túbulos renais A deposição de cristais de fosfato de cálcio pode causar hipocalcemia Normalmente é assintomática, mas pode causar anorexia, vômitos, parada cardíaca, cãibras, tetania e convulsões

(*continua*)

TABELA 1 Representação das principais manifestações clínicas de síndrome de lise tumoral e suas características (*continuação*)

Manifestações clínicas	Características
Hipercalemia	É uma das consequências que ocorre mais rapidamente, cerca de 6 horas após o início do tratamento, sendo considerada a consequência clínica mais séria da SLT A rápida disponibilização de potássio em meio extracelular induz a arritmias ventriculares fatais O aumento de seu nível sérico ocorre pelo processo da SLT, ou seja, pela alta taxa de liberação de potássio intracelular para o meio extracelular e também pela própria deficiência renal
Acidose	A acidose lática, entre outros mecanismos fisiopatológicos, é causada por insuficiência hepática e isquemia tumoral resultantes de uma revascularização precária dos tumores. Sabe-se que a acidose lática se dá também pela perda do potencial de membrana mitocondrial durante a apoptose
Insuficiência renal aguda (IRA)	Caracteriza-se pela queda abrupta (horas ou dias) da filtração glomerular, ocasionando retenção de escórias do metabolismo nitrogenado, como ureia e creatinina. Algumas características que podem ocorrer são: redução do volume urinário, perda da capacidade de diluir e concentrar a urina, perda da capacidade de regular o equilíbrio acidobásico e dificuldade de manter o balanço dos níveis de eletrólitos Pode ser classificada em IRA pré-renal, renal ou intrínseca e pós-renal, sendo que a síndrome de lise tumoral provoca a segunda classificação de IRA, em que ocorre o depósito de cristais de urato e de fosfato de cálcio, ocasionando dano tissular renal

DIAGNÓSTICO E PREVENÇÃO

Deve-se atentar para a identificação dos pacientes de risco por meio de anamnese e avaliação dos resultados séricos de eletrólitos, do perfil renal e o pH plasmático.

A conduta terapêutica é determinada conforme avaliação do grau de risco do paciente em desenvolver a SLT, dessa maneira, previne-se o desenvolvimento da doença ou minimizam-se seus efeitos. Avalia-se o grau de malignidade tumoral definindo o risco de desenvolvimento da SLT em baixo, moderado e alto risco. A Tabela 2 descreve as características dos pacientes com alto risco de desenvolver SLT.

TABELA 2 Identificação dos pacientes de alto risco de síndrome da lise tumoral

Grandes massas tumorais, leucemias, linfomas de alto grau, leucemia linfoblástica aguda
Desidratação
Uso concomitante de drogas nefrotóxicas, como aminoglicosídeos
Insuficiência renal prévia
Desidrogenase láctica aumentada

Nas ações prévias ao tratamento quimioterápico, tem-se por objetivo principal prevenir ou minimizar o dano renal e as ocorrências subsequentes, visando, basicamente, à correção dos distúrbios eletrolíticos. Deve ser instaurada com hidratação adequada, iniciada de 24 a 48 horas antes do início da quimioterapia (QT), mantendo-se uma ingestão hídrica diária de 3 litros durante a QT, conforme demonstra a Tabela 3.

O uso de alopurinol pré-QT, para manter o ácido úrico plasmático abaixo de 10 mg, e a alcalinização da urina com bicarbonato ou acetazolamida são controversos.

TABELA 3 Representação das ações prévias ao tratamento e suas justificativas

Ações prévias ao tratamento	Justificativas
Monitoração do paciente	Após classificação de risco, os pacientes devem receber fluidos e ser monitorados quanto aos níveis de eletrólitos, visando a prevenir perda de função renal, porém apenas aumento de volume não impede por si só a deposição de cristais de urato e fosfato de cálcio em tecido renal Devem-se acompanhar valores plasmáticos de acido úrico, creatinina, potássio, fosfato e cálcio pré-início do tratamento quimioterápico, sendo que, em pacientes de moderado e alto risco, este acompanhamento deve ser realizado a cada 12 e 6 horas, respectivamente. Essa monitoração pode se estender por mais de uma semana, dependendo da categoria de risco e do desenvolvimento ou não da síndrome Atentar a pacientes com alta contagem de células brancas (leucócitos) quando quantificar valores de potássio utilizando-se sistema de coleta a vácuo, pois pode ocorrer alteração de valor quando há rompimento dessas células por agitação ou vibração do tubo com material coletado
Hidratação	Em pacientes classificados com baixo risco, pode-se hidratar oralmente, porém monitorando balanço hídrico Em pacientes classificados com moderado e alto risco, administrar fluidos por via intravenosa, com soluções isotônicas ou hipotônicas, atentando ao não acréscimo de potássio A hidratação intravenosa deve iniciar 24 a 48 horas antes do tratamento quimioterápico, mantendo-se por mais 48 a 72 horas ao término do tratamento, avaliando-se condições cardíacas do paciente para não haver risco de descompensação hemodinâmica por sobrecarga volêmica O débito urinário esperado é de 3 L/24 horas e tem, como objetivo, diminuir as concentrações de ácido úrico, fosfato e potássio, além de melhorar a perfusão renal, o ritmo de filtração glomerular e o volume urinário Constatando-se oligúria, usa-se diuréticos como o manitol, porém são pouco recomendados, pois a diminuição do débito urinário é um indicativo de início da instalação de lesão renal

TRATAMENTO

Alguns protocolos sugerem a correção da hipercalemia com diurético, glicose hipertônica com insulina, gluconato de cálcio nas hipercalemias agudas e resinas que trocam potássio por cálcio. Para a hiperfosfatemia, indicam-se glicose hipertônica, insulina e ligantes de fósforo por via oral (antiácidos). Em relação à hipocalcemia, está indicado o tratamento com cálcio intravenoso apenas em casos específicos. A IRA deve ser tratada precocemente com métodos dialíticos.

A administração do alopurinol tem por objetivo reduzir a produção de ácido úrico, é um inibidor de xantina oxidase, a qual oxida a xantina e a hipoxantina em ácido úrico. Portanto, o alopurinol bloqueia a ação da xantina oxidase, diminuindo a produção de ácido úrico. Em caso de reação alérgica ao medicamento, deve-se interromper imediatamente seu uso, pois o paciente pode desenvolver síndrome de Stevens-Johnson. Nesse caso, a droga deve ser trocada por rasburicase.

A alcalinização da urina é uma medida controversa, pois torna a hipoxantina e a xantina menos solúveis, propiciando a formação de cristais que podem se depositar nos túbulos renais, ocasionando nefropatia.

O urato-oxidase (rasburicase) é uma enzima não produzida pelos primatas, de modo que é extraída do fungo *Aspergillus flavus*. Converte ácido úrico em alantoína, que é vinte vezes mais solúvel do que o ácido úrico. Sua vantagem em relação ao alopurinol é que não se tem xantina e hipoxantina.

Utiliza-se o hidróxido de alumínio, na dosagem de 50 a 150 mg/kg, a cada 8 horas, para aumentar a excreção do fosfato. Em caso de hipocalcemia assintomática, não se administra cálcio para não aumentar a precipitação de fosfato nos túbulos. No entanto, deve-se manter monitoração cardíaca constante.

Em caso de hipocalcemia sintomática, em que o paciente pode apresentar arritmias cardíacas, tetanias ou convulsões, administra-se gluconato de cálcio por injeção intravenosa lenta em 10 minutos, acompanhando o eletrocardiograma. Não havendo resultado satisfatórios, indica-se diálise.

Quando o valor plasmático de potássio está acima ou igual a 7,0 mmol/L, caracteriza-se quadro emergencial. Usa-se beta-agonista via inalatória ou salbutamol intravenoso diretamente por injeção com velocidade de 5 minutos (3 mcg a 10 mcg/min), com o objetivo de diminuir o potássio plasmático. Vale ressaltar que um dos principais efeitos colaterais dos beta-agonistas (salbutamol, adrenalina, terbutalina) é a hipocalcemia. Outra alternativa é o uso de bicarbonato de cálcio em bolo lentamente.

A diálise é o tratamento definitivo quando se dá a instalação da IRA, objetivando correção dos distúrbios metabólicos, sobrecarga hídrica e a remoção de ácido úrico e fosfato. Utilizam-se a diálise peritoneal, hemodiálise ou a hemofiltração contínua. No entanto, não há estudos mais aprofundados comparativos quanto à eficiência da hemodiálise e outras formas de hemofiltração. Deve-se continuar a diálise por várias semanas até restabelecimento da função renal.

CONSIDERAÇÕES FINAIS

A equipe multiprofissional tem um papel essencial para o plano de cuidados dos pacientes com a SLT. Os pacientes de risco devem ser identificados precocemente, sendo extremamente importante que todos os profissionais envolvidos no caso saibam reconhecer os sinais e sintomas dessa emergência, além das ações que cada membro da equipe deve implementar nesse momento.

Ações como incentivar a ingestão hídrica e orientar o paciente sobre os sinais e sintomas são essenciais para o restabelecimento do estado geral e prevenção de complicações. Essas intervenções podem ser realizadas por médicos, enfermeiros, fisioterapeutas, entre outros. Na parte dietética, a nutricionista tem um papel de extrema importância: garantir uma dieta adequada ao desequilíbrio hidreletrolítico apresentado, ofertar líquidos a fim de manter o paciente hidratado e oferecer dieta fracionada.

A SLT é uma emergência oncológica que pode ser prevenida e diagnosticada precocemente se seguidas as indicações corretas. Caso os sintomas se resolvam e não haja comprometimento renal, o prognóstico é o da doença subjacente.

BIBLIOGRAFIA

1. Aguiar SJ, Rigon HJJ. Emergências oncológicas. In: Lopes A, Iyeyasu H, Lopes LF, Almeida ES, Castro RMRPS. Oncologia para a graduação. Ribeirão Preto: Tecmedd; 2005. p.217-27.
2. Bonassa EMA, Gato MIR. Terapêutica oncológica para enfermeiros e famacêuticos. 4. ed. São Paulo: Atheneu; 2012.
3. Bulechek GM, Butcher HK, Dochterman JMcCloskey. Classificação das intervenções de enfermagem - NIC. 5. ed. Rio de Janeiro: Elsevier; 2010.
4. Costa MV. Síndrome da lise tumoral. In: Guimarães JLM, Rosa DD. Rotinas em oncologia. Porto Alegre: Artmed; 2008. p.739-40.

5. Darmon M, Malak S, Guichard I, Schlemmer B. Síndrome da lise tumoral: uma revisão ampliada da literatura. Rev Bras Ter Intensiva. 2008;20(3):278-85.
6. Fischbach F. Manual de enfermagem: exames laboratoriais e diagnósticos. 8a ed. Rio de Janeiro: Guanabara Koogan; 2010.
7. Kenna SM. Emergências oncológicas. In: Spence RAJ, Johnston PG. Oncologia. Rio de Janeiro: Guanabara Koogan; 2003. p.351-67.
8. Manoel ALO, Tonato EJ. Lesão renal aguda. In: Santos OFP, Monte JCM, Assunção MSC. Terapia intensiva: uma abordagem baseada em casos clínicos. Barueri: Manole; 2011. p.83-110.
9. Maradei M, Arcuri LJ, Tabak D. Urgências metabólicas no paciente oncológico. Rev Onco. 2011;44-50.
10. Moraes MW. Emergências oncológicas. In: Mohallem AGC, Rodruigues AB. Enfermagem oncológica. Barueri: Manole; 2007. p.386-96.
11. Rigon HJ, Filho WJD, Salvajoli JV, Guimarães GC. Urgências cárdio-respiratórias em oncologia. In: Kowalski LP, Anelli A, Salvajoli JV, Lopes LF. Manual de condutas diagnósticas e terapêuticas em oncologia. 2a ed. São Paulo: Âmbito; 2002. p.182-7.
12. Shelton BK. Tumor lysis syndrome. In: Chernecky CC, Ende MK. Acute care oncology nursing. 2. ed. Missouri: Saunders Elsevier; 2009. p.545-59.
13. Silva YB, Gigliotte P. Emergências Oncológicas. In: Ayoub AC, Fontes ALC, Silva MAA, Alves NRC, Gigliotte PS, Boaventura Y. Planejando o cuidar na enfermagem oncológica. São Paulo: Lemar; 2000. p.209-15.
14. Simões JG, Simões JC. Emergências oncológicas. In: Simões JC, Gama RR, Winheski MR. Câncer: estadiamento e tratamento. São Paulo: Lemar; 2008. p.579-98.
15. Siqueira VMS, Melo GGP, Souza WA. Síndrome da lise tumoral: um panorama. Rev Univer Vale do Rio Verde. 2012;10(1):137-46.
16. Yahalom J, Fuller BG, Warrell RP. Oncologic emergencies. In: De Vita VT, Hellman S, Rosenberg SA. Cancer principles and pratice of oncology. 5a ed. Lippincott: Raven; 2001. p.2469-96.

19

CUIDADO PALIATIVO

Luis Alberto Saporetti
Alini Maria Orathes Ponte Silva
Keite Priscila Paiá
Letícia Andrade
Marcelo Altona
Maria de Fátima Abrantes Sachs
Tânia Vanucci Vaz Guimarães
Tiago Pugliese Branco

INTRODUÇÃO

Segundo a Organização Mundial da Saúde (OMS), cuidado paliativo é definido como uma abordagem que visa à melhora da qualidade de vida de pacientes e familiares que enfrentam problemas associados a uma doença que ameaça a vida. É feito por meio da prevenção e alívio de sofrimento, pela identificação precoce, e impecável avaliação e tratamento de dor e outros problemas, nas esferas física, psicossocial e espiritual.

Destaca-se que esta abordagem busca afirmar a vida e respeitar a morte como um processo natural, sem abreviar a vida nem postergar a morte; integrar aspectos psicológicos e espirituais aos cuidados do paciente; preservar funcionalidade; ajudar familiares a lidar com a doença do paciente e com as perdas; e incluir aconselhamento de luto, se indicado.

A equipe de cuidado paliativo deve primar pela adequada comunicação com o paciente e seus familiares, auxiliando-os na tomada de decisões, respeitando suas metas e valores, incluindo esperanças em relação à cura e ao prolongamento de vida, bem como anseios por paz e dignidade no curso do processo de morrer e da morte.

O cuidado paliativo também pode ser descrito como o melhor cuidado possível, levando em consideração os seguintes fatores: o diagnóstico e o prognóstico da doença, a funcionalidade do paciente, a possibilidade de terapia específica, o sofrimento presente ou inerente a intervenções diagnósticas ou terapêuticas e a alocação de recursos individualizados.

Para tanto, o encaminhamento precoce à equipe de cuidado paliativo é essencial. Preferencialmente, deve ocorrer no momento do diagnóstico de uma doença incurável e ameaçadora da vida.

Evidências recentes confirmam esta tese, em estudo randomizado de pacientes com carcinoma de pulmão de células não pequenas (CPCNP), metastático, em início de quimioterapia (QT). O grupo submetido à intervenção de cuidados paliativos apresentou desfechos favoráveis em relação à qualidade de vida, ao humor e ao tempo de sobrevida, apesar de receberem cuidados menos agressivos no fim de vida quando comparados ao grupo que recebeu acompanhamento oncológico usual.

Quando chega a fase do cuidado paliativo exclusivo e proximidade do fim de vida, propõe-se uma transição entre alocação de recursos onerosos e de alta tecnologia com pequeno impacto em qualidade de vida, para um cuidado que não restringe a utilização dos mesmos recursos, mas os utiliza de maneira criteriosa e coerente com as necessidades do paciente.

A implementação de programas de cuidados paliativos se justifica face à mudança do perfil epidemiológico da população mundial, em que o aumento da longevidade tem elevado o número de doenças crônico-degenerativas incuráveis, como neoplasias, demências, dentre outras. Estudos relacionados à prevalência de sintomas físicos em pacientes com câncer avançado também suportam a necessidade por um atendimento estruturado. No último ano de vida, as queixas mais referidas são: fadiga, dor, depressão, ansiedade e perda de apetite.

Também é relatada em literatura a importância dada por pacientes com neoplasias avançadas a aspectos religiosos e espirituais, bem como o desejo de que estes sejam abordados em consulta médica. Segundo o Banco Mundial, países de renda intermediária como o Brasil têm neoplasias como a segunda maior causa de mortalidade geral (18,7%). Estima-se que o atendimento de cuidados paliativos é oferecido a apenas 5 a 10% da população da América Latina que o necessita. Calcula-se que 100 milhões de pessoas no mundo, anualmente, beneficiariam-se de assistência de *hospice** (incluindo cuidadores e familiares) e menos de 8% utilizam-se dela.

Dados da OMS revelam que cerca de 5 bilhões de pessoas vivem em países com acesso insuficiente ou ausente a medicações para controle de dor moderada a grave. Além disso, a população médica carece de treinamento na utilização

---

* *Hospice* não significa um local, mas uma filosofia que reconhece e cuida com respeito dos sofrimentos globais, isto é, do corpo, da mente e do espírito.

dessas medicações. Estudo atualizado colocou o Brasil na posição de 38º (em 40 países) na qualidade de assistência a pacientes em final de vida, com base em critérios relacionados a disponibilidade de ambiente para cuidados de fim de vida, disponibilidade de serviços, investimentos e qualidade de cuidados prestados.

Considerando-se a complexidade das demandas apresentadas por pacientes e familiares em situações de fim de vida, torna-se necessária a definição de uma estratégia completa e focada no alívio e prevenção do sofrimento em suas diversas dimensões. No presente capítulo, discute-se um formato didático de discussão multidisciplinar de casos, abordando esferas física, social, psíquica e espiritual.

DIAGRAMA DE ABORDAGEM MULTIDIMENSIONAL

Diante do desafio de abordar os vários aspectos do sofrimento humano e manter o foco em objetivos claros que possam aliviar e preparar o paciente e sua família durante o processo de morte, nasceu a proposta de um diagrama capaz de sistematizar o raciocínio da equipe. Assim, no final de 2008, nossa equipe se reuniu por diversas vezes na busca de um esquema que facilitasse o raciocínio, o aprendizado e o ensino em cuidados paliativos.

Na época, o ambulatório de cuidados paliativos corria o risco de desaparecer, e muitas inseguranças surgiam a respeito da evolução do nosso trabalho. Desse modo, a necessidade de um fruto que tornasse aqueles anos de trabalho significativos era imperiosa. Foi nessa terra fértil da insegurança diante do fim que surgiu o diagrama de abordagem multidimensional (DAM) (Figura 1).

Percebemos o ser humano como uma unidade indivisível, mas que, para nosso melhor entendimento, pode ser analisado em várias dimensões, a saber: a dimensão física, familiar/social, psíquica e espiritual. O DAM está dividido em quatro quadrantes, e no centro estão as características do paciente nas respectivas dimensões. O centro da análise é o paciente e a esfera a ser percebida a seguir é a do seu sofrimento.

Nesse momento, é importante notar que o sofrimento pode ser atual, devendo ser aliviado; ou futuro, devendo ser prevenido. Outro aspecto a ser ressaltado é que nem sempre o sofrimento é do paciente, mas sim projeção do sofrimento da família e até mesmo da equipe. A esfera a seguir compreende as atitudes a serem tomadas diante dos sofrimentos identificados. Utiliza-se o termo "atitudes", pois não são, necessariamente, condutas ativas a serem realizadas, mas atitudes ati-

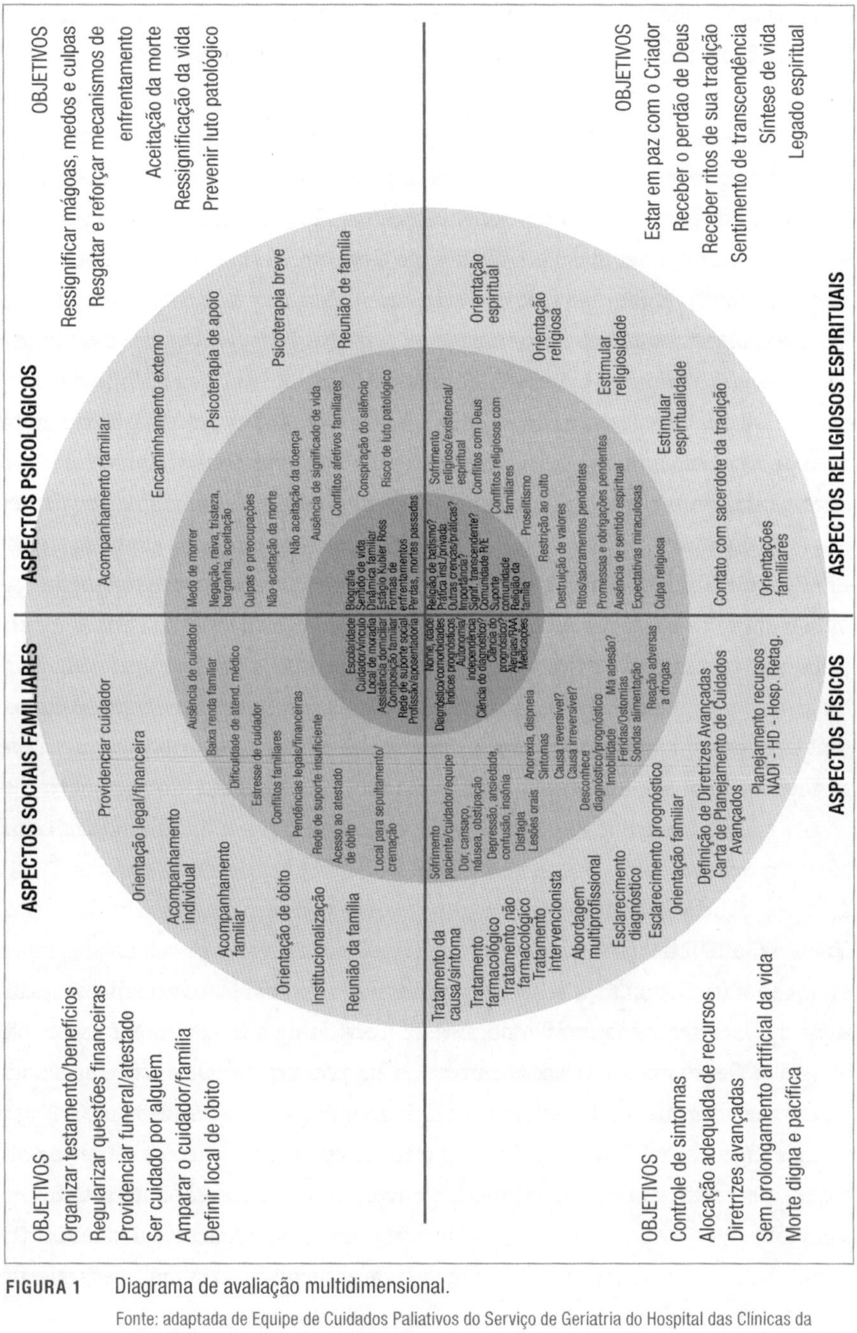

FIGURA 1 Diagrama de avaliação multidimensional.

Fonte: adaptada de Equipe de Cuidados Paliativos do Serviço de Geriatria do Hospital das Clínicas da Faculdade de Medicina da Universidade de São Paulo (HC-FMUSP).

vas e passivas que facilitam o alívio. Por exemplo, a simples presença tranquila do profissional junto ao leito de morte é uma atitude que pode aliviar o sofrimento de todos.

Na parte externa do diagrama, encontram-se os objetivos a serem perseguidos, os quais nem sempre poderão ser atingidos por uma série de circunstâncias. A equipe considerou esses objetivos como mais importantes, no entanto, uma análise crítica do significado de cada item deve ser realizada. Por exemplo, um dos objetivos da dimensão física é atingir uma morte digna e pacífica, o que não necessariamente significa morrer em casa. A morte digna será aquela que traz ao paciente e sua família uma noção de sentido e ela será pacífica toda vez que for aceita. Desse modo, os objetivos projetam-se para além das esferas, por se tratarem de sonhos daquilo que consideramos uma boa morte. O DAM não é um protocolo a ser preenchido, mas sim uma maneira de raciocínio sujeito a constantes aprimoramentos e ajustes.

Durante uma discussão multiprofissional de caso, inicialmente, define-se nosso paciente preenchendo a esfera central com seus dados, a segunda esfera com seus respectivos sofrimentos e, por fim, as atitudes da equipe. Desse modo, pode-se notar facilmente o quanto determinados sofrimentos refletem-se em outras dimensões e diferenciar aspectos que ficam "misturados", o que leva a equipe a atitudes não produtivas. Um exemplo disso são as questões emocionais, religiosas e espirituais, que frequentemente interferem nas relações de cuidado e na abordagem médica das diretrizes avançadas.

Dimensão física

No quadrante físico, traça-se um projeto terapêutico para o acompanhamento clínico do paciente e sua família durante o processo de adoecimento e morte. Os objetivos deste quadrante são: controle de sintomas, manutenção de funcionalidade, alocação adequada de recursos, definição de diretrizes avançadas, não prolongamento artificial de vida, além de uma morte digna e pacífica. Antes de discutir o processo para se alcançar tais objetivos, deve-se salientar que estes devem ser buscados à luz das necessidades e desejos do paciente e de seus familiares. Ou seja, o que se considera alocação adequada de recursos, bem como a definição de morte digna e pacífica, pode ser completamente diferente de um paciente para o outro, sendo imprescindível a individualização de cada caso. Após comunicação adequada entre paciente, família e equipe, deve-se, em conjunto, traçar quais os objetivos do tratamento proposto.

A comunicação é um aspecto extremamente relevante na abordagem em cuidados paliativos, já que pode auxiliar em um desfecho tranquilo para paciente e família. Sugere-se que os passos dados em cada consulta sejam bem documentados em prontuário médico, para facilitar o acesso de toda a equipe e garantir a segurança das informações.

Esfera central: identificação do paciente

De acordo com a proposta do DAM, inicia-se, sempre na esfera central, com anamnese, identificação do paciente, diagnósticos e comorbidades, funcionalidade (escala de Karnofsky – KPS; Ecog), autonomia, índices prognósticos (*palliative prognostic index* – PPI), ciência do diagnóstico e do prognóstico pelo paciente e sua família, uso de medicações e antecedente de alergias e reações adversas a medicamentos.

Esfera de reconhecimento dos sofrimentos

Na esfera seguinte, buscam-se os sofrimentos presentes e futuros do paciente/família/equipe e suas possíveis causas. Este é um passo fundamental da abordagem de cuidados paliativos: toda atitude a ser tomada tem o objetivo de controlar ou prevenir algum sofrimento.

A conduta da equipe nessa esfera é de busca ativa de sinais e sintomas, já que muitos pacientes e familiares acreditam que alguns sofrimentos são inerentes à doença ou à idade e não podem ser aliviados ou resolvidos. Sinais e sintomas, como dor, náusea/vômito, obstipação, anorexia, dispneia, ansiedade, depressão, agitação, insônia, confusão, fadiga, disfagia, lesões orais, úlceras de pressão e imobilidade, devem ser avaliados em relação às suas possíveis causas, se são primários da doença oncológica ou secundários a outros fatores, se são reversíveis ou não. Muitas vezes, será necessária a investigação laboratorial ou radiológica para melhor elucidação. Ao contrário do que habitualmente se pensa, em cuidados paliativos, o diagnóstico adequado é, na maioria das vezes, a melhor forma de conduzir um sintoma.

Esfera das atitudes da equipe

A última esfera foca nas condutas diante dos problemas levantados anteriormente. Uma vez que existam causas identificadas para o sofrimento, elas devem ser tratadas e revertidas sempre que tal conduta seja viável e não traga mais sofrimento e risco ao paciente. Se não houver causas identificáveis ou o seu tratamento for inadequado frente a uma condição de priorização de conforto, buscam-se todas as medidas para o controle deste sintoma. A proporcionalidade dos tratamentos deve ser avaliada em conjunto com paciente e/ou família, levando-se em conta a fase da doença, o *status* funcional do paciente e a busca de qualidade de vida. A abordagem multiprofissional, por meio de técnicas não farmacológicas, são atitudes eficazes e de baixo risco a serem utilizadas.

Em momento oportuno, é fundamental a discussão com paciente e/ou família sobre diretrizes avançadas, que são medidas de suporte avançado de manutenção de vida, como intubação orotraqueal, reanimação, diálise, unidade de terapia intensiva (UTI). Deve-se abordar essas medidas na intenção de esclarecer ao paciente e/ou família as indicações dos procedimentos, possíveis sofrimentos causados por estes, além da possibilidade de prolongamento da vida sem qualidade. Após discussão das medidas avançadas com paciente e/ou família e equipe, sugere-se a realização de um relatório médico contendo o diagnóstico e o prognóstico, a ciência destes pelo paciente/família e a opção por tratamento que priorize alívio de sintomas e conforto. Essa carta é denominada, no Ambulatório de Cuidados Paliativos Geriátrico do HC-FMUSP, Carta de Planejamento de Cuidados Avançados e auxilia a família e o paciente diante de complicações agudas que necessitem de intervenção médica e até mesmo no preenchimento da declaração de óbito.

Dimensão social e familiar

Esfera central: identificação do paciente e sua família

Na dimensão social e familiar, a análise enfoca sempre o binômio paciente e família, sendo estes considerados como foco de atenção e cuidados durante todo o atendimento. É importante ressaltar que, nessa perspectiva, não se considera obrigatória a presença da família ou do cuidador em todas as intervenções; em algumas situações, o paciente, apesar do diagnóstico de doença incurável e já em atenção paliativa, ainda mantém-se autônomo e comparece desacompanhado às primeiras consultas. Esse exercício de autonomia do sujeito pode ser mantido e deve ser incentivado, desde que não coloque em risco sua integridade física e emocional.

Em uma primeira abordagem, a avaliação social assemelha-se a tantas outras anamneses sociais, tendo, como objetivo, a obtenção de dados socioeconômicos sobre o paciente e a família, no que se refere à composição familiar, escolaridade, profissão, situação previdenciária (se aposentado, pensionista ou em auxílio-doença) e local de moradia. Estes dados fornecem a base para a análise que se segue em relação ao modelo de família (se extensa, nuclear ou monoparental), suficiência ou insuficiência da rede de suporte social, incluindo serviços de atenção domiciliar, transporte e existência ou não de cuidador, isto é, entre os familiares ou amigos/vizinhos, quem se disponibilizará a cuidar do paciente nos casos de dependência parcial ou total.

Em alguns casos é imprescindível que abordagens mais delicadas sejam feitas em um primeiro atendimento, em outros é mais produtivo esperar o momento propício, o que depende exclusivamente da experiência e *feeling* do profissional. Não orientar é tão improdutivo e ineficaz quanto orientar no momento inadequado, quando paciente e/ou familiares não estão preparados para ouvir e, muito menos, para assimilar determinadas informações.

Esfera de reconhecimento dos sofrimentos e atitudes da equipe

Com esses dados, caminhamos para o entendimento do que se reflete em sofrimento atual ou futuro para paciente e família. Pendências legais e previdenciárias, inexistência de rede de suporte social e conflitos familiares são invariavelmente o que mais trazem sofrimento durante o cuidado, podendo repercutir, se não resolvidos ou amenizados, em uma morte também com sofrimento.

Nessa perspectiva, é de extrema importância buscar soluções para o que se apresenta: agilizar formulação de relatórios e organização de documentos com vistas à obtenção de benefícios condizentes aos direitos adquiridos pelo paciente (auxílio-doença, aposentadoria, benefício de prestação continuada, isenção tarifária, isenção de imposto de renda, saque de FGTS e PIS, etc.) e abordar questões ainda não resolvidas e que aparentemente causam angústia para paciente e/ou familiares (testamentos, guarda de filhos, formalização de uniões, etc.). É importante dizer o quão delicada ainda é esta abordagem, visto que essas resoluções, invariavelmente, dependerão do entendimento e da aceitação sobre a gravidade da doença e sobre a proximidade da morte; entendimento este do paciente quando lúcido ou do seu representante legal, quando este não mais responder pelos atos da vida civil.

Conflitos familiares e ausência de cuidador são pontos críticos na abordagem, demandando ações específicas por parte da equipe, seja no intuito de auxiliar na resolução ou amenização das crises familiares que interferem no tratamento ao paciente e no seu bem-estar, seja na sugestão e providências quanto à institucionalização nos casos extremos. As abordagens individuais e as reuniões de família com o intuito de uniformizar informações, criar espaço para o diálogo e propiciar consenso são eficazes nos conflitos familiares, quando o grupo envolvido se dispõe a essa intervenção. É importante lembrar que, às vezes, o sofrimento pelo conflito não é do núcleo familiar envolvido, mas sim da equipe, que idealiza um modelo de família e de cuidados.

Se o foco é sempre a manutenção da qualidade de vida até os momentos finais e uma morte digna, a morte em domicílio constitui um grande ponto de discussão. Nem todo paciente tem condições de falecer em casa, nem todos optam por isso e nem todas as famílias podem aceitar tal desenlace. O morrer em domicílio, por um lado, pode trazer conforto para o paciente por estar em um ambiente que lhe é familiar, respeito aos seus desejos e proximidade da família, mas, por outro, pode causar extrema angústia para os familiares que estarão mais próximos, pode trazer a sensação de impotência ou de não ter feito o suficiente, o que poderá acarretar em complicações no processo de luto dos envolvidos.

Além disso, a família deve ter informações precisas a respeito do que fazer assim que ocorre o óbito, a quem recorrer para a obtenção da declaração de óbito (a própria equipe, médico da família ou, na impossibilidade destes, a comunicação à delegacia mais próxima do bairro e os procedimentos de praxe), serviços funerários disponíveis na região, documentos exigidos e todas as demais questões burocráticas que nem sempre são explicadas e que trazem tantos transtornos quando não encaminhadas da maneira adequada.

Em nossa prática cotidiana, reafirmamos sempre a necessidade da divisão de tarefas e responsabilidades entre os familiares mais próximos, quando possível, evitando-se, assim, a sobrecarga de alguns; o fornecimento de informações, por parte do profissional, sempre que necessário; a disponibilidade para auxiliar na resolução de pendências e providências legais que demandam o consentimento do paciente em questão; e, principalmente, a capacidade e a disponibilidade imprescindíveis de oferecer apoio e escuta sempre. Em algumas ocasiões só é necessário estarmos junto da família, ouvir, entender e esperar. Não há mais o que ser dito quando tudo já foi explicado, não há mais o que cobrar quando tudo já está sendo feito, e é essa a abordagem mais difícil; a necessidade que temos de nos mostrar ativos, em abordagem e atividade constantes nos faz esquecer de que, às vezes, só é necessário estarmos presentes e o não fazer já é, por si só, uma ação.

Dimensão psíquica

Descobrir-se portador de uma doença grave e incurável é disparador de angústias e incertezas que, muitas vezes, excedem os recursos internos do ser humano. Quanto maior a percepção de ameaça que esta situação acarreta e menor a percepção individual desses recursos, maior será o sofrimento do indivíduo. Os sentimentos envolvidos nesse sofrimento têm origem não somente em sintomas físicos, mas também no significado que paciente e familiares atribuem a todas as vivências decorrentes deste momento de vida e vinculadas às experiências emocionais anteriores.

Cabe ao psicólogo da equipe, o papel de aproximar-se da dimensão afetiva do paciente, oferecendo-lhe um lugar de escuta em que possa ressignificar sua vida, transformada pela presença da doença, proximidade da morte e consequente sofrimento; orientá-lo na busca pela adaptação possível, tendo, como principais objetivos, resgatar e reforçar mecanismos de enfrentamento (*coping*), ressignificar mágoas, medos e culpas, possibilitar a aceitação e atribuição do significado pessoal ao adoecimento e morte, bem como identificar e atuar sobre fatores de risco patológico.

Esfera central: identificação do paciente

A avaliação e intervenção psicológica fundamentam-se no conhecimento da estrutura egoica do paciente, que é apreendida por meio do conteúdo de suas falas (complementadas pela linguagem não verbal), em que se considera o que é dito e sentido não somente em relação ao adoecimento e finitude, mas também à rotina de vida, à razão de viver, aos valores pessoais, às experiências anteriores de perdas sofridas e às maneiras de superação, buscando-se, acima de tudo, a compreensão do sentido existencial atribuído às experiências de sofrimento e à própria vida, a despeito de valores e julgamentos.

Esfera de reconhecimento dos sofrimentos

Percebe-se que as fontes mais comuns de sofrimento são a conspiração do silêncio (a verdade sobre a doença é omitida em um acordo silencioso entre pacientes e familiares como forma de proteção mútua e defesa contra a desestruturação emocional), a não aceitação do diagnóstico ou do prognóstico da doença, as culpas e as preocupações, o medo de morrer, a ausência de significado de vida, o abandono dos planos e sonhos, a ansiedade e a depressão. Kóvacs refere também o medo da solidão, da dor, da separação das pessoas próximas, da degeneração, do isolamento, da dependência e de ser abandonado.

A tristeza e a ansiedade são esperadas neste tipo de trabalho, sendo indicativas do impacto emocional do adoecimento da estrutura psicológica e familiar. Klübler-Ross afirma que a depressão diante da aproximação da morte não necessariamente tem conteúdo patológico. Estes sofrimentos surgem diante da impossibilidade de cura, que traz a dificuldade de realização de sonhos e planos, ou seja, frustrações que podem determinar um quadro depressivo. Por outro lado, a ansiedade pode estar ligada ao futuro incerto, à ameaça de mais sofrimento e à não aceitação da finitude.

Esfera das atitudes da equipe

É primordial que o psicólogo trabalhe próximo à equipe, sinalizando a dinâmica afetivo-emocional do paciente e familiar em cada momento do processo de adoecimento. Nesse sentido, um recurso funcional e muito utilizado em cuidados paliativos consiste em localizá-lo em relação aos estádios descritos por Klübler-Ross: negação, raiva, depressão, barganha e aceitação.

As intervenções psicológicas são feitas em diferentes formatos, de maneira dinâmica, a partir das necessidades de quem precisa ser cuidado do ponto de vista emocional: paciente, cuidador e equipe. Como modalidades de intervenção, utilizam-se, em geral: reuniões familiares, grupo de apoio a cuidadores, psicoterapia breve, acompanhamento familiar, apoio à equipe e, em alguns casos, o encaminhamento externo à equipe.

Vale dizer que nem todos os pacientes e familiares necessariamente desejam e beneficiam-se do atendimento psicológico por todo o tempo. Não conversar sobre o adoecimento e finitude pode ser uma maneira legítima de enfrentamento e deve ser respeitada e compreendida. Em alguns casos, o trabalho indireto de suporte à equipe, para que esta seja capaz de gerenciar conteúdos afetivos junto ao paciente, colabora para que a intervenção psicológica seja possível em outro momento.

Por outro lado, os profissionais da equipe podem ter, em alguns momentos, a sua capacidade de acolhimento comprometida pela constante frustração e desgaste emocional decorrentes do lidar com a finitude, cabendo ao psicólogo o apoio e compartilhamento dessas angústias, o que favorece um maior fortalecimento da equipe e melhor atendimento aos pacientes e familiares.

Dimensão espiritual e religiosa

A natureza religiosa e espiritual do ser humano é uma área ainda pouco abordada pelos profissionais da saúde e torna-se vital nos cuidados com aqueles que estão partindo. Conhecer nossas próprias questões sobre finitude, religião e espiritualidade é o ponto de partida para auxiliarmos melhor nossos pacientes. A equipe deve ser treinada para aceitar os diferentes valores religiosos e espirituais, não impondo conceitos próprios, mas respeitando e incentivando a participação do paciente em sua prática.

A abordagem das questões espirituais e religiosas dos pacientes deve ocorrer no início do acompanhamento para que as medidas necessárias sejam tomadas em direção à resolução de possíveis demandas do paciente, família e equipe.

Esfera central: identificação do paciente

São objetivos dessa dimensão: estar em paz com o criador, receber o perdão de Deus, receber os ritos de sua tradição, encontrar uma síntese espiritual de vida e o sentimento de transcendência. Durante a anamnese religiosa/espiritual, é importante diferenciar a religião de batismo, geralmente católica no Brasil, das várias práticas e religiões que realmente são importantes para o paciente.

A importância da fé em sua vida pode ser explorada de modo simples por meio da pergunta: "Você se considera uma pessoa espiritualizada? Ou religiosa? Quão importante é isso em sua vida?". A participação em comunidades espirituais e templos são importantes aspectos espirituais e sociais que podem auxiliar no processo de morte. Durante a entrevista, é importante saber a religião dos familiares envolvidos nos cuidados e qual o grau de compatibilidade entre elas.

Esfera de reconhecimento dos sofrimentos e atitudes da equipe

Muitos clientes sofrem violências religiosas por causa de seu estado de fragilidade e dependência. Proselitismo, restrição ao culto, destruição de valores sagrados são formas de violência que podem ser adequadamente conduzidas se identificadas precocemente. A inclusão dos valores espirituais do paciente pode ser realizada identificando necessidades específicas, ritos e promessas pendentes. A culpa religiosa e a expectativa de milagres são muito frequentes, e podem ser aliviadas pela ação adequada da equipe de psicologia e do sacerdote habilitado.

Por fim, é preciso diferenciar o sofrimento espiritual, existencial e religioso para realizar uma adequada abordagem desses fatores. O sofrimento existencial caracteriza-se pela ausência de significado para a vida terrena, enquanto o sofrimento espiritual caracteriza-se pela ausência de percepção de uma realidade transcendente à vida material. Já o sofrimento religioso ocorre pelo descumprimento de obrigações para com a religião ou o "Deus" professado por essa religião. Diferenciar os sofrimentos pode nos ajudar a entender melhor qual é a verdadeira necessidade do paciente e auxiliá-lo.

CONSIDERAÇÕES FINAIS

A abordagem em cuidados paliativos deve ser realizada, preferencialmente, por equipe multiprofissional, adequadamente treinada e com foco no sofrimento do paciente, sua família e equipe responsável pelo caso. Longe de esgotar o tema, esse capítulo demonstra, por meio do DAM, uma maneira racional de lidar com as diferentes esferas do sofrimento humano, mantendo o foco em objetivos bem definidos.

BIBLIOGRAFIA

1. Acosta AR, Vitale MAF (org.) Família: redes, laços e políticas públicas. São Paulo: Cortez, Instituto de Estudos Especiais – PUC/SP; 2005.
2. Bayes R. Afrontando la vida, esperando la muerte. Espanha: Alianza; 2006. p.63-88.
3. Código Civil Brasileiro. Rio de Janeiro: Escala; 2007.
4. Colin MP. Luto: estudos sobre a perda na vida adulta. São Paulo: Summus; 1998.
5. Economist Intelligence Unit 2010. The quality oh death – Ranking end-of-life care across the world. Disponível em: http://graphics.eiu.com/upload/QOD_main_final_edition_Jul12_toprint.pdf. Acessado em: 1 fev 2014.

6. Ehman JW, Ott BB, Short TH, Ciampa RC, Hansen-Flaschen J. Do patients want physicians to inquire about their spiritual os religious beliefs if they become gravely ill? Arch Intern Med. 1999;159:1803-6.
7. Klüber-Ross E. Sobre a morte e o morrer. São Paulo: Martins Fontes; 1992. p.51-150.
8. Kovács MJ. Espiritualidade e psicologia: cuidados compartilhados. Rev O Mundo da Saúde. São Paulo. 2007;31(2):246-55.
9. Mathers CD, Lopez AD, Murray CJL. The burden of disease and mortality by condition: data, methods and results for 2001. In: Lopez AMC, Ezatti M, Jamison D, Murray C (eds.). Global burden of disease and risk factors. New York: Oxford University Press; 2006. p.46-93.
10. Phelps AC, Maciejewski PK, Nilsson M, Balboni TA, Wright AA, Paulk ME et al. Religious coping and use of intensive-prolonging care near death in patients with advanced cancer. JAMA. 2009;301(11):1140-7.
11. Saporetti LA. Espiritualidade em cuidados paliativos. In: Cuidado Paliativo. CREMESP. São Paulo; 2008.
12. Simões C. Curso de Direito do Serviço Social. São Paulo: Cortez; 2007.
13. Solano JP, Gomes B, Higginson IJ. A comparison of symptom prevalence in far advanced cancer, AIDS, heart disease, chronic obstructive pulmonary disease and renal disease. J Pain Symptom Manage. 2006;34(1):58-69.
14. Temel JS, Greer JA, Muzikansky A, Gallagher ER, Admane S, Jackson VA et al. Early palliative care for patients with metastatic non-small-cell lung cancer. N Eng J Med. 2010;363(8): 733-42.
15. World Health Organization. Definition of Palliative Care. Disponível em: http://www.who.int/cancer/palliative/definition/en/. Acessado em: 1 fev 2014.
16. World Health Organization. Cancer control: knowledge into action. Palliative Care. Geneva: World Health Organization; 2007.

20

REABILITAÇÃO EM ONCOLOGIA

Liliana Lourenço Jorge

INTRODUÇÃO

No Brasil, a mortalidade por câncer em 2008 foi 133/100 mil mortes entre homens e 95/100 mil entre mulheres. O aumento foi significativo em relação aos dados de 1999 (75,5/100 mil mortes e 62,5/100 mil, respectivamente). Para homens, os tumores mais prevalentes são de próstata, pulmão e cólon/intestino. Entre as mulheres, as principais prevalências são mama, cólon/intestino e colo de útero. A incidência de casos de câncer tem aumentado, embora tenha havido uma redução da taxa de mortalidade. A sobrevida em cinco anos continua a aumentar por causa da detecção precoce e de tratamentos eficazes. Com o aumento da sobrevida, há uma necessidade crescente de reabilitação para esses pacientes.

Desde 1980, a Organização Mundial da Saúde (OMS) preconiza que a doença e os déficits dela decorrentes deixem de ser o foco da abordagem biomédica, em prol de um novo modelo em que uma doença expressa déficits, incapacidades e desvantagens sociais de maneira individual e única para cada paciente. Neste contexto, o déficit é uma disfunção fisiológica ou perda de integridade anatômica; a incapacidade refere-se às consequências funcionais relacionadas ao autocuidado e à mobilidade; a desvantagem representa a condição física que interfere com a habilidade do indivíduo de se envolver com objetivos sociais/educacionais/recreacionais.

Pesquisas populacionais, desde 1978, têm evidenciado a coexistência de demandas físicas e psicológicas entre pacientes oncológicos. Mais de 80% relatam dificuldades à marcha, desempenho de atividades de autocuidado, além de problemas subdiagnosticados, como o descondicionamento, as disfunções sexuais e os problemas psicológicos. Entre as razões para a subutilização da reabilitação nos pacientes oncológicos, estão: a falha na detecção precoce de incapacidades na fase aguda do tratamento; falhas no encaminhamento à equipe de reabilitação; falta de conhecimento acerca da disponibilidade de serviços de reabilitação; falta de conhecimento por parte da família. Essas barreiras tendem a ser superadas mediante orientação aos membros da equipe de oncologia, cujos conhecimentos sobre a reabilitação são subenfatizados.

ABORDAGEM MULTIDISCIPLINAR EM REABILITAÇÃO

Os especialistas de reabilitação propuseram vários princípios em relação às intervenções para pacientes oncológicos. A reabilitação requer uma equipe multidisciplinar por causa da variedade dos potenciais problemas a serem enfrentados pelo paciente antes, durante e após o diagnóstico. A equipe deve desenvolver objetivos realistas e viáveis, dentro das limitações impostas pela doença, ambiente e apoio social.

Tais objetivos são dinâmicos e reprogramados em função da evolução, favorável ou não, do quadro. A equipe atua de forma interdisciplinar, isto é, em esforço colaborativo entre os membros, em que eles integram serviços e trabalham com o paciente. Sendo assim, a reabilitação é composta por três elos de igual poder de decisão e participação: equipe, paciente e família/cuidador. A equipe deve ser composta por médicos de várias especialidades, enfermeira, assistente social, psicóloga, fisioterapeuta, terapeuta ocupacional, fonoaudióloga, nutricionista, e outros serviços, como capelães, dentistas, ortóticos, protesistas e serviços da comunidade, como *hospices* e *home cares*.

PARADIGMAS DA REABILITAÇÃO NA ONCOLOGIA

A reabilitação tradicional do câncer focou no retorno da função do paciente para um nível pré-mórbido e na manutenção desta durante o período de tratamento e remissão. Gradativamente, a reabilitação evoluiu em direção à busca de funcionalidade ótima e conforto; seus objetivos não são universais e devem ser determinados de acordo com o prognóstico do paciente. Há quatro categorias desse modelo reabilitacional:

1. Intervenções preventivas: atenuam os efeitos das incapacidades esperadas e enfatizam a educação do paciente. Incluem abordagens para melhorar o funcionamento físico e o nível geral de saúde e orientações para a preservação de força e flexibilidade. O aconselhamento psicológico antes do tratamento pode identificar precocemente questões de ajustamento, para permitir tratamento imediato.

2. Intervenções restaurativas: procedimentos que buscam o retorno do paciente de bom prognóstico ao nível funcional físico, psicológico, social e vocacional anterior à doença. Exercícios pós-operatórios para amplitudes articulares para mastectomizadas e reconstruções de cabeça e pescoço, são exemplos dessa categoria.
3. Intervenções de suporte: destinadas para ensinar os pacientes a acomodar suas incapacidades, maximizar sua autonomia e minimizar alterações debilitantes na sua doença em progressão. Incluem acompanhar a fase pós-protética de uma amputação e ensinar o paciente a usar a prótese, assim como instruir o paciente a usar outros equipamentos e adaptações que auxiliam no autocuidado e na independência funcional. Também pertence a esse escopo a provisão de apoio emocional associada a questões de ajustamento enquanto o paciente está aprendendo a lidar com alterações no estilo de vida.
4. Intervenções paliativas: quando a incapacidade aumenta e a doença está avançada, as ações e objetivos focam na minimização ou eliminação de complicações e provisão de suporte e conforto. Entre os objetivos paliativos, estão: controle de dor, prevenções de contraturas e úlceras de pressão, prevenção de imobilismo, adaptações estruturais no leito e apoio psicológico para os membros da família.

COMPONENTES DO PROGRAMA

Os componentes básicos de um programa genérico de reabilitação são: atividades físicas/esportivas, exercícios de relaxamento; prescrição de equipamentos e adaptações para autocuidados e mobilidade; terapias manuais, uso de meios físicos, medicamentos e procedimentos médicos específicos; instrução e aconselhamento do paciente e familiares sobre estratégias de *coping**, preparo para situações de crise, independência funcional e assuntos relacionados à doença; aconselhamento dietético e psicoterápico.

O paciente é avaliado do ponto de vista funcional e clínico no início da reabilitação, para a definição das demandas, etapas do programa e plano terapêutico. As avaliações são periódicas e a equipe deve realizar reuniões interdisciplinares para discussão e redirecionamento das estratégias em função da evolução e de novas questões a serem tratadas.

Cada tipo de câncer traz um grupo de complicações e incapacidades específicas, decorrentes da doença e do próprio tratamento. Os déficits nem sempre são

---

* Ver explicação do termo na página 258.

diagnosticados pela equipe responsável, exigindo que cada profissional estabeleça um olhar multidimensional sobre o paciente com câncer. Devem-se buscar demandas, pesquisar regularmente declínios funcionais e necessidades particulares de cada subpopulação oncológica para o desenho e a modificação adequada do plano de tratamento. A seguir, alguns exemplos:

- o tumor de mama gera complicações resultantes da mastectomia, como formação de seroma, infecções da ferida operatória, linfedema, queixas no ombro (rigidez, dor, fraqueza, limitação de amplitude articular), lesões vasculares, déficits de sensibilidade, disestesias e paralisias decorrentes de lesões do nervo torácico longo, peitoral e toracodorsal;
- a disfunção sexual é um problema comum entre sobreviventes de câncer de próstata; inclui déficit de libido, disfunção erétil e deficiências hormonais. As intervenções devem conter educação dos pacientes e tratamentos específicos. Estudos sugerem que a qualidade de vida aumenta quando é incluída a atenção à disfunção sexual no tratamento;
- receptores de transplante de medula óssea (TMO) estão sob risco de desenvolver incapacidades por causa do acúmulo de déficits, oriundos da doença, tratamento oncológico prévio, indução ao transplante, doença do enxerto contra o hospedeiro (DECH), imobilismo, infecção, efeitos colaterais dos corticosteroides e outras sequelas. Intervenções preemptivas** podem minimizar déficits funcionais e facilitar a recuperação;
- pacientes tratados para tumores de cabeça e pescoço estão entre os mais afetados por sequelas pós-tratamento, pois os déficits ocorrem em várias funções, como na nutrição, na deglutição, na comunicação, na saúde dentária e no sistema musculoesquelético, assim como também interferem nos aspectos psicológicos, envolvendo a imagem corporal.

REABILITAÇÃO PREVENTIVA

É aquela em que a incapacidade pode ser prevista e a implementação de treino apropriado pode reduzir a gravidade dos seus efeitos. Também se refere a medi-

** O termo "preemptiva" implica uma forma de analgesia que, iniciada antes do estímulo doloroso ser gerado, previne ou diminui a dor subsequente (Garcia JBS, Issy AM, Sakata RK. Analgesia preemptiva. Rev Bras Anestesiol 2001;51(5):448-63).

das como correção do estilo de vida, controle de peso, dieta saudável, exercícios físicos regulares e cessação de tabagismo, que têm o potencial de minimizar a morbidade e mortalidade dos sobreviventes de câncer.

Estudos observacionais e revisões corroboram a hipótese de que a atividade física previne significativamente a ocorrência de alguns tipos de câncer (como mama e colo), com menor evidência para próstata e endométrio. No entanto, a maioria dos trabalhos falha ao descrever os parâmetros técnicos dos exercícios e identificar covariáveis que comprometam a interpretação dos achados. Há algumas hipóteses para explicar os mecanismos relacionando exercício físico e câncer, incluindo alterações nos níveis dos hormônios sexuais e metabólicos e fatores de crescimento, além da redução da obesidade central e alterações possíveis na imunidade.

De fato, a obesidade tem sido apontada como relacionada a aumento do risco de câncer em vários sítios; o tipo central está implicado na promoção de condições metabólicas favoráveis à carcinogênese. Tendo por base as evidências disponíveis, está preconizada a realização de atividades físicas moderadas a vigorosas cinco vezes por semana, por trinta minutos por dia. Além da prevenção do câncer, a atividade física também influencia outros aspectos relacionados ao câncer, como habilidade de enfrentamento, reabilitação e sobrevivência após o diagnóstico.

ACHADOS PATOLÓGICOS EM ONCOLOGIA FOCADOS NA REABILITAÇÃO

Descondicionamento e síndrome do imobilismo

Lesões orgânicas causadas pelo tumor ou por intervenções terapêuticas tóxicas podem induzir à inatividade física, que se soma a outras condições associadas ao câncer, como fadiga, astenia, caquexia e anorexia. Em conjunto, os efeitos da inatividade e do descondicionamento físico geram a chamada síndrome do imobilismo e afetam principalmente os órgãos e sistemas a seguir:

- músculos: com o repouso no leito, a perda de massa magra é de 10% por semana, com redução do torque muscular de 24% após cinco semanas. Com a inatividade, ocorre encurtamento miotendíneo e alterações periarticulares e intra-articulares, estimulando a proliferação colágena em caso de presença de hemorragias e edemas. Os níveis reduzidos de atividade, somados à fraqueza muscular, geram desbalanço muscular dinâmico, piorando o risco de contraturas. Ocorre também aumento da excreção urinária de cálcio a partir de três dias de repouso e osteoporose por desuso, ambos piorados na vigência de metástases ósseas e síndromes paraneoplásicas com secreção de paratormônio (PTH);

- trato respiratório: fraqueza e redução da atividade intercostal e diafragmática e postura supina favorecem alteração do padrão respiratório, resultando em diminuição de capacidade funcional, atelectasias, piora da eficácia da tosse, hipoxemia. Respirar profundamente torna-se doloroso na vigência de metástases ósseas ou em pós-operatórios; derrames pleurais, complicações de radioterapia (RT). Há maior risco de pneumonia em pacientes oncológicos;
- aparelho geniturinário: estase urinária, hipercalciúria, litíase, retenção urinária e infecções. As prevenções incluem limitar o uso de sondas de demora e preferir coletores ou cateterismo intermitente limpo;
- trato gastrointestinal: inatividade leva à redução do peristaltismo e hipertonia esfincteriana. Estudos radiopacos demonstram aumento do trânsito colônico e declínio das ondas propulsivas. A constipação e a impactação fecal pioram com o uso de opioides. Náuseas, vômitos e anorexia são frequentes durante a quimioterapia (QT) e, combinados com balanço nitrogenado negativo, contribuem para a caquexia e hipoproteinemia. A reeducação intestinal, o uso de laxativos e uma dieta apropriada, fazem parte da reabilitação;
- sistema cardiovascular: os efeitos hemodinâmicos ocorrem a partir de poucos dias de repouso, com perdas plasmáticas de até 500 mL em uma semana. Com isso, ocorre aumento da viscosidade sanguínea, hipotensão ortostática, tendência à hipotensão arterial, redução do débito cardíaco, risco aumentado de síncopes e baixa perfusão cerebral. As respostas hemodinâmicas ao exercício físico também são afetadas após dez dias de repouso, com menor volume sistólico, débito cardíaco e consumo máximo de O_2. Estima-se que são necessárias três a quatro semanas para o reestabelecimento das respostas hemodinâmicas fisiológicas;
- estados de hipercoagulabilidade: maior viscosidade sanguínea e estase venosa levam a risco aumentado de tromboses. Entre os métodos preventivos estão: mobilização precoce, hidratação adequada, compressões pneumáticas intermitentes, meias compressivas e farmacoterapia, em casos de disautonomias;
- sistema nervoso: déficits de equilíbrio, coordenação e percepção, o que leva a maior risco de quedas. O confinamento e a imobilização no leito levam a

deprivação sensorial, déficits de atenção/concentração, delírio e outros déficits cognitivos. Estimulação multissensorial e cognitiva precoces auxiliam na prevenção desses déficits;

- pele: a baixa mobilidade, associada à desnutrição, à incontinência e aos déficits sensoriais, aumentam o risco para úlceras de pressão.

O programa de reabilitação deve incluir mobilização ativa e passiva precoce, com exercícios aeróbicos e resistivos, exercícios de transferências e mudanças posturais, associados à estimulação sensorial, treino cognitivo e cuidados para expansibilidade pulmonar e *clearance* de secreções.

A caquexia muscular reflete a degradação miofibrilar das proteínas; é um quadro clínico importante entre pacientes oncológicos. A resposta catabólica musculoesquelética nesses pacientes resulta em perda muscular e fraqueza, representada pelo aumento de expressão gênica e atividade das vias ubiquitina e de cálcio/calpaína, que degradam os miofilamentos sarcoméricos.

Por causa da presença de desnutrição, disfagia, caquexia, e outras condições metabólicas associadas, o acompanhamento nutricional personalizado faz parte do processo de reabilitação. Seu papel é fundamental nos ajustes de dieta frente à introdução de atividades físicas e variações de gasto energético, além da prescrição de suplementos e dieta modificada.

Dor

A dor é altamente prevalente entre pacientes oncológicos, perfazendo uma taxa de 40 a 90%. O conhecimento da história natural do tipo neoplásico e manejo terapêutico auxiliam no controle sintomático. Técnicas reabilitacionais complementam o arsenal terapêutico medicamentoso e facilitam a analgesia e conforto, como termoterapia, eletroterapia, terapias manuais, terapia cognitivo-comportamental, psicoterapias, uso de órteses e procedimentos fisiátricos (inativação de pontos gatilho miofasciais com agulhamento seco, aplicação de toxina botulínica, infiltrações intra-articulares e mesoterapia).

Fraturas patológicas

As metástases ósseas acometem 70 a 85% dos pacientes com tumores avançados, principalmente de mama, de próstata, de pulmão, de rins e de tireoide. Em 9,5% dos casos, as metástases levam a fraturas patológicas, complicações graves que levam a hospitalizações, necessidade eventual de tratamento cirúrgico e controle agressivo da dor. Nos casos tratados de maneira conservadora, está indicado o uso de órteses, bengalas, muletas e equipamentos de alívio de carga no segmento afetado.

Em decorrência das consequências funcionais catastróficas da fratura patológica, indica-se um programa de reabilitação intensivo e curto, objetivando minimizar o descondicionamento e osteopenia resultante de imobilidade; preservar amplitudes articulares no limite da dor; otimizar independência nas atividades rotineiras; realizar fortalecimento isotônico e isométrico.

Na prática, observa-se que os pacientes com metástases ósseas respondem ao tratamento reabilitativo, mas os terapeutas se preocupam com a possibilidade de causar fraturas à manipulação. No entanto, o risco de fraturas iatrogênicas nesses pacientes, durante os exercícios de ganho de mobilidade, é baixo. Desfechos satisfatórios também foram demonstrados na reabilitação de indivíduos que foram submetidos a reparos cirúrgicos recentes de fraturas patológicas, indicando que segurança e eficácia são abordagens padrão.

Xerostomia

A xerostomia é uma queixa comum e compromete deglutição e comunicação, causa halitose, cáries, infecções e reduz gustação. É muito frequente após RT de cabeça e pescoço, em que ocorre agressão em glândulas salivares. Medicamentos com efeito colinérgico, como tricíclicos e opioides também são causas comuns. Os pacientes devem ser avaliados na busca de candidíase oral, mucosites e fissuras. O tratamento convencional (higiene oral, uso de estimulantes da saliva, alimentos condimentados e pilocarpina) tem sido complementado com acupuntura, cuja eficácia é significativa em metanálises.

Humor

Em cerca de 50% dos pacientes portadores de câncer com déficits físicos, há demandas psicológicas associadas. Já, essas demandas, para os que não possuem queixas motoras, caem para 29%. Em todas as fases do câncer, há indicação de acompanhamento psicológico para a família e o paciente; em alguns casos, o tratamento inclui avaliação psiquiátrica e controle específico de transtornos ansiosos e depressivos. Na população oncológica, alguns achados podem ocorrer e levar a diagnósticos e tratamentos inadequados, como delírio decorrente do quadro clínico subjacente e complicações metabólicas, transtornos hipoativos e distúrbios cognitivos.

Com a popularidade da medicina complementar, os pacientes oncológicos têm incorporado novas técnicas para alívio dos sintomas, como a massoterapia, a acupuntura e a ioga, usadas para relaxamento, controle de estresse, analgesia e ganho de autoeficácia. Revisões indicam que o tratamento convencional para câncer pode incorporar de modo seguro as terapias complementares com eficácia comprovada, apesar de apresentar um risco aumentado para efeitos adversos.

Neuropatia periférica relacionada à RT ou síndrome paraneoplásica

As síndromes paraneoplásicas (SPN) afetam os nervos periféricos, raízes, gânglios e junções neuromusculares (*miastenia gravis*, síndrome de Lambert-Eaton) foram descritas.

Neuropatias periféricas, como manifestações de SPN, ocorrem em fibras sensitivas e motoras em evolução subaguda, envolvendo extremidades até o acometimento de todo o corpo. Às vezes ocorre fraqueza, ataxia e envolvimento de outras áreas, como córtex cerebral, cerebelo e tronco, levando a encefalomielorradiculoneurites paraneoplásicas.

O paciente com câncer pode apresentar polineuropatias sensório-motoras crônicas de outras origens, como diabetes e vasculites, que se somam a neuropatias induzidas por tumores como os de pulmão. As neuropatias podem decorrer da própria QT, como talidomida, etoposide e citarabina. Os alcaloides da vinca geram neuropatias axonais, parestesias, mialgias e disautonomias; taxoides geram déficits sensório-motores e hipotensão ortostática grave; cisplatina associa-se a parestesias distais e disestesias.

A plexopatia braquial é documentada entre 1 e 5% dos casos metastáticos. Fraqueza e parestesias ocorrem principalmente nas raízes baixas, e RT acomete todo o plexo. A plexopatia lombar se relaciona a tumores de colón, sarcomas retroperitoneais e linfomas, gerando dor e fraqueza de membros inferiores.

O paciente oncológico também pode ser afetado por neuropatias e miopatias, decorrentes de corticoterapia, quadros autoimunes e infecciosos associados ao transplante de medula óssea, DECH, *miastenia gravis* e síndrome de Guillain-Barré.

A reabilitação das neuropatias imbrica-se com o tratamento antitumoral e analgésico. Assim, o controle neoplásico e sintomático deve ser complementado com a prescrição de órteses de posicionamento ou dinâmicas, mobilização passiva, exercícios ativos com pausas longas entre as repetições, estimulação elétrica transcutânea, com objetivo de dessensibilização e analgesia, treino de equilíbrio e propriocepção e estímulo a atividades funcionais.

Fadiga

A fadiga é um dos sintomas mais comuns e incômodos experimentados entre os pacientes com câncer, sendo incapacitante em 17 a 40%. Afeta 70 a 100% dos pacientes sob QT, RT e TMO e com metástases.

Na maioria dos casos, a fadiga tem origem multifatorial e pode ser conceituada como uma síndrome. Pode ser causada pelo tumor em si, pelo tratamento, ou pela anemia. Fatores sabidamente associados à fadiga são: caquexia, descondicionamento, altos níveis de citocinas como IL1, IL6, TNF-alfa, além de ansiedade, depressão, má qualidade de sono e dor. Alguns tipos específicos de câncer, como de pulmão, de testículo, de colón e hematológicos (especialmente linfoma não Hodgkin), estão mais relacionados com a fadiga, em relação a tumor de mama e de próstata, por exemplo. Entre os pacientes sob QT, a fadiga tipicamente tem um pico em 48 a 72 horas e cai após três semanas. Na RT, a fadiga se agrava linearmente até um pico de quatro semanas de tratamento, com queda ao longo de três meses.

Independentemente do diagnóstico do câncer, estadiamento, regime de tratamento ou idade do paciente, a fadiga influencia todos os aspectos da qualidade de vida e agrava a experiência frente a outros sintomas, como náusea, dispneia ou dor. Sendo assim, diretrizes vêm sendo desenvolvidas com o objetivo de se detectar e acompanhar a presença de fadiga, graduá-la e tratar as condições clínicas subjacentes (como anemia, distúrbio de sono, comorbidades, imobilismo, desnutrição). A fadiga pode ser medida por um instrumento específico, ou por escalas subjetivas, nas quais, de 1 a 3, a fadiga é leve; de 4 a 6, moderada; e de 7 a 10, intensa. Programas de atividade física podem ajudar a prevenir a manifestação e reduzir a intensidade da fadiga, assim como terapia de sono, terapia cognitiva e farmacológica. No entanto, metanálise indica que intervenções não farmacológicas são eficazes, embora de evidência estatística limitada. Algumas estratégias de conservação de energia estão listadas a seguir: orientação ao paciente em relação ao curso da fadiga; autoprograma de exercícios para amplitudes articulares e aeróbicos, com pausas entre as séries, preferindo alta frequência de repetições e baixa carga; fracionamento das atividades de rotina diária; encorajamento para atividades de lazer em grupo, 20 a 30 minutos, três vezes por semana; orientação e acompanhamento em relação ao uso de medicamentos sintomáticos, como analgésicos e ansiolíticos.

LESÕES DE SISTEMA NERVOSO CENTRAL

Tumores encefálicos

Estudos em relação à eficácia de reabilitação em pacientes com tumor cerebral são limitados. Há evidências de que reabilitação na fase aguda de tumores de baixa malignidade leva a maiores níveis de independência funcional na comunidade e qualidade de vida mensurados em oito meses após a alta, em relação a pacientes com sequelas de trauma craniano. A população de pacientes com tumor cerebral tem maiores queixas de funções executivas (flexibilidade, velocidade psicomotora, pragmática, abstração), funções cognitivas (atenção, memória), isolamento social e adinamia. Problemas como comunicação e habilidades para autocuidados são menos importantes. Em geral, a ataxia ocorre com o comprometimento do cerebelo, tronco ou tratos cerebelares, por tumores, degeneração paraneoplásica ou QT. Leva a distúrbios da marcha, tremores, risco de queda e incoordenação para movimentos apendiculares e axiais.

Pacientes oncológicos (todos os sítios) tendem a evoluir funcionalmente, de acordo com escores na medida de independência funcional (MIF), com exceção dos aspectos cognitivos. Aqueles com tumor cerebral tendem a pontuar mais baixo na MIF em relação a sequelados de trauma craniano, mas seu tempo de internação é maior.

Tumores de medula espinhal

Pacientes com tumores de medula espinhal possuem déficits relevantes em 51%. Assim como em outras etiologias de lesão medular, a recuperação motora é inversamente proporcional à gravidade da lesão neurológica original, graduada segundo a escala de Frankel (sendo A, B e C, paralisia ou movimentos não funcionais; D e E, recuperação motora substancial ou total). O grau Frankel ao diagnóstico é o principal preditor de recuperação motora entre esses pacientes.

Pacientes com tumores benignos e alterações degenerativas decorrentes da descompressão cirúrgica apresentam as maiores tendências de recuperação motora, ao contrário de lesões difusas metastáticas.

Os fatores que afetam sobrevida após cirurgia para metástase medular incluem: *status* neurológico pré-operatório e histologia tumoral, sendo que os tecidos desfavoráveis são pulmão, trato gastrointestinal e foco primário desconhecido. A capacidade de marcha pós-operatória é um fator significativo para a sobrevida dos pacientes, por causa do menor risco de infecções e complicações do imobilismo. Há indícios de que a função de marcha pré-operatória é o principal determinante para o retorno da marcha após o procedimento. Assim, quaisquer sintomas de compressão medular devem provocar investigação. A sobrevida é curta, principalmente entre não deambuladores, e pode ser melhorada com o restabelecimento da marcha com tratamento imediato. Quando a compressão é diagnosticada, o paciente, por definição, já apresenta doença disseminada, o que, por si só, já indica sobrevida menor. Assim, com diagnósticos precoces, é possível manter o paciente com marcha, tornando o tempo restante de vida de melhor qualidade.

A MIF reflete a condição clínica geral do paciente, mais do que o tipo de tumor e o nível de lesão medular isoladamente. Assim, a indicação de esforços reabilitativos e mensuração da sobrevida deve ser baseada no *status* clínico geral de entrada, que é indicado pela MIF.

Acidentes vasculares encefálicos

Decorrem de complicações da QT, ou como resultado de doenças de base. A maioria dos casos de tumor e mortalidade ocorre acima dos 65 anos, e com o avanço da idade, alterações próprias do envelhecimento e comorbidades (como hipertensão arterial, dislipidemia, diabete melito) trazem impacto na tolerância da terapia antitumoral e altera a razão risco-benefício do tratamento, por serem pacientes mais vulneráveis aos efeitos da RT/QT. As sequelas neurológicas observadas assemelham-se às dos pacientes não portadores de tumor, acrescidas das complicações do tratamento antitumoral, fadiga e síndromes paraneoplásicas.

Metástases ou tumores cerebrais podem gerar ampla gama de déficits cognitivos em 58% dos casos, desde sutis alterações neuropsicológicas a casos generalizados de afasias, alexias, apraxias e déficits de memória e atenção, acentuados na vigência de distúrbios metabólicos.

Em crianças, mais que perda da função, há perda das capacidades que deveriam se desenvolver normalmente. A avaliação neuropsicológica é essencial para a detecção dos déficits cognitivos, além de facilitar o desenho de técnicas de reabilitação, como estratégias restaurativas e compensatórias.

As alterações frequentemente observadas incluem: disartrofonias, afasias (motora, mista, sensorial), déficits de atenção/memória/visuoespaciais, distúrbios de funções executivas, hemiparesias, ombros dolorosos próprios do hemiplégico, dor mista no hemicorpo acometido, bexiga neuropática, distonias e tremores, hipertonia espástica, ataxia e incoordenação. A disfagia é uma sequela comum, perigosa e incapacitante. Há benefício com terapia da deglutição para técnicas como flexão do pescoço, exercícios de adução glótica, tosse assistida, ajustes posturais, restabelecimento de consistências alimentares e indicação de gastrostomia. Os objetivos do tratamento são: garantir aporte calórico adequado e prevenir aspiração.

Os princípios da reabilitação neurológica podem ser extrapolados a partir das técnicas empregadas para pacientes não oncológicos. Entre as principais medidas, estão: terapia ocupacional para orientação de estratégias compensatórias e uso de adaptações para preservar a independência funcional nos autocuidados; provisão de equipamentos assistivos e auxiliares de marcha para incrementar a mobilidade às atividades rotineiras domiciliares e ocupacionais, como muletas, bengalas, cadeira de rodas, andadores, rampas e outras adaptações arquitetônicas; órteses (cruropodálicas, suropodálicas, de posicionamento para membros superiores, extensoras de cotovelo e joelho) auxiliam na estabilidade do segmento, previnem deformidades, auxiliam na marcha, corrigem encurtamentos redutíveis; órteses dinâmicas auxiliam em preensões e atividades motoras finas; estimulações multissensoriais para déficits sensitivos, alodinia e déficits proprioceptivos; meios físicos, como termoterapia (calor e frio), são adjuvantes para analgesia, redução de edemas elásticos e controle de processos inflamatórios; terapias manuais, como massagem e deslizamento miofascial para relaxamento muscular e controle de ansiedade; estimulação elétrica neuromuscular é auxiliar no trabalho de fortalecimento e ganho de *endurance* em lesões nervosas centrais; bloqueios neuromusculares com toxina botulínica e neurólises com fenol para redução do tônus espástico focal e prevenção de deformidades; prescrição de medicamentos específicos adjuvantes da reabilitação, como antiespásticos, analgésicos, psicoestimulantes, anticonvulsivantes, opioides; cinesioterapia ativa e passiva são mandatórias para ganho de amplitudes articulares, controle de equilíbrio e propriocepção, trocas posturais, ortostatismo e marcha; terapia da deglutição e linguagem para diagnóstico e tratamento de disfagias, afasias, disartrofonias e distúrbios linguístico-cognitivos; avaliação neuropsicológica para investigação dos déficits cognitivos e de funções executivas; acompanhamento psicológico.

Linfedema

O linfedema do braço, levando a aumento da circunferência em mais de 2 cm, é uma condição incapacitante e crônica que afeta um número significativo de mulheres que são submetidas ao tratamento de câncer de mama. Qualquer dissecção dos vasos linfáticos axilares e linfonodos, cirurgia axilar e RT leva ao risco de linfedema do braço.

Fibrose da axila secundária à cirurgia e RT causa obstrução venosa/linfática ao comprimir troncos vasculares e bloquear a regeneração de vasos colaterais venosos e linfáticos. Trauma e infecção são outros fatores causais, que também predispõem à redução da amplitude articular no ombro. O aumento da circunferência do braço no pós-operatório é comum e resolve-se em semanas. O linfedema é classificado em grau 1 (reversível com elevação do braço), grau 2 (edema proteináceo com proliferação de tecido conjuntivo, impedindo reversão espontânea) e grau 3 (elefantíase linfostática com edema cartilaginoso, distrofias dérmicas e risco de linfangiossarcoma).

A gravidade relaciona-se à idade avançada da paciente e à extensão da dissecção axilar. O linfedema é fator predisponente para celulites, tromboflebites e linfangites; pode ser agravado por comorbidades como hipertensão arterial, nefropatias e diabete. As instruções para autocuidado incluem: nutrição balanceada, cessação de tabagismo, controle de peso; elevação do membro edemaciado, evitar carregar peso deste lado; exercícios para amplitudes articulares, evitar venopunções, aferições de pressão arterial e retirada de cutículas no lado edemaciado; usar luvas durante as atividades domésticas; cuidados com feridas, picadas de insetos, coçaduras e rachaduras da pele; visitas médicas regulares, relatar aumentos súbitos da circunferência do membro; exercícios domiciliares.

Além do autoprograma, a reabilitação consiste na drenagem do edema por meio de compressão manual, enfaixamentos e exercícios específicos para a mobilização manual do edema. As compressões pneumáticas intermitentes são mais eficazes apenas para edemas grau 1, e, se acima de 45 mmHg, aumentam o risco de lesão de estruturas linfáticas, dor e hematomas. Bandagens não elásticas devem ser mantidas por 12 horas/dia, até a completa estabilização do volume do membro e estabelecimento das terapias manuais e malhas compressivas.

Flutuações esporádicas no volume do membro podem ocorrer, o que justifica acompanhamento sistemático com fisioterapeuta especializado para prevenção do estabelecimento de edema proteináceo e perda da elasticidade e reversibilidade. O tratamento demanda tempo, mas é associado à melhora da autoimagem e ganho de qualidade de vida. No entanto, o tipo específico da intervenção, quantidade e combinação dos tratamentos continua em discussão.

O manejo do linfedema baseia-se no conhecimento do funcionamento do sistema linfático e é ajustado segundo a apresentação individual da doença no paciente. O diagnóstico precoce é essencial para prevenir a piora da condição e minimizar o impacto psicológico da doença.

Amputações

A reabilitação das amputações na população oncológica também se divide em fase pré-protética e pós-protética. A prescrição da prótese e o planejamento da mobilidade do paciente devem ocorrer após a avaliação criteriosa dos aspectos clínicos subjacentes do paciente e nível de amputação, além do cálculo do gasto energético adicional em decorrência da marcha adaptada com o membro protético. Cabe à equipe estabelecer bom nível de comunicação com o paciente e com a família, pois a decisão entre protetizar ou não depende do cálculo prognóstico e avaliação da evolução funcional na fase de preparo.

Na fase pré-protética, é dada ênfase ao treino de condicionamento cardiorrespiratório (em esteira, cicloergômetro, piscina), ganho de amplitudes articulares, adequação nutricional, fortalecimento global, orientação para autoprograma e apoio psicológico. O coto recebe atenção especial, com cuidados em relação à cicatriz cirúrgica, analgesia e conização por meio de enfaixamentos elásticos seriados. A seguir, treino avançado de equilíbrio e propriocepção são adicionados juntamente com uso de próteses provisórias.

Após a prescrição dos segmentos modulares, articulações, dispositivos de encaixe/suspensão e escolha dos materiais das próteses, o paciente passa para o treino de uso dos equipamentos, incluindo manipulação da prótese, atividades funcionais e progressão do treino de *endurance*. O foco na reabilitação é a recuperação da mobilidade e independência para atividades, com preservação da integração social e ocupacional.

Terapias antineoplásicas mais adequadas, implantes metálicos de melhor qualidade e técnicas cirúrgicas inovadoras têm permitido cirurgias de salvamento de membros acometidos por osteossarcomas, outrora abordados sempre com amputação. Porém, para alguns pacientes, conviver com um membro comprometido e salvo pode significar piora da mobilidade ou dificuldades de ajuste psíquico. Dessa maneira, a decisão quanto a amputar um segmento ou o momento para tal deve ocorrer respeitando-se a opinião do paciente. O mesmo se dá na discussão quanto à opção por uso de cadeira de rodas ou prótese para uma mobilidade segura e confortável.

REABILITAÇÃO NOS CUIDADOS PALIATIVOS

Segundo a OMS, cuidado paliativo é o total cuidado ativo para pacientes cujas condições clínicas não são responsivas ao tratamento curativo. A prática iniciou-se em 1842, na França, mas apenas recentemente houve reconhecimento amplo de seu papel na medicina brasileira.

Para os portadores de câncer em estado avançado, os principais objetivos a serem almejados são os ganhos na qualidade de vida e o alívio do sofrimento decorrente dos sintomas e complicações clínicas. A priori, os princípios da reabilitação parecem incompatíveis com os cuidados paliativos, mas, na prática, compartilham objetivos e fazem uso de estratégias complementares, encorajando a resolução criativa de problemas de maneira interdisciplinar e criando parceria com a família e o paciente.

A expectativa de sobrevida baixa e o mau prognóstico devem ser levados em conta no momento de se delinear o programa. Apesar de haver escassas evidências de que a reabilitação multidisciplinar seja impactante na funcionalidade e no manejo de sintomas no câncer terminal, a experiência clínica e relatos de séries de casos apontam que esses pacientes se beneficiam de reabilitação, com ganhos variáveis, aferidos na escala Barthel, entre 15 e 82%, tornando-se aptos para retorno para casa. No entanto, há consenso de que o programa deva ser precoce, curto e focado em sintomas, porque a sobrevida do câncer em geral é curta.

Buscou-se determinar a influência relativa de diferentes fatores no local de morte de pacientes com câncer. Revisão sistemática, verificando casuística mundial, revelou que há seis fatores relacionados à morte domiciliar: baixo *status* funcional do paciente, presença de cuidados domiciliares, proximidade com familiares e apoio da família. Sendo assim, diante destas evidências, há de se capacitar as famílias e estimular educação pública, assim como intensificar os cuidados domiciliares, avaliação de risco e treino de cuidadores para a fase final de vida.

CONSIDERAÇÕES FINAIS

O tratamento de sucesso de muitos sítios neoplásicos tem garantido uma taxa de sobrevida de cinco anos maior que 50%, sugerindo que os pacientes oncológicos estão vivendo mais e podem ser considerados portadores de doença crônica. Com o envelhecimento populacional, há aumento da incidência de câncer. Assim, o complexo tratamento oncológico é, em geral, fornecido para idosos que possuem um conjunto adicional de comorbidades, que complicam o manejo geral e a funcionalidade desses indivíduos.

Os pacientes com câncer necessitam de cuidado amplo para o alívio de sintomas de dor, fadiga, fraqueza, além de educação para auxiliá-los na habilidade de ganho de independência funcional e qualidade de vida. Tais demandas são mais bem supridas por meio da atuação dos profissionais de reabilitação, fundamentais para os cuidados interdisciplinares necessários ao longo de todas as fases do câncer: planejamento terapêutico, remissão, recorrência e fase final de vida.

Pesquisas devem ser desenhadas para a verificação de eficácia e eficiência das estratégias de reabilitação do câncer. Os médicos e pacientes devem estar alertas e abertos quanto à importância das intervenções de reabilitação para o funcionamento global desses pacientes.

BIBLIOGRAFIA

1. Astin JA, Shapiro SL, Eisenberg DM. Mind-body medicine: state of the science, implications for practice. J Am Board Fam Pract. 2003;16(2):131-47.
2. Bernabeu JV, López BL, Fournier CDC, Cañete AN, Suárez JR, Castel VS. Attention process training application within an intervention project on attentional proceses in children with cancer. Rev Neurol. 2004;38(5):482-6.
3. Bunting RW, Shea B. Bone metastasis and rehabilitation. Cancer. 2001;92(4S):1020-8.

4. Cherny NI. Taking care of the terminally ill cancer patient: management of gastrintestinal symptoms in patients with advanced cancer. Ann Oncol. 2004;15:205-13.
5. Corbin L. Safety and efficacy of massage therapy for patients with cancer. Cancer Control. 2005;12(3):158-64.
6. DeLisa JA. A history of cancer rehabilitation. Cancer. 2001;92(4S):970-4.
7. Gerber LH. Cancer rehabilitation into the future. Cancer. 2001;92:975–9.
8. Gillis TA, Donovan ES. Rehabilitation following bone marrow transplantation. Cancer. 2001;92(4S):998-1007.
9. Global Health Observatory Data Repository. World Health Organization. Disponível em: http://apps.who.int/gho/data/view.main.2505. Acessado em: 02 maio 2013.
10. Gomes B, Higginson IJ. Factors influencing death at home in terminally ill patients with câncer: systematic review. BMJ. 2006;332:515-21.
11. Halle M, Schoenberg MH. Physical activity in the prevention and treatment of colorectal carcinoma. Dtsch Arztembl Int. 2009;106(44):722-7.
12. Jacobsen PB, Donovan KA, Vadaparampil ST, Small BJ. Systematic review and meta-analysis of psychological and activity-based interventions for cancer-related fatigue. Health Psychol. 2007;26(6):660-7.
13. Kim A, Fall P, Wang D. Palliative care: optimizing quality of life. JAOA. 2005;105:S9-S14.
14. Lane JM, Christ GH, Khan SN, Backus SI. Rehabilitation for limb salvage patients. Cancer. 2001;92(4S):1013-19.
15. McKee AL Jr, Schover LR. Sexuality and rehabilitation. Cancer. 2001;92(4S):1008-12.
16. Miaskowski C, Cleary J, Burney R, Coyne P, Finley R, Foster R et al. Guideline for the management of cancer pain in adults and children. Glenview: American Pain Society; 2005.
17. Moseley AL, Carati CJ, Piller NB. A systematic review of common conservative therapis for arm lymphoedema secondary to breast cancer treatment. Ann Oncol. 2007;18(4):639-46.
18. Pal SK, Katheria V, Hurria A. Evaluating the older patient with câncer: understanding frailty and the geriatric assessment. CA Cancer J Clin. 2010;60(2):120-32.
19. Pandey M, Thomas BC. Rehabilitation of cancer patients. J Postgrad Med; 2001. 47:62.
20. Shelby RA, Taylor KL, Kerner JF, Coleman E, Blum D. The role of community-based and phylantropic organizations in meeting cancer patient and caregiver needs. CA Cancer J Clin. 2002;52(4):229-46.
21. Winningham ML. Strategies for managing cancer-related fatigue syndrome: a rehabilitation approach. Cancer. 2001;92(4S):988-97.
22. Yoshioka H. Rehabilitation for the terminal cancer patient. Am J Phys Med Rehab. 1994;73:199-206.

21

GERENCIAMENTO DE RECURSOS HUMANOS EM ONCOLOGIA

Lelia Gonçalves Rocha Martin

INTRODUÇÃO

O câncer é considerado uma doença crônica e tem aumentado sua incidência em todo o mundo. Para 2030, a carga global de casos novos de câncer será de 21,4 milhões e de mortes por câncer será de 13,2 milhões. Esses resultados são decorrentes do crescimento e envelhecimento da população, bem como a redução da mortalidade infantil e mortes por doenças infecciosas em países em desenvolvimento.

Ao mesmo tempo, vêm aumentando o número de pessoas vivas que tiveram câncer. Em países desenvolvidos, como a Inglaterra, no caso do câncer de mama, a taxa de sobrevida em um ano é de 95,8%; em cinco anos, 85,1%; em dez anos, 77%; e em 20 anos, 64%. Já no Brasil, considerando os tumores de maior incidência por sexo, a sobrevida é de 80%, tanto para o câncer de mama feminino como para o câncer de próstata.

O número de casos novos e o número de sobreviventes ao câncer terão impactos no recurso humano, fazendo-se necessária uma equipe multiprofissional preparada para gerenciar todas as etapas envolvidas, desde o processo de prevenção, detecção precoce, diagnóstico, tratamento e assistência aos sobreviventes e seus familiares. Portanto, o gerenciamento de recursos humanos na oncologia impõe um desafio ao gestor, que deverá prover um quadro para a prestação de serviço com qualidade e segurança em cada etapa.

TRABALHO EM EQUIPE

O trabalho é considerado um processo de transformação que ocorre para satisfazer as necessidades das pessoas; neste capítulo, essa necessidade é a saúde. Na saúde, o processo de trabalho é caracterizado pela geração de produtos e não de materiais. O trabalho em uma instituição de saúde dá-se com mais de uma categoria profissional, especialmente na área de oncologia. As equipes de trabalho da mesma categoria profissional desenvolvem suas atividades de maneira coletiva. Um profissional não consegue atender isoladamente as demandas de saúde apresentadas pelo paciente, por isso são necessárias interligações entre as atividades executadas por cada profissional. A produção dos serviços em saúde resulta de um grau elevado de divisão de trabalho, o que faz com que surjam novas categorias profissionais e ocupacionais em consequência da expansão do desenvolvimento tecnológico.

O trabalho em saúde é complexo, dinâmico e criativo, em que o trabalho prescrito e o trabalho real confrontam-se cotidianamente. Muitas vezes, o trabalho é imprevisível e a produção desse trabalho ganha corpo no encontro entre pessoas. Daí podemos compreender que o processo de trabalho em saúde é completamente dependente da relação entre sujeitos e essa produção ocorre em um espaço partilhado com o usuário.

Na administração moderna, são valorizados os trabalhadores flexíveis, criativos e inovadores, que trabalham em equipe e compreendam o sentido e a velocidade das mudanças impostas pelo mercado de trabalho. Esses trabalhadores devem saber conviver sob pressão, medo, inconstância, concorrência e competição.

Geralmente, o trabalho é feito em equipe e em sua essência ele é coletivo. Dessa maneira, implica articulação entre diferentes formações técnico-científicas e das experiências de trabalho e sociais de cada profissional no que se refere ao processo de tomada de decisões. Daí surge o desafio de trabalho com a equipe multiprofissional. Para que esse trabalho seja efetivo, é necessária a figura do líder, para coordenar e conduzir o trabalho produzido pela equipe correspondente ao projeto institucional e para estar no controle do processo de trabalho. Esse controle pode ser feito por meio de indicadores e por categoria profissional. Como exemplos, podem-se citar os indicadores a seguir:

- número de intervenções farmacêuticas nas prescrições médicas: com esse indicador o líder da farmácia poderá conhecer a produtividade de sua equipe.

Já o gerente da área poderá identificar oportunidades para melhorar as prescrições médicas;

- número de reorientação nutricional ao portador de câncer de próstata em tratamento radioterapêutico: nesse indicador, a nutrição verificará a eficácia da orientação dada ao paciente e o seu entendimento. Já o gerente da área poderá conhecer o fluxo de atendimento por paciente, pois se o mesmo necessitar de reorientação, receberá atendimento por outros profissionais por mais de uma vez, gerando impacto no fluxo de atendimento diário;
- tempo de espera do paciente na recepção do ambulatório: esse indicador irá fornecer ao líder da enfermagem dados de controle sobre o seu processo de trabalho. É claro que esse indicador pode sofrer influência de outras áreas, como a higiene. Caso ocorra demora na higienização da área de atendimento, isso poderá gerar aumento no tempo de espera.

Como pode ser observado, cada equipe contribui para o melhor resultado assistencial por meio da integração no trabalho, a partir do uso da comunicação. E, com a apresentação de cada indicador à equipe, todos reconhecem e valorizam a atividade exercida por cada categoria profissional. A equipe segue um processo de trabalho sistemático, utilizando todas as suas competências, habilidades e recursos, planeja suas atividades, sistematiza decisões e resoluções de problemas, empenhando-se para alcançar a máxima produtividade.

A prestação de serviços de saúde vem passando por mudanças significativas e cada vez mais profissionalizadas. Com isso, as instituições vêm adequando-se aos modelos tradicionalmente utilizados por indústrias. Para administração ou gerenciamento das unidades, é necessário conhecer o modelo de gestão da instituição. Toda instituição tem um modelo de gestão que é a forma sistemática e racional para tomada de decisões próprias da organização e que expressa sua missão, visão e valores.

Entende-se como missão o que a instituição é hoje, seu propósito e como pretende atuar no seu cotidiano diário, define o porquê de a organização existir, para quem ela existe (mercado alvo), o que ela faz (o seu negócio) e como faz. Já a visão define o que a organização pretende ser no futuro. Os valores são um conjunto de princípios culturais, ideológicos, morais e éticos que caracteriza as instituições e pauta a conduta dos seus líderes.

Como auxílio à gestão, ferramentas gerenciais vêm sendo introduzidas na prática hospitalar, forçando alteração do panorama da administração anteriormente embasada em modelos empíricos e pouco profissionalizados. Como exemplo, pode ser citado o *Six Sigma*, que é uma metodologia utilizada para melhorar a qualidade por meio da eliminação do desperdício e das causas de defeitos nos processos administrativos, processos de produção ou processos de manufatura, gerando valor ao cliente, à sociedade e à economia. Esse método utiliza etapas para atingir o objetivo, que são: definir, medir, analisar, melhorar e controlar. Na coordenação da unidade ambulatorial em oncologia, em 2010, no Hospital Israelita Albert Einstein (HIAE), foi aplicado o projeto Lean Six Sigma, com o objetivo de reduzir o tempo de espera em unidade ambulatorial de oncologia e hematologia. O projeto foi conduzido com as principais etapas:

- a fase inicial foi a identificação detalhada do real problema, resultando em sumário de contrato do projeto, que serviria como guia durante todo o processo. Na sequência, foi criado um time com profissionais que teriam impacto no objetivo, como coordenador de laboratório, coordenador de farmácia, funcionário da recepção (técnico-administrativo), enfermeiro assistencial, médico da hematologia, enfermeiro sênior da hematologia, médico oncologista. Após a reunião com a equipe, foi desenhado o fluxo do paciente na unidade. Essa etapa permitiu o conhecimento de funcionamento da unidade;
- com a observação do fluxo, foram identificadas as etapas que poderiam ter impacto no tempo de espera do paciente na recepção, resultando em etapas que tiveram seus tempos monitorados e conhecidos: abertura da passagem do paciente na unidade, verificação de sinais vitais, coleta de exames, pedido na farmácia, procedimentos, hemotransfusão, tripla checagem de prescrição de antineoplásicos;
- plano de ação: após a observação do fluxo, foi estabelecido um plano de ação. Para isso, foi realizada a priorização de atividades com uso de diversas ferramentas como estratégia de análise;
- após a análise, foram realizadas ações em que foram identificadas as principais melhorias:
    - encaixe de pacientes:
        - plano de ação: orientar paciente e familiar quanto à necessidade de agendamento prévio;

- comunicação: enfermeiro prioriza o atendimento assistencial e não a comunicação com laboratório e banco de sangue:
  - plano de ação: banco de sangue identifica pacientes com reserva e entra em contato com enfermeiro sênior da quimioterapia (QT) e é realizada a conferência dos horários agendados e preparos especiais dos hemocomponentes reservados; realizar comunicação direta para equipe e por e-mail; laboratório monitora coletas inadequadas e envia dados para o ambulatório de QT;
- após a implementação do plano de ação, foram observados os principais resultados:
  - redução de 53% no banco de horas dos profissionais de enfermagem, desde o final da implementação das ações do projeto;
  - redução de 20% nas horas gastas pela enfermagem por passagem do paciente no ambulatório, desde o início das ações do projeto.

GERENCIAMENTO DE RECURSOS HUMANOS

Atualmente, as empresas buscam valorizar os recursos humanos, que constituem seu principal patrimônio. Por isso, tem ocorrido um maior investimento em treinamento e qualidade de vida no trabalho. Para entendimento do gerenciamento em recursos humanos, é importante o entendimento de conceitos como os listados a seguir.

Planejamento estratégico

Processos para identificar as mudanças prospectivas e tendências de mercados, previsão das necessidades de recursos e criação de novas maneiras de operar, visando os objetivos da empresa. Não há consenso, entre as empresas, na definição de estratégia, por causa das complexidades inerentes a cada uma. É uma das ferramentas da administração para lidar satisfatoriamente com processos dinâmicos de mudança e transformações, impondo mudanças nas organizações.

Turnover ou rotatividade

Será considerado um número maior de saídas de profissionais de uma instituição, em relação ao número de vagas estabelecidas para determinada posição. Esse evento pode elevar o custo relativo de uma a três vezes mais o salário anual de um enfermeiro e mais que 5% do orçamento de um hospital. O *turnover* é um resultado inevitável, no qual o empregador pode influenciar, porém não consegue eliminar. Para ter esse controle é importante que a instituição reconheça os seus dados internos de *turnover*, e identifique outra instituição para realizar comparação desse dado. Assim, poderá estabelecer medidas de controle. O *turnover* pode ser influenciado por diversos fatores, como:

- atitudes e percepções das condições de trabalho: autonomia, carga de trabalho. Quanto maior o comprometimento organizacional e maior a satisfação, menor será o *turnover*;
- oportunidades de trabalho local ou não local: percepção de oportunidade de trabalho. Se há maior número de vagas disponíveis para determinada posição, haverá uma facilitação para mudança de emprego. Quanto maior oportunidade de trabalho, maior será o *turnover*;
- características pessoais – afetividade: alguns autores sugerem que enfermeiras jovens têm uma tendência maior de deixar o emprego do que enfermeiras com mais idade. Profissional enfermeiro com elevado grau educacional pode ter mais opções de trabalho, ou pode ter maior comprometimento com suas carreiras, mais do que em um emprego em particular. Aspectos de saúde, como riscos do trabalho (p.ex., exposição ao quimioterápico), estão relacionados com maior *turnover*.

Motivação no trabalho

Grau em que o trabalho é fundamental para a vida de um empregado, por exemplo, "As coisas mais importantes que acontecem na vida do trabalhador envolvem trabalho?".

Oportunidades de promoção

Possibilidade em que as estruturas de carreira em uma organização estão disponíveis aos seus empregados, por exemplo, "Promoções são regulares?".

Burnout

É o estresse acumulado das exigências da vida diária, é um estado de saúde física, emocional e esgotamento mental causado por uma diminuição da capacidade de lidar com o ambiente, especialmente o ambiente de trabalho. Dada a complexidade das demandas assistenciais do paciente oncológico, diversos estudos têm tratado dos problemas a que estão expostos os profissionais de saúde, em especial a equipe de enfermagem que lida com esse grupo de pacientes. A atenção e concentração exigida para a realização das atividades durante a realização do trabalho associadas à pressão exercida pelo ambiente são potenciais causadoras do *burnout*. O tipo de unidade hospitalar pode resultar em índices de *burnout* diferentes. Por causa do maior tempo de exposição do trabalhador a um mesmo paciente, podemos imaginar que o *burnout* em trabalhadores de unidade de internação pode ser maior do que o encontrado em unidades ambulatoriais. Os fatores que contribuem para o estresse no trabalho em unidades de internação diferem das unidades ambulatoriais porque envolvem mais fatores de desgaste, como a exposição a mais mortes desses pacientes, mais complicações do tratamento e da doença e mais sintomas clínicos graves. Além desses, podemos citar outros fatores estressores, como:

- emergência;
- relacionamento com equipe de enfermagem;
- processo de trabalho;
- relacionamento com paciente ou família;
- relacionamento com médico.

Além disso, as condições ambientais, como quadro de pessoal inadequado, plantões de finais de semana e plantão noturno, podem adicionar um desgaste maior. É responsabilidade do gestor compreender os efeitos dos cuidados prestados pelo trabalhador aos pacientes com câncer.

Coping

Esforço cognitivo e comportamental realizado para dominar, tolerar ou reduzir as demandas externas e internas. A maneira como o indivíduo escolhe suas estratégias de *coping* será determinada por seus recursos internos e externos, como saúde, crenças, responsabilidade, suporte, habilidades sociais e recursos materiais.

DIMENSIONAMENTO DE PESSOAL

Entendendo os conceitos citados e associando o entendimento do processo de trabalho em saúde e as demandas da população, torna-se imprescindível abordar o dimensionamento de pessoal.

Dimensionamento da equipe de enfermagem

O dimensionamento da equipe de enfermagem utiliza um processo sistemático que fundamenta o planejamento e a avaliação do quantitativo e qualitativo de pessoal necessário para prover a assistência, de acordo com a singularidade dos serviços de saúde, para garantir a segurança dos usuários/clientes e dos trabalhadores. Esse método, proposto por Gaidzinski, considera os itens a seguir.

Índice de segurança técnica

O índice de segurança técnica (IST) é o acréscimo percentual para a cobertura de todos os tipos de ausências dos profissionais de enfermagem.

Tempo efetivo de trabalho do profissional

A proporção do tempo despendido pela equipe de enfermagem na execução das atividades relacionadas ao trabalho. Refere-se à produtividade dos profissionais. As pessoas não são produtivas durante toda a jornada de trabalho, pois necessitam de pausas para descanso e atendimento das necessidades fisiológicas. Segundo O' Brian-Pallas et al., o índice de produtividade médio de 85% é considerado o mais adequado.

Carga de trabalho da enfermagem

É o volume de serviço de enfermagem prestado em uma unidade, e decorre do produto do tempo de cuidado despendido nas intervenções/atividades de enfermagem pela quantidade de pacientes atendidos. Para conhecer a carga de trabalho em unidades de internação, é necessário classificar os pacientes de acordo com o grau de dependência da equipe de enfermagem, devendo-se adotar um Sistema de Classificação do Paciente. Nas demais unidades, como ambulatório, pronto-socorro e unidade básica de saúde, o cálculo da carga de trabalho pode ser obtido pelo produto do tempo médio despendido na realização das intervenções e atividades de enfermagem pela quantidade de pacientes assistidos naquela intervenção/atividade. Um instrumento construído e validado para essa finalidade pode ser utilizado (Tabela 1).

TABELA 1 Instrumento de coleta para avaliação da carga de trabalho em ambulatório de quimioterapia

Observador____________________ Hora___às__h Data___/___/20___															
Profissional/nome		0	10	20	30	40	50	Profissional/nome		0	10	20	30	40	50
1								1							
2								2							
3								3							
4	Horas							4	Horas						
5								5							
6								6							
Profissional/nome		0	10	20	30	40	50	Profissional/nome		0	10	20	30	40	50
1								1							
2								2							
3								3							
4	Horas							4	Horas						
5								5							
6								6							
Profissional/nome		0	10	20	30	40	50	Profissional/nome		0	10	20	30	40	50
1								1							
2								2							
3								3							
4	Horas							4	Horas						
5								5							
6								6							

Intervenções essenciais para Enfermagem Oncológica e em Oncologia Pediátrica

1. Acompanhamento por telefone – 8190	10. Controle da quimioterapia – 2240	19. Manutenção: dispositivos de acesso venoso – 2440
2. Administração de hemoderivados – 4030	11. Controle de infecção – 6540	20. Monitoração nutricional – 1160
3. Administração de medicamentos – 2300	12. Controle de medicamentos – 2380	21. Presença – 5340
4. Apoio ao cuidador – 7040	13. Controle do ambiente: conforto – 6482	22. Punção de vaso: amostra de sangue venoso – 4238
5. Controle da dor – 1400	14. Controle do vômito – 1570	23. Redução da ansiedade – 5820
6. Controle da eliminação urinária – 0590	15. Documentação – 7920	24. Supervisão: segurança – 6654
7. Controle da náusea – 1450	16. Ensino: medicamentos prescritos – 5616	25. Tratamento da febre – 3740
8. Controle da nutrição – 1100	17. Ensino: procedimento/tratamento – 5618	26. Atividades pessoais
9. Controle hidreletrolítico – 2080	18. Interpretação de dados laboratoriais – 7690	

1.
2.
3.
4.
5.
6.
7.
8.
9.

Fonte: adaptada de Martin e Gaidzinski, 2014.

Dimensionamento de nutricionistas

Já o dimensionamento de nutricionistas na área de nutrição hospitalar considera o número de nutricionistas por leito e é diferenciado em dois segmentos: o de produção de refeições, como um serviço de infraestrutura por fornecer alimentação hospitalar; e o de cuidado nutricional ao paciente hospitalizado, cujas ações ocorrem diretamente na enfermaria.

CONSIDERAÇÕES FINAIS

A administração e o gerenciamento de recursos humanos devem estar juntos e acompanhar as constantes mudanças e avanços nos cenários de produção de saúde no ambiente hospitalar, percebendo a repercussão nas formas de como as equipes se organizam para prestação do atendimento à saúde. Antigos paradigmas devem ser quebrados, permitindo a introdução de novas ferramentas na prática gerencial.

A gestão de pessoas deve visar a valorização dos profissionais e do ser humano, devendo ressaltar que o principal ativo de uma empresa é a sua força de trabalho. Dessa forma, faz-se necessária uma estratégia de gestão de pessoas para que os colaboradores se disponham a trabalhar em acordo com a empresa para alcançar os objetivos por ela estabelecidos.

A gestão hospitalar vem passando por alterações significativas, introduzindo novas categorias profissionais na liderança de processos anteriormente exercida exclusivamente por profissional de saúde. Esse fato alerta a necessidade de atualização de aspectos que ultrapassam a técnica. O estímulo para a multidisciplinaridade torna-se cada vez mais necessário.

BIBLIOGRAFIA

1. Albuquerque JD, Costa MBS, Salazar PEL. Avaliação da qualidade do gerenciamento hospitalar na percepção dos profissionais. Rev Bras Ciênc Saúde. 2012;16(2):205-12.
2. Brasil. Ministério da Saúde. Instituto Nacional de Câncer. Estimativa 2014: incidência de câncer no Brasil. Rio de Janeiro: Inca; 2014. Disponível em: http://www.inca.gov.br/estimativa/2014/estimativa-24042014.pdf. Acessado em: 26 out 2014.
3. Brewer CS, Kovner CT, Greene W, Tukov-Shuser M, Djukic M. Predictors of actual turnover in a national sample of newly licensed registered nurses employed in hospitals. J Adv Nurs 2012;68(3):521–38.

4. Chiavenato I. Introdução à teoria geral da administração. In: Chiavenato I. Introdução à teoria geral da administração: uma visão abrangente da moderna administração das organizações. 7. ed. São Paulo: Elsevier; 2003. p.1-8.

5. Crossley CD, Bennett RJ, Jex SM, Burnfield JL. Development of a global measure of job embeddedness and integration into a traditional model of voluntary turnover. J Appl Psychol. 2006;92(4):1031-42.

6. Cunha ICKO, Ximenes Neto FRG. Competências gerenciais de enfermeiras: um novo velho desafio? Rev Texto Contexto Enferm. 2006;15(3):479-82.

7. Filho LGC, Navarro VL. A organização do trabalho em saúde em um contexto de precarização e do avanço da ideologia gerencialista. Rev Pegada. 2012;13(2):67-82.

8. Fleury ACC, Fleury MTL. Estratégias competitivas e competências essenciais: perspectivas para a internacionalização da indústria no Brasil. Rev Gestão e Produção. 2003;10(2):129-44.

9. Fugulin FM, Gaidzinski RR, Castilho V. Dimensionamento de pessoal de enfermagem em instituições de saúde. In: Kurcgant P (org.). Gerenciamento em enfermagem. 2. ed. Rio de Janeiro: Guanabara Koogan; 2010. p.121-35.

10. Gaidzinski RR. Dimensionamento do pessoal de enfermagem segundo a percepção de enfermeiras que vivenciam essa prática [tese]. São Paulo: Universidade de São Paulo, Escola de Enfermagem; 1994.

11. Instituto Nacional de Câncer José Alencar Gomes da Silva. Magnitude do câncer no Brasil: incidência, mortalidade e tendência. Informativo Vigilância do Câncer. 2012;3.

12. Kaplan RS, Norton D. Using the balanced scorecard as a strategic management system. Boston: Harvard Business Review; 1996. p.75-85.

13. Martin LGR. Dimensionamento de profissionais de enfermagem em ambulatório de oncologia e hematologia [dissertação]. São Paulo: Universidade de São Paulo, Escola de Enfermagem; 2013. Disponível em: http://www.teses.usp.br/teses/disponiveis/7/7140/tde-17072014-140727/. Acessado em: 26 out 2014.

14. Martin LGR, Gaidzinski RR. Construção e validação de instrumento para identificação de carga de trabalho em ambulatório de oncologia e hematologia. Einstein (São Paulo). 2014;12(3):323-9. Disponível em: http://dx.doi.org/10.1590/S1679-45082014AO2996. Acessado em: 26 out 2014.

15. McClork R, Engelking C, Lazenby M, Davies MJ, Ercolano E, Lyons CA. Perceptions of roles, practice, patterns, and professional growth opportunities: broadening the scope of advanced practice in oncology. Clin J Oncol Nurs. 2012;16(4):382-7.

16. Mello MLBC, Filho AA. A gestão de recursos humanos em uma instituição pública brasileira de ciência e tecnologia em saúde: o caso Fiocruz. Rev Adm Pública. 2010;44(3):613-36.
17. O'Brien-Pallas L, Griffin P, Shamian J, Buchan J, Duffield C, Hughes F et al. The impact of nurse turnover on patient, nurse, and system outcomes: a pilot study and focus for a multicenter international study. Policy Polit Nurs Practic. 2006;7(3):169-79.
18. Peduzzi M, Ciampone MHT. Trabalho em equipe e processo grupal. In: Kurcgant P (org.). Gerenciamento em enfermagem. 2. ed. Rio de Janeiro: Guanabara Koogan; 2010. p.105-20.
19. Perroca MG. The new version of a patient classification instrument: assessment of psychometric properties. J Adv Nurs. 2013;69(8):1862-8.
20. Potter P, Deshields T, Divanbeigi J, Berger J, Cipriano J, Norris L et al. Compassion fatigue and burnout. Clin J Oncol Nurs. 2010;14(5):E56- E62.
21. Rodrigues AB, Chaves EC. Fatores estressantes e estratégias de coping dos enfermeiros atuantes em oncologia. Rev Latino-Am Enfermagem. 2008;16(1):24-28. Disponível em: http://www.scielo.br/scielo.php?script=sci_arttext&pid=S0104-11692008000100004&lng=en&nrm=iso. Acessado em: 21 fev 2014.
22. Santos AB, Martins MF. Modelo de referência para estruturar o Seis Sigma nas organizações. Gest Prod. 2008;15(1):43-56.
23. Santos RCL, Diez-Garcia RW. Dimensionamento de recursos humanos em serviços de alimentação e nutrição de hospitais públicos e privados. Rev Adm Pública. 2011;45(6):1805-19. Disponível em: http://www.scielo.br/scielo.php?script=sci_arttext&pid=S003476122011000600009&lng=en&nrm=iso. Acessado em: 24 fev 2014.

22

GERENCIAMENTO DE RESÍDUOS EM SERVIÇOS DE SAÚDE

Elide Leyla Martinez Moscatello
Rita de Cassia Mattos Fraccari Pires

INTRODUÇÃO

A geração de resíduos proveniente das diversas atividades humanas é, atualmente, um grande desafio a ser enfrentado nos grandes centros urbanos. A Agência Nacional de Vigilância Sanitária (Anvisa) e o Conselho Nacional do Meio Ambiente (Conama) orientam, definem regras e regulam a conduta dos diferentes agentes, no que se refere à geração e ao manejo dos resíduos de serviços de saúde (RSS), tendo como objetivo preservar a saúde e o meio ambiente e garantir a sustentabilidade.

O Conama é o órgão consultivo e deliberativo do Sistema Nacional do Meio Ambiente (Sisnama), criado pela Lei Federal n. 6.938, de 31 de agosto de 1981, que aprovou a Resolução n. 5, em 5 de agosto de 1993, que dispõe sobre o gerenciamento dos resíduos sólidos provenientes de serviço de saúde. Define a obrigatoriedade dos serviços de saúde em elaborar o plano de gerenciamento de seus resíduos. Na atualidade, esse esforço reflete-se com as publicações da RDC Anvisa n. 306 e Conama n. 358/05, que versam sobre o gerenciamento dos resíduos de serviços de saúde em todas as suas etapas, exigindo que os resíduos recebam manejo específico, desde a sua geração até a disposição final.

A RDC Anvisa n. 306/04 concentra-se no controle dos processos de segregação, acondicionamento, armazenamento, transporte, tratamento e disposição final, e a Resolução Conama n. 358/05 refere-se ao gerenciamento sob o prisma da preservação dos recursos naturais e do meio ambiente (ver Tabelas 1 a 5).

No âmbito da Associação Brasileira de Normas Técnicas (ABNT) existem algumas normas relativas ao controle dos RSS: NBR 10.004 – Classifica os resíduos sólidos quanto aos riscos potenciais ao meio ambiente e à saúde pública; NBR

12.807 – Terminologia dos Resíduos de Serviço de Saúde; NBR 12808 – Classificação dos Resíduos de Serviços de Saúde; NBR 12.809 – Procedimento de Manuseio dos Resíduos de Serviço de Saúde; NBR 12.810 – Procedimento de Coleta de Resíduos de Serviços de Saúde; NBR 7.500 – Símbolos de Risco e Manuseio para o Transporte e Armazenagem de Materiais; NBR 9.191 – Especificação de sacos plásticos para acondicionamento de lixo; NBR 9.190 – Classificação de sacos plásticos para acondicionamento de lixo (Tabela 6).

DEFINIÇÕES IMPORTANTES

- Abrigo de resíduos: local destinado ao armazenamento temporário de resíduos sólidos que aguardam a coleta;
- acondicionamento: ato de embalar os resíduos segregados, em sacos ou recipientes que evitem vazamentos e resistam às ações de punctura e ruptura;
- armazenamento temporário: guarda temporária dos recipientes contendo os resíduos já acondicionados, em local próximo aos pontos de geração, visando a agilizar a coleta dentro do estabelecimento e a otimizar o deslocamento entre os pontos geradores e o ponto destinado à apresentação para coleta externa;
- aterro sanitário: técnica de disposição final de resíduos sólidos urbanos no solo, por meio de confinamento em camadas cobertas com material inerte, segundo normas específicas, de modo a evitar danos ou riscos à saúde e à segurança e minimizando os impactos ambientais;
- carros coletores: são os contendedores providos de rodas, destinados à coleta e ao transporte interno de resíduos de serviços de saúde;
- coleta: consiste no traslado dos resíduos dos pontos de geração até local destinado ao armazenamento temporário ou armazenamento externo, com a finalidade de disponibilização para a coleta;
- coleta externa: consiste na remoção dos RSS do abrigo de resíduos (armazenamento externo) até a unidade de tratamento ou disposição final, pela utilização de técnicas que garantam a preservação das condições de acondicionamento e a integridade dos trabalhadores, da população e do meio ambiente. Deve estar de acordo com as regulamentações dos órgãos de limpeza urbana;
- disposição final: é a prática de dispor os resíduos sólidos no solo previamente preparado para recebê-los, de acordo com critérios técnicos construtivos e operacionais adequados, em consonância com as exigências dos órgãos ambientais competentes;

- equipamento de proteção individual (EPI): dispositivo de uso individual destinado a proteger a saúde e a integridade física do trabalhador, atendidas as peculiaridades de cada atividade profissional ou funcional;
- ficha de informação de segurança de produtos químicos (FISPQ): ficha que contém informações sobre características desses produtos (substâncias ou preparados) quanto à proteção, à segurança, à saúde e ao meio ambiente;
- hemoderivados: produtos farmacêuticos obtidos a partir do plasma humano, submetidos a processos de industrialização e normatização que lhes conferem qualidade, estabilidade e especificidade;
- líquidos corpóreos: são representados pelos líquidos cefalorraquidiano, pericárdico, pleural, articular, ascítico e amniótico;
- minimização: consiste na redução de resíduos comuns, perigosos ou especiais na etapa de geração, antes das fases de tratamento, armazenamento ou disposição. Visa à proteção dos trabalhadores, a preservação da saúde pública, dos recursos naturais e do meio ambiente;
- plano de gerenciamento de resíduos do serviço de saúde (PGRSS): documento que aponta e descreve as ações relativas ao manejo dos resíduos sólidos, observadas suas características e riscos, no âmbito dos estabelecimentos, contemplando os aspectos referentes à geração, segregação, acondicionamento, coleta, armazenamento, transporte, tratamento e disposição final, bem como as ações de proteção à saúde pública e ao meio ambiente;
- reciclagem: processo de transformação dos resíduos que utiliza técnicas de beneficiamento para o reprocessamento, ou obtenção de matéria-prima para fabricação de novos produtos;
- reutilização: reaproveitamento direto sob a forma de um produto, como as garrafas retornáveis e certas embalagens reaproveitáveis;
- segregação: consiste na separação dos resíduos no momento e local de sua geração, de acordo com as características físicas, químicas, biológicas, o seu estado físico e os riscos envolvidos;
- transporte interno: traslado dos resíduos dos pontos de geração até local destinado ao armazenamento temporário ou armazenamento externo, com a finalidade de apresentação para a coleta.

CLASSIFICAÇÃO DOS RESÍDUOS POR GRUPO, SEGUNDO A RDC ANVISA N. 306/2004 E CONAMA N. 358/2005

TABELA 1 Grupo A – Resíduos potencialmente infectantes

Resíduos com a possível presença de agentes biológicos que, por suas características, podem apresentar risco de infecção	
A1	Culturas e estoques de microrganismos; resíduos de fabricação de produtos biológicos, exceto os hemoderivados; descarte de vacinas de microrganismos vivos ou atenuados; meios de cultura e instrumentais utilizados para transferência, inoculação ou mistura de culturas; resíduos de laboratórios de manipulação genética Resíduos resultantes da atenção à saúde de indivíduos ou animais, com suspeita ou certeza de contaminação biológica por agentes da classe de risco 4, microrganismos com relevância epidemiológica e risco de disseminação ou causadores de doença emergente que se torne epidemiologicamente importante ou cujo mecanismo de transmissão seja desconhecido Bolsas transfusionais contendo sangue ou hemocomponentes rejeitadas por contaminação ou por má conservação, ou com prazo de validade vencido, e aquelas oriundas de coleta incompleta Sobras de amostras de laboratório contendo sangue ou líquidos corpóreos, recipientes e materiais resultantes do processo de assistência à saúde contendo sangue ou líquidos corpóreos na forma livre
A2	Carcaças, peças anatômicas, vísceras e outros resíduos provenientes de animais submetidos a processos de experimentação com inoculação de microrganismos, bem como suas forrações, e os cadáveres de animais suspeitos de serem portadores de microrganismos de relevância epidemiológica e com risco de disseminação que foram submetidos ou não a estudo anatomopatológico ou confirmação diagnóstica
A3	Peças anatômicas (membros) do ser humano; produto de fecundação sem sinais vitais, com peso menor que 500 g ou estatura menor que 25 cm ou idade gestacional menor que 20 semanas, que não tenham valor científico ou legal e não tenha havido requisição pelo paciente ou familiares
A4	*Kits* de linhas arteriais, intravenosas e dialisadores, quando descartados Filtros de ar e gases aspirados de área contaminada; membrana filtrante de equipamento médico-hospitalar e de pesquisa, entre outros similares Sobras de amostras de laboratório e seus recipientes contendo fezes, urina e secreções, provenientes de pacientes que não contenham e nem sejam suspeitos de conter agentes classe de risco 4, e nem apresentem relevância epidemiológica e risco de disseminação, ou microrganismo causador de doença emergente que se torne epidemiologicamente importante ou cujo mecanismo de transmissão seja desconhecido ou com suspeita de contaminação com príons Resíduos de tecido adiposo proveniente de lipoaspiração, lipoescultura ou outro procedimento de cirurgia plástica que gere este tipo de resíduo Recipientes e materiais resultantes do processo de assistência à saúde que não contenham sangue ou líquidos corpóreos na forma livre Peças anatômicas (órgãos e tecidos) e outros resíduos provenientes de procedimentos cirúrgicos ou de estudos anatomopatológicos ou de confirmação diagnóstica Carcaças, peças anatômicas, vísceras e outros resíduos provenientes de animais não submetidos a processos de experimentação com inoculação de microrganismos, bem como suas forrações Bolsa transfusional vazia ou com volume residual pós-transfusão
A5	Órgãos, tecidos, fluidos orgânicos, materiais perfurocortantes ou escarificantes e demais materiais resultantes da atenção à saúde de indivíduos ou animais, com suspeita ou certeza de contaminação com príons

TABELA 2 Grupo B – Resíduos químicos

Resíduos contendo substâncias químicas que podem apresentar risco à saúde pública ou ao meio ambiente, dependendo de suas características de inflamabilidade, corrosividade, reatividade e toxicidade
Produtos hormonais e antimicrobianos; citostáticos; antineoplásicos; imunossupressores; digitálicos; imunomoduladores; antirretrovirais, quando descartados por serviços de saúde, farmácias, drogarias e distribuidores de medicamentos ou apreendidos e os resíduos e insumos farmacêuticos dos medicamentos controlados pela Portaria MS n. 344/98 e suas atualizações
Resíduos de saneantes, desinfetantes; resíduos de metais pesados; reagentes para laboratório, inclusive os recipientes contaminados por estes
Efluentes de processadores de imagem (reveladores e fixadores)
Efluentes dos equipamentos automatizados utilizados em análises clínicas
Demais produtos considerados perigosos, conforme classificação da NBR 10004 da ABNT (tóxicos, corrosivos, inflamáveis e reativos)

TABELA 3 Grupo C – Rejeitos radioativos

Quaisquer materiais resultantes de atividades humanas que contenham radionuclídeos em quantidades superiores aos limites de isenção especificados nas normas da Comissão Nacional de Energia Nuclear (CNEN) e para os quais a reutilização é imprópria ou não prevista
Enquadram-se, neste grupo, os rejeitos radioativos ou contaminados com radionuclídeos, provenientes de laboratórios de análises clínicas, serviços de medicina nuclear e radioterapia, segundo a Resolução CNEN 6.05

TABELA 4 Grupo D – Resíduos equiparados aos resíduos domiciliares

Resíduos que não apresentem risco biológico, químico ou radiológico à saúde ou ao meio ambiente, podendo ser equiparados aos resíduos domiciliares
Papel de uso sanitário e fralda, absorventes higiênicos, peças descartáveis de vestuário, resto alimentar de pacientes, material utilizado em antissepsia e hemostasia de venóclises, equipamento de soro e outros similares não classificados como A1
Sobras de alimentos e do preparo de alimentos
Resto alimentar de refeitório
Resíduos provenientes das áreas administrativas
Resíduos de varrição, flores, podas e jardins
Resíduos de gesso provenientes de assistência à saúde

TABELA 5 Grupo E – Resíduos perfurocortantes

Grupo E – Resíduos perfurocortantes
Materiais perfurocortantes ou escarificantes, como lâminas de barbear, agulhas, escalpes, ampolas de vidro, brocas, limas endodônticas, pontas diamantadas, lâminas de bisturi, lancetas; tubos capilares; micropipetas; lâminas e lamínulas; espátulas; e todos os utensílios de vidros quebrados no laboratório (pipetas, tubos de coleta sanguínea e placas de Petri) e outros similares

TABELA 6 Símbolos de identificação dos grupos de resíduos

Símbolo	Descrição
	Os resíduos do **grupo A** são identificados pelo símbolo de substância infectante, com rótulos de fundo branco, desenho e contornos pretos
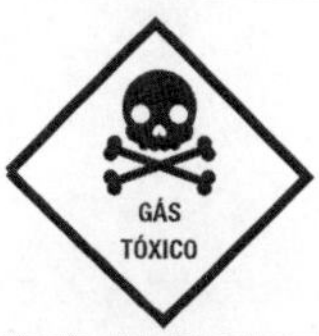	Os resíduos do **grupo B** são identificados por meio do símbolo de risco associado e com discriminação de substância química e frases de risco
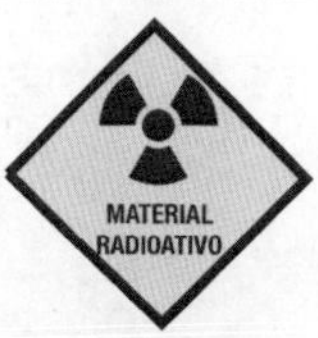	Os rejeitos do **grupo C** são representados pelo símbolo internacional de presença de radiação ionizante (trifólio de cor magenta) em rótulos de fundo amarelo (fundo cinza na ilustração de exemplo) e contornos pretos, acrescido da expressão "Material radioativo"
VIDRO (verde) PLÁSTICO (vermelho) PAPEL (azul) METAL (amarelo) ORGÂNICO (marrom) 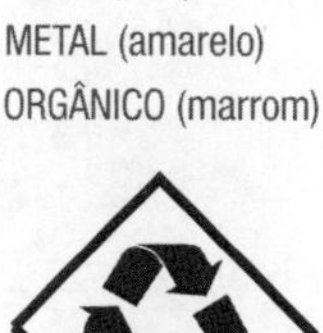	Os resíduos do **grupo D** podem ser destinados à reciclagem ou à reutilização. Quando adotada a reciclagem, sua identificação deve ser feita nos recipientes e nos abrigos de guarda de recipientes, usando código de cores e suas correspondentes nomeações, baseadas na Resolução Conama n. 275/01, e símbolos de tipo de material reciclável Para os demais resíduos do grupo D, deve ser utilizada a cor cinza ou preta nos recipientes. Pode ser seguida de cor determinada pela prefeitura Caso não exista processo de segregação para reciclagem, não há exigência para a padronização de cor destes recipientes
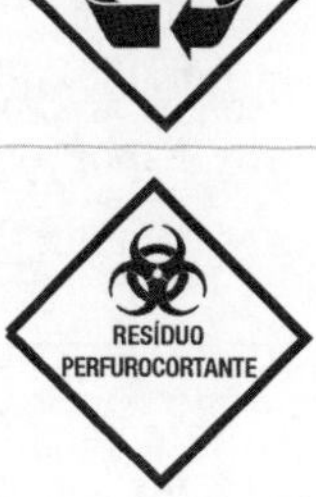	Os produtos do **grupo E** são identificados pelo símbolo de substância infectante, com rótulos de fundo branco, desenho e contornos pretos, acrescido da inscrição "Resíduo perfurocortante", indicando o risco que apresenta o resíduo

GERENCIAMENTO DOS RESÍDUOS SÓLIDOS DOS SERVIÇOS DE SAÚDE EM ONCOLOGIA

Este tema constitui uma parcela da totalidade de resíduos sólidos gerados no meio urbano e que oferece um preocupante risco sanitário e ambiental perante um gerenciamento inadequado, pois tratam-se de possíveis fontes de propagação de doenças, além de apresentarem risco ocupacional ao profissional de saúde, ao usuário da instituição e à população como um todo.

A Lei Estadual n. 10.083, de 23 de setembro de 1998, em seu artigo 28, estabelece que

> as condições sanitárias do acondicionamento, transporte, incineração, localização e forma de disposição final dos resíduos perigosos, tóxicos, explosivos, inflamáveis, corrosivos, radioativos, imunobiológicos, deverão obedecer às normas técnicas e ficarão sujeitas a fiscalização da autoridade sanitária.

O Gerenciamento de Resíduos Perigosos de Medicamentos em Serviços de Saúde foi promulgado pela Portaria do Centro de Vigilância Sanitária (CVS) em 2008, desenvolvida pela Divisão de Ações sobre o Meio ambiente (Sama), do Centro de Vigilância Sanitária (CVS), com a colaboração das Divisões de Vigilância Sanitária do Trabalho (DVST), Serviços de Saúde (Sersa) e de Produtos (Ditep) e do Sistema Estadual de Toxicovigilância (Setox) com outras instituições de assistência, ensino e pesquisa, públicas e privadas.

Esses órgãos e serviços fizeram estudos em relação aos fármacos, avaliando os aspectos terapêuticos, distribuição, descarte e os riscos ambientais e ocupacionais que poderiam ocorrer se essa prática ocorresse indevidamente. Assim, pensando na cadeia produtiva dos produtos farmacêuticos e na variedade de fármacos, utilização e apresentação existente, a Portaria de 21 de outubro de 2008 foi baseada nos riscos e restringiu, dentro de todos os medicamentos disponíveis, quais eram os que poderiam ser considerados resíduos perigosos aos colaboradores, à população e ao meio ambiente.

Foram destacados pelo CVS quatorze princípios ativos de emprego contínuo, como a epinefrina e alguns agentes antineoplásicos mencionados na norma brasileira que classifica os tipos de resíduos, a NBR 10.004/2004, lembrando que mais de 140 fármacos são também citados na literatura e na legislação de diversos países como substâncias perigosas.

Muitos são os danos que podem ocorrer se estas drogas forem expostas ao meio ambiente de forma indevida e a avaria vai desde erupções na pele, infertilidade, aborto, malformação fetal, possíveis causas de leucemias e outros tipos de câncer. Esta exposição pode ocorrer por diversas vias, especialmente a respiratória, absorção dérmica, acidentes com perfurocortantes, ingestão acidental ou exposição de mucosas.

Resíduos quimioterápicos

São aqueles resultantes das atividades de manipulação de produtos antineoplásicos, como agulhas, seringas, dispositivos para punção venosa, equipos, ampolas, algodão, frascos de medicamentos quimioterápicos, frascos de soro, esparadrapos e adesivos, cateteres, filtros, máscaras, luvas e demais materiais que entram em contato com o paciente ou com os medicamentos quimioterápicos antineoplásicos.

Ao manipular e administrar antineoplásicos, há formação de lixo contaminado com alto potencial tóxico. Em um primeiro momento, deve-se garantir segurança dentro da área de preparo. Todo o lixo a ser desprezado nessa área deve ser isolado em sacos plásticos laranja – resíduos tóxicos, antes de sair do fluxo laminar. Nesse lixo, estão incluídos: gorros, máscaras, luvas, aventais, caso sejam descartáveis, bem como as gazes utilizadas nas preparações.

Os resíduos quimioterápicos perfurocortantes devem ser acondicionados em recipientes rígidos (papelão cor laranja ou plástico na cor branca) a fim de impedir a exposição do material e o vazamento de líquidos, lembrando que o preenchimento deve ocorrer até 2/3 da capacidade. A coleta desse lixo deve ser feita na rotina interna do hospital, diariamente ou de acordo com as necessidades da unidade geradora.

O armazenamento interno dos resíduos quimioterápicos tem como objetivo a guarda temporária destes para posterior encaminhamento ao abrigo externo e tratamento final. A guarda temporária dos coletores deve ser em local próximo aos pontos de geração, visando a agilizar a coleta dentro do estabelecimento. Deve, preferencialmente, beneficiar o translado entre os pontos geradores e o ponto destinado à apresentação para coleta externa.

O armazenamento externo é um local destinado à guarda dos coletores até a realização da coleta externa, com acesso facilitado para os veículos coletores. O carro para coleta deste tipo de resíduo deve ser constituído de material rígido, lavável e impermeável, de modo a não permitir vazamento de líquido, com cantos arredondados, dotado de tampa e de válvula de dreno ou mecanismo equivalente de limpeza da parte inferior, com identificação de risco, aplicáveis ao coletor de resíduos perigosos de medicação.

Os funcionários envolvidos em atividades relacionadas com citostáticos devem estar preparados para atuar em casos de contaminação pessoal ou do ambiente. Se ocorrer contaminação dos EPI, deve-se retirar imediatamente qualquer peça contaminada (luvas, máscaras ou aventais) e lavar a área afetada com água e sabão em abundância. No caso dos olhos, lavar o olho exposto com água ou solução isotônica por pelo menos 15 minutos. É importante procurar atendimento médico de imediato.

A American Society of Hospital Pharmacists (ASHP) classifica como pequenos vazamentos quando ocorre o vazamento de até 5 mL. A limpeza de vazamentos desse porte, fora do fluxo laminar, requer funcionário devidamente equipado com EPI: avental impermeável; gorro; dois pares de luvas de látex ou PVC descartável; máscara; um par de óculos de proteção; compressas absorventes e retentoras de líquidos (gazes); uma pá pequena; uma escovinha; pró-pé impermeável e descartável e um saco de lixo com simbologia padrão de substância tóxica.

Os líquidos derramados devem ser secos com gazes absorventes. Os pós devem ser removidos com gaze umedecida. A área atingida deve ser lavada triplamente com uma solução de água e detergente, seguida por água limpa. Os fragmentos de vidro devem ser recolhidos com o auxílio da pá e escovinha, jamais com as mãos. Esses fragmentos devem ser desprezados em recipientes resistentes a objetos perfurocortantes, juntamente com o restante do lixo contaminado.

Se ocorrer um vazamento de maiores proporções, toda a área deve ser isolada. A região atingida deve ser coberta com panos ou papéis absorventes e, nos limites do vazamento, gazes para restringir o avanço do líquido. Caso seja uma contaminação com pós, utilizar panos umedecidos. Em seguida, o recomendado é a lavagem tripla com detergente e água em abundância.

No caso de vazamento dos resíduos, devem ser adotados rotinas e procedimentos operacionais, os quais devem estar descritos, ser acessíveis e de conhecimento por todos os trabalhadores atuantes na atividade de manipulação e emprego desses resíduos.

CONSIDERAÇÕES FINAIS

A elaboração do PGRSS é primordial para a instituição de saúde. O gestor tem um papel importante no sentido de incorporar na instituição a importância deste gerenciamento e de sensibilizar, orientar, motivar, conscientizar e informar permanentemente sobre os riscos e procedimentos adequados no manejo dos resíduos, desde a sua geração até o seu destino final, a todos os seus colaboradores, pois eles são produtores diários desses resíduos durante sua jornada assistencial.

BIBLIOGRAFIA

1. American Society of Hospital Pharmacists. Technical assistance bulletin on handling cytotoxic drugs in hospitals. Am J Hosp Pharm. 1985;42:131-7.
2. Associação Paulista de Estudos e Controle de Infecção Hospitalar. Monografia: limpeza, desinfecção de artigos e áreas hospitalares e antissepsia. São Paulo; 1999.
3. Baker ES, Connor TH. Monitoring occupational exposure to cancer chemotherapy drugs. Am J Health Syst Pharm. 1996;53:2713-23.
4. Brasil. Ministério da Saúde. Coordenação de Controle de Infecção Hospitalar. Processamento de Artigos e Superfícies em Estabelecimento de Saúde. 2. ed. Brasília: MS; 1994.
5. Brasil. Ministério da Saúde. Portaria Centro de vigilância Sanitária – CVS n. 16, de 19 de novembro de 1999. Institui norma técnica sobre resíduos quimioterápicos nos estabelecimentos prestadores de serviço de saúde. Disponível em: http://www.ambiente.sp.gov.br/wp-content/uploads/cea/PortariaCVS16-99.pdf. Acessado em: 5 ago 2010.
6. Brasil. Ministério da Saúde. Resolução RDC 306, de 7 de Dezembro de 2004. Dispõe sobre o regulamento técnico para o gerenciamento de resíduos de serviços de saúde. Disponível em: http://portal.anvisa.gov.br/wps/wcm/connect/10d6dd00474597439fb6df3fbc4c6735/RDC+N%C2%BA+306,+DE+7+DE+DEZEMBRO+DE+2004.pdf?. Acessado em: 5 ago 2010.
7. Brasil. Ministério do Trabalho. Portaria GM n. 485, de 11 de novembro de 2005. Institui a Norma Regulamentadora NR32: segurança e saúde no trabalho em serviços de saúde. Brasília; 2005. Disponível em: http://www.trabalho.gov.br/legislacao/normas_regulamentadoras/nr_32.pdf. Acessado em: 05 ago 2010.

8. Brasil. Resolução da Comissão Nacional de Energia Nuclear (CNEN) n. 11, de 04 de dezembro de 1984. Aprova a Norma Experimental: "licenciamento de instalações nucleares". Brasília; 1984. Disponível em: http://www.ipef.br/legislacao/bdlegislacao. Acessado em: 05 ago 2010.
9. Brasil. Resolução da Diretoria Colegiada (RDC) n. 306, de 7 de dezembro de 2004. Dispõe sobre o tratamento e a disposição final de residuos dos serviços de saúde. Diário Oficial da União. Brasília; 10 dez 2004.
10. Brasil. Resolução da Diretoria Colegiada (RDC) n. 33, de 25 de fevereiro de 2003. Dispõe sobre o tratamento e disposição final dos resíduos dos serviços de saúde. Diário Oficial da União. Brasília; 05 mar 2003.
11. Brasil. Resolução n. 27, de 17 de dezembro de 2004. Aprova a norma: "Diretrizes Básicas e Proteção Radiológica". Brasília; 2004. Disponível em: http://www.cnen.gov.br/seguranca/normas/pdf/Nrm301.pdf. Acessado em: 05 ago 2010.
12. Brasil. Resolução n. de 135, de 29 de maio de 2003. Dispõe sobre o regulamento técnico sobre medicamentos genéricos. Brasília; 2003. Disponível em: http://www.anvisa.gov.br/hotsite/genericos/legis/resol/2003/rdc/135_03rdc.htm. Acessado em: 05 ago 2010.
13. Fundação Oncocentro de São Paulo. Manual de enfermagem oncológica. São Paulo: Fosp; 1996. 190p.
14. Secretaria de Estado da Saúde de São Paulo. Portaria Centro de vigilância Sanitária – CVS n. 21, de 10 de setembro de 2008. Institui norma técnica sobre o gerenciamento de resíduos perigosos de medicamentos em serviços de saúde. Disponível em: http://www.cvs.saude.sp.gov.br/pdf/08pcvs21.pdf. Acessado em: 5 ago 2010.

ÍNDICE REMISSIVO

C

E

F

L

M

P

R

S